Natürlich leben

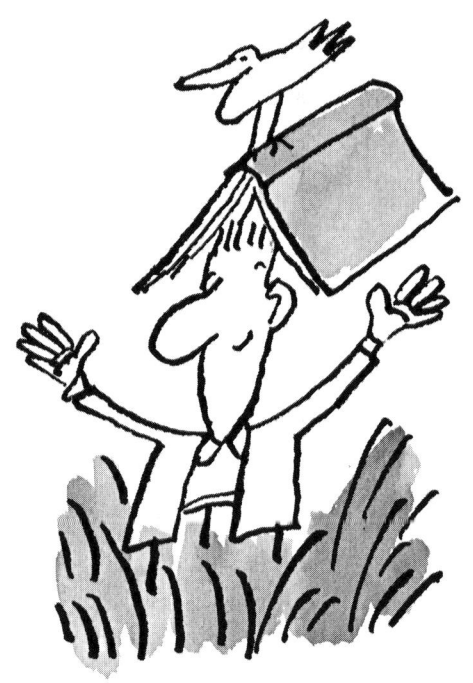

Walter Hess

Natürlich leben

Ein praktischer Ratgeber
für Ernährung, Gesundheit, Schönheit
und Wohnen

AT Verlag Aarau · Stuttgart

© 1988
AT Verlag Aarau/Schweiz
Umschlag und Illustrationen:
Jürg Furrer
Gesamtherstellung:
Grafische Betriebe
Aargauer Tagblatt AG, Aarau
Printed in Switzerland

ISBN 3-85502-346-8

Vorwort

Im Laufe der letzten Jahre nahm – wider alles Erwarten – die Bereitschaft von Journalisten ab, das Allerweltsthema «Umweltschutz» in seiner Tiefendimension auszuloten. Es bedeutet auch «Lebensschutz». Diese Aussage belegt der Medienforscher Maximilian Gottschlich mit einer wissenschaftlichen Arbeit über österreichische Medien zwischen 1970 und 1983. Eine weitere aufrüttelnde Erkenntnis: Die Medienarbeit beschränkte sich praktisch nur auf das Ausschlachten von Ereignissen. Berichte über Ursachen, Zusammenhänge, Hintergründe, Kommentare u. ä. erschienen kaum.

Das Denken und der Versuch einer Gesamtschau von den Wechselwirkungen zwischen Umwelt und deren Lebewesen wurden anscheinend weitgehend eingestellt. Das Thema überfordert gemeinhin die Kenntnisse selbst der auf breiter Front tätigen Journalisten, und vielleicht haben viele von ihnen resigniert. Ohne Gesellschaftskritik und Infragestellen des oft festgefahrenen menschlichen Verhaltens kommt nämlich eine tiefgreifende Schreibe über die aktuelle Lage nicht aus. Daraus folgt zwangsläufig, dass grundsätzliche Überlegungen zu unserer Lebensweise und zu der mit ihr verbundenen Umweltzerstörung in den meisten Zeitungen und Illustrierten kaum noch einen Platz finden. Viele publizistisch Tätige drücken sich auch deshalb darum herum, um keine finanziellen Interessen zu tangieren. Es ist dies eine Art von bequemer Selbstschutzmassnahme. So werden denn vorab eben die offensichtlichen Ereignisse, die Katastrophen und allenfalls die Veranstaltungen der Umweltschützer beschrieben.

Dabei ist die Zeit überreif, über unsere Ernährungs- und Lebensweise, über unser Konsumverhalten und dergleichen nachzudenken und zu diskutieren, nicht nur in diesem Buch. Unsicherheit hat sich in der Bevölkerung breitgemacht: Vergiftete Wässer, Böden, Lebensmittel und die verschmutzte Luft gehen nicht spurlos an uns vorbei. Etwas muss sich ändern. Die isolierte Sicht muss verlassen werden. Darin sind sich alle einig; doch kaum jemand zeigt gangbare Wege auf.

Die Aufgabe und das Ziel dieses im besten Sinne modernen Ratgebers ist es, die bestehende Orientierungslücke zu füllen. Bewusst wird eine breite Übersicht gegeben, wobei der Bereich «Ernährung» überwiegt. Der Umgang mit Medikamenten, Kosmetika, der Bekleidung sowie das Bauen, Wohnen und der Garten werden ebenfalls anregend abgehandelt. Es werden klare Grundsätze und Orientierungshilfen vermittelt.

Walter Hess ist heute Chefredakteur der engagierten und ausserordentlich erfolgreichen Zeitschrift «Natürlich», die in Aarau (Schweiz) erscheint. Er befasst sich publizistisch seit über 25 Jahren mit den sich gegenseitig beeinflussenden Aspekten der Umwelt, der Ernährung und des Wohlbefindens. Ursprünglich war er in der chemischen Forschung (Kunststoffe, Vitamine) tätig. Immer hat er kritisch hinterfragt, was andere zu Dutzenden nachgeplaudert haben. Auf diese Weise gelangte er zu eigenständigen Ansichten; eine Eigenschaft, so selbstverständlich sie eigentlich für den zum Denken befähigten Menschen sein sollte, die heute hervorgehoben werden muss. In diesem Ratgeber finden sich pointierte

Ansichten und nützliche Ratschläge für Leute, die sich kritisch mit unserer Lebensweise befassen möchten. Bei aller Kritik an den Zivilisationsmissständen wird aber kein wirklichkeitsfremdes Steinzeitdenken verbreitet. Das persönlich gefärbte Buch ist bei aller Konsequenz im Denken frei von Sektierertum und Lustfeindlichkeit. Auch der Humor hat als wichtiges Lebenselixier seinen Platz gefunden.

Wer das Leben bejaht und ein naturverbundenes, qualitativ hochwertiges Dasein bei bester Laune und Gesundheit führen möchte, tut gut daran, sich mit diesem Werk gründlich auseinanderzusetzen, sich weiterzubilden und aus dem Füllhorn der zeitgerechten Erkenntnisse zu schöpfen.

*Peter Gloor und Heinz Knieriemen,
im Juni 1988*

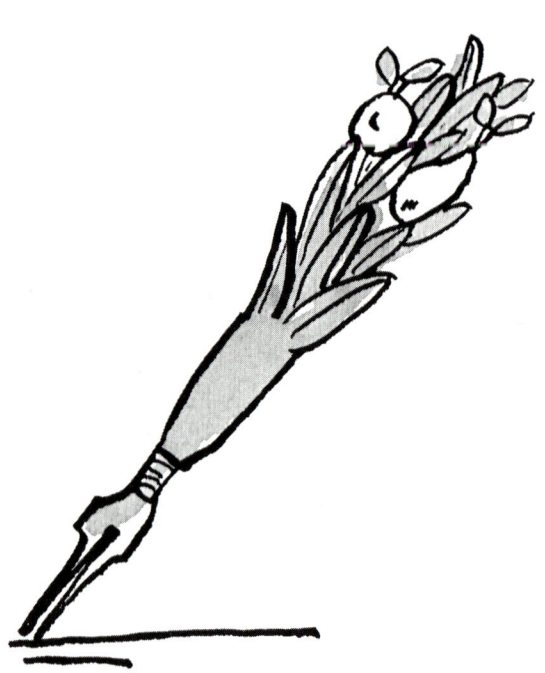

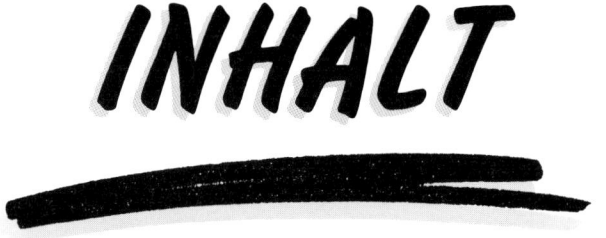

Was kann man noch essen?	11
Fleisch, Fisch und Tofu	15
Milch	31
Gemüse und Obst	39
Getreide, Hülsenfrüchte und Keimlinge	55
Der eigene Garten	67
Sinnesfreuden	79
Was kann man noch trinken?	87
Wein	95
Gesundheitspflege und Gesundheitserziehung	103
Medikamente, Vitamine und Spurenelemente	107
Schönheitspflege	119
Bekleidung	129
Baubiologie	137
Umwelt und Wohlbefinden	149
Register	153
Quellenhinweise	158

Einleitung

An seinem 85. Geburtstag überarbeitete ein rüstiger Gesundheitsfanatiker sein Testament. Gleichzeitig traf er Vorbereitungen im Hinblick auf seinen unabwendbaren Abgang. Es waren allein die vielen Geburtstage, die ihn daran erinnerten, dass er ein alter Mann war. Er suchte den Schreiner seines Dorfes auf, um das Sargmodell auszuwählen und die gewünschte Ausführung in seinem Testament vermerken zu können. Der Schreiner erklärte geduldig das Angebot. Die billigste Qualität bestand aus Fichtenholz; teurere Modelle waren in Buche, noch kostspieligere in Eiche und die teuersten in Rosenholz gefertigt. Der Mann fragte nur: «Welches Holz ist das gesündeste?»

Die Geschichte ist erheiternd. Etwas kurios auch. Wer kümmert sich schon darum, was der Gesundheit zuträglich ist – sogar über seinen Tod hinaus?

Dabei wären weitblickende Entscheide in allen Lebenslagen ein Gebot der Vernunft, im eigenen und im übergeordneten Interesse. Während des «Evolution» genannten Auslese- und Verflechtungsprozesses der Arten haben sich in Zeiten von Not und Bedrohung immer die Intelligenteren, Geschickteren, Tüchtigeren durchgesetzt; das ist heute so und wird morgen nicht anders sein. Darauf ist vielleicht das verhältnismässig rasche Wachstum des kognitiven (für die Erkenntnis zuständigen) Bereichs des menschlichen Gehirns zurückzuführen: Das Gehirnvolumen hat sich in anderthalb Millionen Jahren etwa verdreifacht. Die Frage ist nur, weshalb der in die Steinzeit zurückreichende Emotionsbereich im Hirnstamm so viel wirksamer geblieben ist.

Bereits die jetzige Struktur des Menschen könnte ihn zu Höherem als zum Ablaufenlassen von fest verankerten Verhaltensweisen befähigen. Ein instinktgebundener Nachtfalter beispielsweise kann das nicht. Er orientiert sich am Licht des Mondes, um nach einem konstanten Winkel fliegen zu können; andere Insekten benützen dazu die Sonne. Ist jedoch das vermeintliche, sich unendlich weit weg befindliche «Mondlicht» in Wirklichkeit die Flamme einer Kerze, dann steuert der Nachtfalter diese an. Er behält das Prinzip des gleichen Winkels bei, woraus sich eine archimedische Spirale ergibt – bis er am Schluss in der Flamme verbrennt.

Hier spielt also die Planmässigkeit nach einem fest im Gehirn verankerten Programm eine Rolle. Wir Menschen hätten jenen Insekten, die sich von den falschen leuchtenden Zielen in die Irre locken lassen, zwar verstandesmässig einiges voraus, machen aber nur selten Gebrauch davon. Die Verlockungen, denen wir erliegen, sind vor allem materieller Wohlstand und Bequemlichkeit: eine Art von luxuriös ausstaffiertem Schlaraffenland, wo Milch und Honig im Überfluss fliessen, Faulheit verdienstvoll und Fleiss das grösste aller Laster ist.

Inzwischen haben wir allerdings zu spüren bekommen, dass uns das Dolcefarniente und die gedankenlosen Schlemmereien nicht ganz wohl bekommen und eine gewisse Diät fällig wird. Auch die Delegation jeder körperlichen Anstrengung an eine Maschine muss überdacht werden. Zudem wirkt die allmähliche Verwandlung unseres Paradieses in eine Einöde, die bald nur noch durch ein paar Kehrichtberge belebt wird, deprimierend. Doch wie der Nachtfalter seinen Kurs auf die brennende Kerze beibehält, setzen auch wir Menschen unseren festgefahrenen Lebensstil unbeirrt fort. Es will uns nicht gelingen, aus den Zwängen der Zeit, in der wir leben, auszubrechen. Wir sind an Sitten und Gebräuche gebunden. Unsere Lebensweise ist erstarrt. Wo allein schon aus Krankheitsgründen an einigen Essgewohnheiten etwas geändert werden müsste, bricht eine Welt zusammen. Der Süchtige möchte lieber sterben, als von seinem Suchtmittel lassen.

Dabei ist unser Verhalten das Resultat aus Umgebungseinflüssen, sozialen Zuständen, Religionsnormen, die uns Verhaltensrichtlinien und auch den Sündenkomplex beschert haben, von weltlichen Gesetzen, die ein einigermassen reibungsloses Zusammenleben herbeiführen wollen, von Modetrends und werbestrategischen Frontalangriffen. Wir sind von allen Seiten manipuliert; unser Anpassungs- und Konformitätsstreben liess diese Fremdbestimmung zu.

Es wäre höchste Zeit, vernünftig zu werden und die Indizien zu beachten, die eine Abkehr vom eindimensionalen Denken sowie die Schaffung einer Überlebensethik erfordern. Wir müssen unsere Laufbahn auf neue Ziele ausrichten.

Wo aber sind in diesem Zeitalter des Überangebots an widersprüchlichen (Des-)Informationen die Orientierungsmöglichkeiten? Kaum jemand kann sich in der Informationsfülle zurechtfinden. Die Orientierungslosigkeit weckt Gefühle der Angst. Das ist in einer Reissbrettstadt, einer Agrarwüste und einem plantageähnlichen Wirtschaftswald genau gleich. Die Angst kann zwar zu Neurosen, aber auch zur Vorausahnung bevorstehender Erschütterungen und damit zur Klarsicht verhelfen, falls man nicht katastrophenimmun geworden ist. Diese Klarsicht weist einen einzigen erfolgversprechenden Weg: die Beachtung der Naturgesetzmässigkeiten in allen unseren Handlungen. Wir müssen uns als Teil der Natur verstehen lernen.

In der Natur herrscht eine grossartige und komplexe Ordnung; in sie sind auch wir Menschen eingebunden. Deshalb nimmt der aus dem Angloamerikanischen stammende Ausdruck «quality of life» (Lebensqualität) zu Recht auf die gesamte Umwelt Bezug, wozu eine intakte Pflanzen- und Tierwelt, reine Luft und sauberes Wasser gehören. Erst damit sind alle Bedingungen zur Selbstverwirklichung gegeben. Erst dann kann aus Zivilisation endlich Kultur werden.

Ein «Zurück zur Natur» in einem wohlverstandenen, modernen Sinn ist für alle ein Vorteil von unschätzbarem Wert. Geniessen Sie deshalb die Schönheiten dieser Erde, das Leben und die Sonne, ohne sich daran zu verbrennen! Und bestellen Sie keinen Sarg aus Rosenholz! Betten Sie sich in diesem wunderschönen Dasein auf lauter Rosen! Am besten auf ungespritzte Wildrosen. Befolgen Sie dabei dieses arabische Sprichwort: «Man soll sich nicht ärgern, dass der Rosenstrauch Dornen trägt, sondern sich freuen, dass der Dornenstrauch Rosen trägt.»

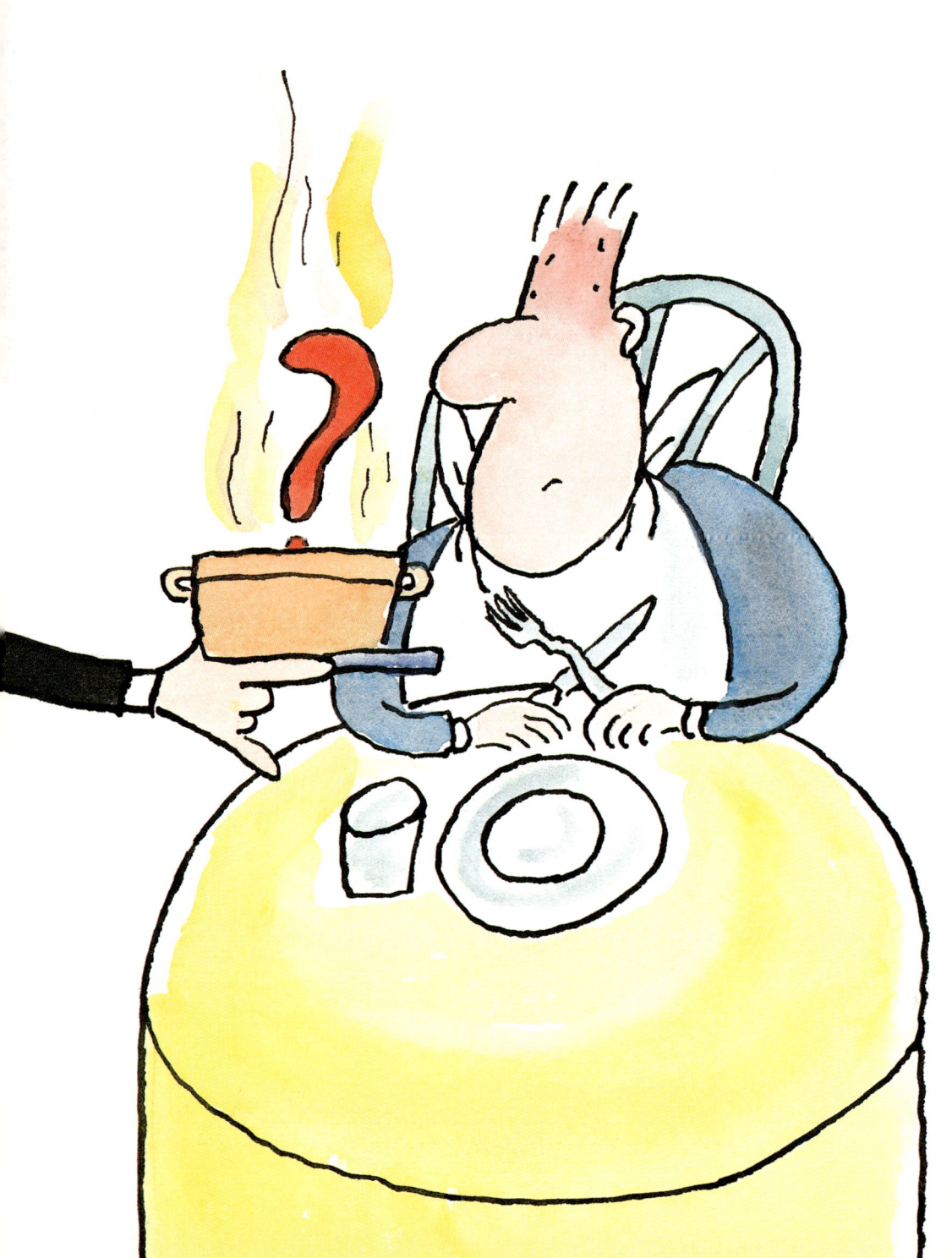

WAS KANN MAN NOCH ESSEN?

Ungeschützt ins Schlaraffenland

Bei den ausgedehnten Wanderungen durch die Lebensmittelabteilungen von Einkaufstempeln wird der denkende Konsument trotz dem wachsenden Angebot und Verkaufsdruck immer seltener fündig. Was soll er denn da noch kaufen? Schön verpackte Fertignahrung mit dem zur Färbung, Konservierung, Oxidationsverhinderung, Gelierung und Verdickung beigemischten, fast unüberblickbaren Chemikalienarsenal? Früchte aus garantiert zwanzigmal gespritztem Anbau? Treibhausgemüse aus bodenunabhängiger Produktion? Bleiches, weiches, wasserlässiges Fleisch aus der Tierfabrik, diese geschmacklose Sache? Fische unbekannter Herkunft, möglicherweise aus der Kloake Nordsee? Auszugsmehle, weisser Industriezucker, polierter Reis? Gefärbtes Zuckerwasser? Industriell hergestellter Wein? Teures Spezialbrot, das aus einer industriell vorbereiteten Mischung schnell gebacken worden ist? Fastfood?

«Sage mir, was du isst, und ich sage dir, was du bist», liess der tafelfreudige J. A. Brillat-Savarin vor etwa 200 Jahren verlauten. Das trifft auch vervielfacht zu: «Das Schicksal der Völker hängt von dem ab, was sie essen.» Früher charakterisierte die Zusammensetzung des Speiseplans den sozialen Stand und den geografischen Lebensbereich. Im Industriezeitalter verwischten sich die kulinarischen Abgrenzungen. Erst in jüngster Zeit beginnt man allmählich, zwischen Voll- und Leerwertkost zu unterscheiden. Die Käuferschaft wird ernährungsbewusster, konsumkritischer; sie legt sich Kriterien zu, um eine sinnvolle Wahl treffen zu können. Erste Ansätze sind unverkennbar.

Autos älterer Bauart benötigen Bleibenzin. Das weiss heute jedermann. Blei, ein Umwelt- und Menschengift (Beeinträchtigung von Blutbildung und Nervensystem), schmiert die Ventile und verbessert die Klopffestigkeit. Autos mit Katalysatoren ihrerseits dürfen nur unverbleites («grünes») Benzin erhalten, weil sonst die wabenartige, katalytisch wirkende Oberfläche mit einer Bleischicht überzogen wird und ihre Umwandlungsaufgabe nur noch teilweise oder überhaupt nicht mehr erfüllen kann.

Alle Automobilisten halten sich strikte an solche Erkenntnisse, wenn sie ihren Wagen mit Treibstoff versorgen. Es gibt unter ihnen keinen, der den Benzintank mit Johannisbeerlimonade füllen würde, nur weil diese besser noch als das parfümierte Benzin duftet. Wenn es aber um Treib- und Lebensstoffe für den Menschen geht, dominiert die Ahnungslosigkeit. Er irrt ungeschützt im Schlaraffenland umher, das von der Lebensmittelbranche geschaffen worden ist, und packt, seiner spontanen Eingebung folgend, ein, was an schön präsentierter Billigware gerade herumsteht. Er weiss in der Regel nicht, was er braucht, was seinem Körper und seinem Geist, seiner seelischen Befindlichkeit guttut, weshalb orale Verlockungen ein leichtes Spiel haben. Er hat keine Ahnung vom mengenmässigen Bedarf. Bei Tisch lässt er sich schicksalsergeben seinen Gaumen mit Aromastoffen und Geschmacksverstärkern kitzeln, das Sättigungsgefühl ausschalten und sich mit Nahrung mästen, die von Chemikern und Verkaufsstrategen zusammengeschustert worden ist. Das erinnert an die Redensart, wonach man beim bedenkenlosen Drauflosfressen den Narren in sich füttert.

Die offiziellen, auf die Schulwissenschaft abgestützten Ernährungsinformationen sind meistens auf alibihaft vorgetragene Allgemeinplätze reduziert. Um keiner Branche ins Fettnäpfchen zu treten, wird diplomatisch um den heissen Brei herumgeredet und -geschrieben. Das Volk wird bestenfalls angehalten, etwas weniger Fett, weniger Salz und weniger Zucker zu essen; aber Hinweise auf die Notwendigkeit des Konsums von unbehandelter Frischkost aus natürlichem, chemikalienfreiem Anbau fehlen in der Regel. Sonst wären Interessenkollisionen mit der auf Rationalisierung getrimmten Landwirtschaft und der Lebensmittelverarbeitungsindustrie programmiert.

Bisher hat sich kaum jemand der Erforschung der menschlichen Ernährung angenommen. Praktisch alle ernährungswissenschaftlichen Untersuchungen sind auf die Nutztierernährung ausgerichtet gewesen. Weil Geldverluste das Resultat von Fütterungsfehlern im Intensivmaststall sind, weiss man dort ganz genau, was die im Eiltempo dem Schlachtgewicht entgegengeführten Tiere in den hermetisch abgeschlossenen Produktionsstätten brauchen. Beim Menschen gibt es keine adäquaten Interessen. An der Eidgenössischen Technischen Hochschule (ETH) in Zürich gibt es dementsprechend ein personell reich dotiertes Institut für Tierernährung, aber keines für Menschenernährung. Das spricht für sich. Das spricht Bände.

Hätte sich eine unabhängige, publikumsbezogene Forschung der menschlichen Ernährung zugewandt, gäbe es in der Landwirtschaft andere Ziele als Massenerträge. Dann wäre wohl all der Unfug mit der physikalischen Überbehandlung (Pasteurisierung, Homogenisierung usf.), mit der Denaturierung und den unzähligen Lebensmittelzusätzen längst ausgemerzt worden. Die Bevölkerung wäre nicht mehr zunehmend von Zivilisationskrankheiten und Zusammenbrüchen des Immunsystems geplagt. Es empfiehlt sich deshalb dringend, sich das Wissen anzueignen und sein Schicksal positiv zu beeinflussen: Selbst- statt Fremdbestimmung.

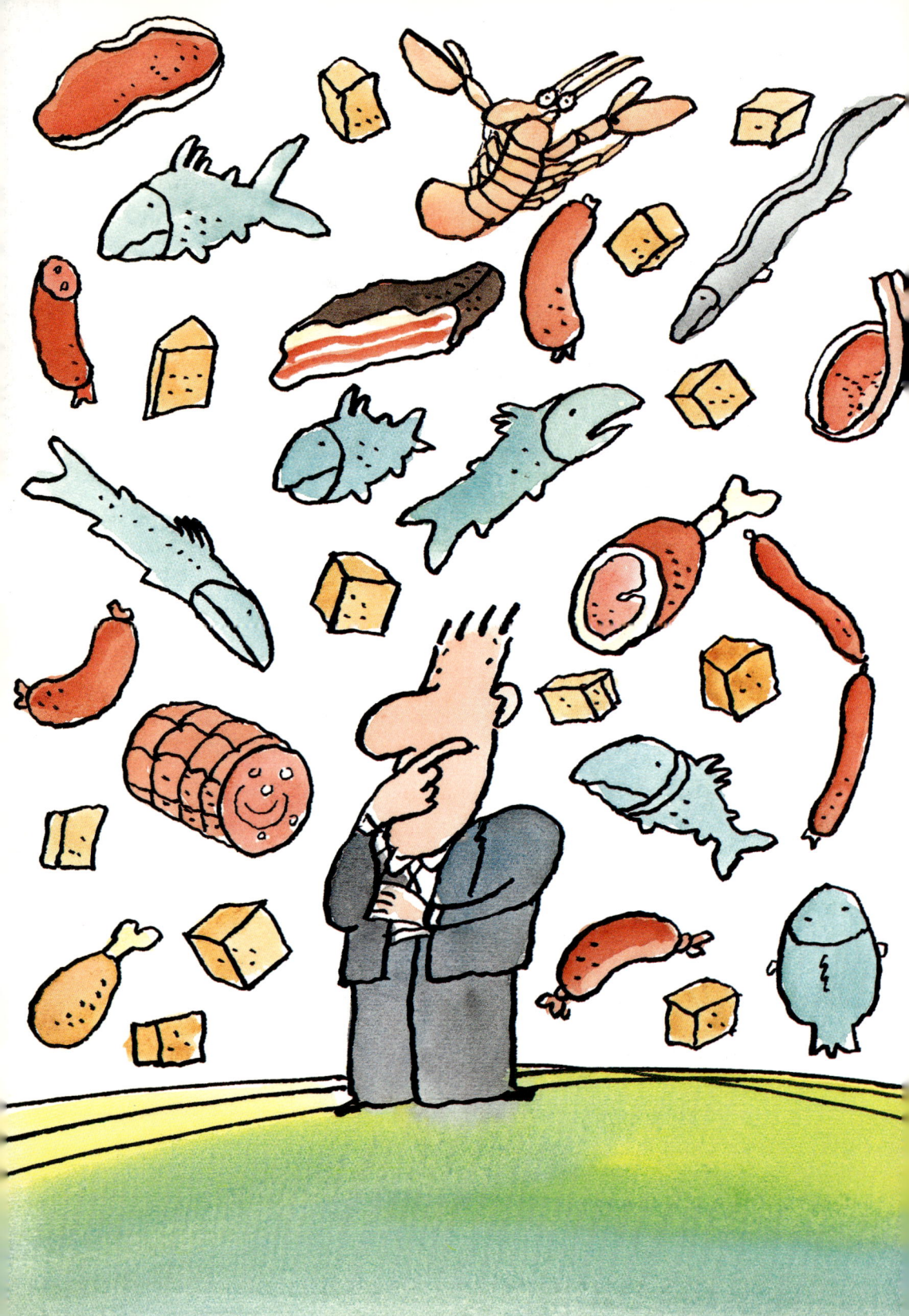

FLEISCH FISCH UND TOFU

Rheuma wegen Fleischorgien

Die Diskrepanz zwischen der Behandlung einer Maschine und eines lebendigen Organismus lässt sich leicht erklären: Bei der Zufuhr des falschen Treibstoffs versagt die Maschine ihren Dienst sofort. Der menschliche Körper aber kann jahre- und vielleicht sogar jahrzehntelang misshandelt werden, bevor Störungen und dann Totalausfälle offenbar werden. Es ist erstaunlich, wie lange es dauert, bis ein Herz nach dem übermässigen Genuss von gesättigten (vor allem tierischen) Fetten in Verbindung mit ungezügeltem Rauchen, Bewegungsmangel und seelischen Konflikten kollabiert, bis der Herzinfarkt da ist. Man wundert sich, wie lange die Leute Kuchen und anderes Gebäck mit einem hohen Anteil an Industriezucker und Auszugsmehlen (weiss und grau) zu sich nehmen können, bis der Stoffwechsel definitiv entgleist und die Zuckerkrankheit manifest geworden ist.

Nur beim Rheumatismus als Folge des übermässigen Fleischkonsums ging es schneller: Die Schädigungen der Bewegungsorgane haben im Verlaufe der letzten Jahre und Jahrzehnte in einem Ausmass zugenommen, dass man von einer «Volksseuche» sprechen muss. Sämtliche Erkrankungen des lockeren und festen Bindegewebes, der Bänder, Sehnen, Muskeln und Knochen und der von ihnen gebildeten Organsysteme, der Gelenke und der Wirbelsäule gehören in die Rheuma-Gruppe. Sie haben alle etwas gemeinsam: Nicht allein die Schmerzen und Schmerzzeiten wechseln, sondern auch die befallen Körpergebiete. Für Abwechslung ist gesorgt. Dieser häufige Wechsel hat zur Bezeichnung «Rheuma» (= die Wandernde, Wechselnde) geführt.

Für die Entstehung der rheumatischen Erkrankungen spielt neben den raffinierten Kohlehydraten (Fabrikzucker und Auszugsmehle) der vermehrte Verzehr von tierischem Eiweiss eine wesentliche Rolle [1]. Dazu gehören zwar auch Milch und Milchprodukte. Weil in einer unbehandelten (Roh-)Milch entsprechend ihrer natürlichen Bestimmung als einzige Nahrungsquelle des Jungtieres alle lebensnotwendigen Vitamine (A, D, E, K, B_1, B_2, B_6, B_{12}, Niacin, Folsäure, Pantothensäure, Vitamin C und Biotin) sowie eine grosse Anzahl von Enzymen* und Spurenelementen (Kalzium, Magnesium, Kalium und andere) enthalten sind [2], sollte vernünftigerweise im wesentlichen nicht hier, sondern beim Konsum von Fleisch- und Wurstwaren abgebaut werden.

Das Eiweiss ist ein wichtiger Zellbaustein. Aber ein Zuviel wirkt sich für den Organismus sehr nachteilig aus. Der Körper muss überschüssiges Eiweiss als Brennmaterial einsetzen. Dabei entstehen Nebenprodukte, die der Körper als Urate (Salze der Harnsäure) entweder ausscheiden oder ablagern muss. Diese Ausscheidung ist dann ungenügend, wenn Nieren und Haut träge sind und eine zu geringe körperliche Betätigung vorhanden ist. Das ist – ausgenommen sind einige Handwerker und Bauarbeiter – heute die Regel. Diese Rückstauung, eine sogenannte Retention, schafft die Voraussetzungen für Rheumatismus, Arthritis und Gicht; sie kann aber auch eine Mitursache für die Entstehung von Krebs sein [3].

Wenn aus tierischem Eiweiss (über die Purine) Harnsäure in einer übermässigen Menge anfällt, geht damit eine Übersäuerung des Blutes einher; die Entzündungsanfälligkeit vergrössert sich. Bei grösseren Harnsäurekonzentrationen bilden sich Kristalle, die sich in Gelenken oder im Knorpel ablagern und als Fremdkörper die typischen, sehr schmerzhaften Gichtanfälle auslösen [4]. Die Harnsäurekonzentration

---

* Enzyme oder Fermente sind hochmolekulare Eiweissverbindungen, die als Katalysatoren biochemische Vorgänge beschleunigen oder ermöglichen. Alle in Lebewesen ablaufenden Stoffwechselvorgänge sind nur durch die Einwirkung von Enzymen möglich.

kann durch einen Abbau oder die Beendigung des Fleischkonsums reduziert werden. Die Einschränkung des Alkoholkonsums kann dabei mithelfen.

... aber das Fleisch ist schwach

Das Fleisch, das immer häufiger und in immer grösseren Portionen auf den Tellern landet, enthält keine Inhaltsstoffe oder Eiweissarten, die aus einer pflanzlichen Kost nicht in ebenbürtiger oder besserer Ausführung bezogen werden könnten. Die Eiweisskombination in der Sojabohne ist beispielsweise in ihrer Zusammensetzung den Bedürfnissen des Menschen wesentlich besser angepasst als jene des Fleisches. Es gibt neben den gesundheitlichen auch andere ins Gewicht fallende Argumente für einen häufigeren Verzicht auf das immer schwächer gewordene und geschmacklich verarmte Hochertragsfleisch, das man mit dem besten Willen nicht mehr zum Fressen gern haben kann: «Gequält, geschunden, entwürdigt, zum Automaten degradiert, so vegetieren Millionen und Abermillionen von Nutztieren ihrem Tod entgegen. Sie sind eingesperrt, können sich kaum bewegen. Alle ihre natürlichen, harmonischen Verhaltensweisen sind unterdrückt, pervertiert, zu krankhaft-bizarren Gesten verkommen. Der Massenkonsum hat die Massentierhaltung hervorgebracht.» Dies liest man in einem Flugblatt des Schweizer Tierschutzes (STS).

Tatsächlich hat sich die moderne Fleischproduktion in ein verhängnisvolles Renditedenken verirrt. Die Tiere sind zur Ware verkommen und überzüchtet. Die Fleischqualität zerfiel ebenso wie die Gesundheit der Tiere. Ein Schweinemäster hat mir kürzlich erklärt, dass Ferkel von Mutterschweinen, die dauernd unter Antibiotika-Einwirkung standen, ohne Antibiotika nicht überleben können. Das wurde von Tierarzt Konrad Zerobin, Direktor des Instituts für Zuchthygiene an der Universität Zürich, im Herbst 1987 sinngemäss bestätigt: «Ohne medizinische Betreuung können wir unser Vieh gar nicht mehr am Leben erhalten.» Ein wirklich bemerkenswerter Fortschritt!

Antibiotika sind heute praktisch in allen Tierkraftfuttern enthalten, ausser in Schweden, wo sie verboten sind. Diese Wirkstoffe hemmen oder töten Mikro-

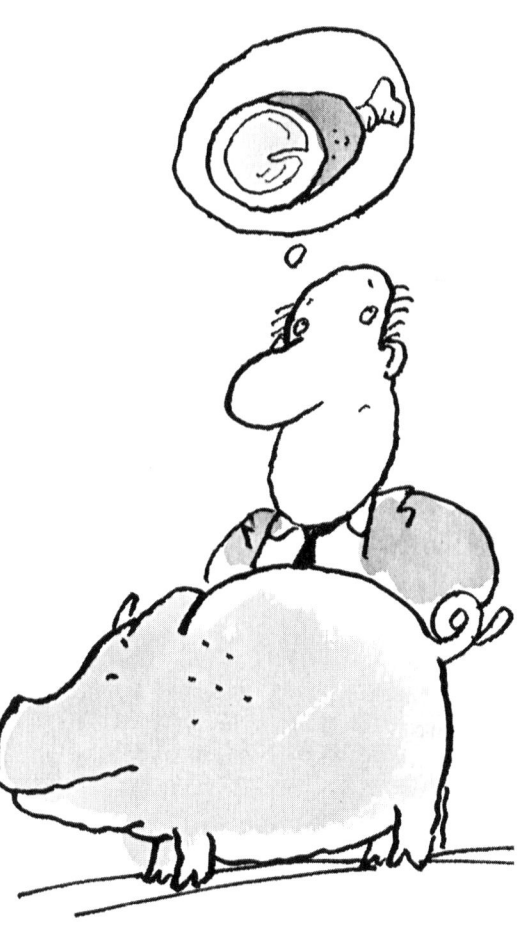

organismen. Im Falle der Masttiere haben sie die Aufgabe, die Mikroflora des Verdauungstraktes zu beeinflussen, womit der Fleischansatz gefördert wird. Die gestörte Verdauung ist für den üblen Geruch verantwortlich, der inner- und ausserhalb der Tierfabriken wahrzunehmen ist. Weil durch die Antibiotikazufuhr die Zahl der eiweisszehrenden Mikroorganismen herabgesetzt wird, kommt es im Wirtstier zu einer geringeren Konkurrenz um Nährstoffe und um essentielle (unerlässliche) Wirkstoffe, aber auch zu Verstopfungen, die zum Verenden der Tiere führen können.

In Mastbetrieben wird hart gerechnet. Auf dem minimalen Platz, der den Tieren eingeräumt wird (ein A4-Feld für ein Huhn, wenn's gut geht), haben sie kaum Gelegenheit zum Verbrauch von Bewegungsenergie, was Futter spart. Wenn in einer Geflügelfarm 50 g Futter weniger pro Kilo Lebendgewicht benötigt werden, erhöht sich das Einkommen des Mästers in 10 000-Stück-Betrieben um etwa 5000 Franken pro Jahr. Bringt es eines der Tiere unter den tristen Intensivmast-Bedingungen schneller aufs Schlachtgewicht, ist diese Verkürzung der Leidenszeit eine geradezu tierfreundliche Massnahme...

Mit dem Embryotransfer können besonders leistungsfähige Tiere vermehrt werden. Dazu sind gravierende hormonale Eingriffe beim «Spendertier» unumgänglich. Das Tier wird zu einer Leistung gezwungen, zu der es natürlicherweise nicht befähigt ist. Gesundheitsschäden sind die Folge. Die «biologische Atombombe», von welcher der Entdecker der DNS (Desoxyribonukleinsäure, die Trägersubstanz der genetischen Information mit der Fähigkeit zur identischen Verdoppelung), Erwin Chargaff, sprach, tickt bereits wahrnehmbar: Künstliche Befruchtung, Embryoübertragung, Geschlechtsvorherbestimmung, Mikromanipulation oder Kreuzung verschiedener Arten gehören heute ebenso zum Stalleben wie die Schwemmentmistung.

Die zu gequälten Produktionsmaschinen umfunktionierten Tiere, die keine frische Luft und keinen Auslauf haben, müssen tatsächlich dauernd unter Medikamenten stehen, ansonsten sie gesundheitlich zerfallen und im Stall Seuchen ausbrechen würden.

Vieles bleibt für die Öffentlichkeit im dunkeln, im übertragenen wie auch im wörtlichen Sinn. Die Ställe haben keine Fenster mehr. Und über die chemische Zusammensetzung neuer wachstumsfördernder und krankheitsunterdrückender Wirkstoffe gab mir die Eidgenössische Forschungsanstalt für viehwirtschaftliche Produktion in Posieux FR (Schweiz) keine Auskunft, «da die Bewilligungsdossiers vertraulich sind».

Tiere – auch mit Medikamenten gemästet

Länder mit einer mächtigen chemischen Industrie wie die Schweiz sind in ihrem Eifer bei der Zulassung von Tiermast-Chemikalien kaum noch zu bremsen. Es war ein jahrelanger, schleppender Prozess, bis die Nitrofurane, zu denen das Furazolidon gehört, wenigstens mit einigen Einschränkungen versehen wurden. Noch immer sind ein Teil von ihnen im Einsatz, obschon die Nitrofurane als mutagene (Veränderungen im Erbgefüge auslösende) und kanzerogene (krebsauslösende) Stoffe bekannt sind. Einige Derivate (Abwandlungen) werden in der experimentellen Krebsfor-

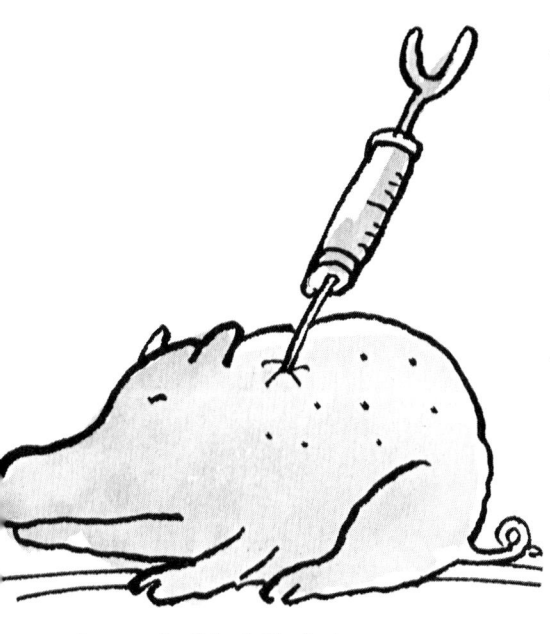

schung als Modellsubstanzen verwendet...

Neben den tonnenweise mit behördlichem Segen verabreichten Medikamenten gibt es nach einer Mitteilung der «Gesellschaft der Schweizerischen Tierärzte» (GST, Bern) einen «erschreckenden Schwarzhandel mit Tierarzneimitteln». Die GST-Arzneimittelkommission ist 1986 zur alarmierenden Feststellung gelangt, «dass vermutlich mehr als die Hälfte aller in der Schweiz zur Anwendung gelangenden Tier-Arzneimittel ohne Überwachung eingeführt und illegal vermarktet werden. Lücken in der Gesetzgebung und praktisch inexistente Grenzkontrollen werden für diesen fast risikolosen Schwarzhandel verantwortlich gemacht.»

Diese Feststellungen betrafen in erster Linie die Schlachtviehmast, aber auch die Milch-, Eier- und Geflügelproduktion und in bezug auf missbrauchte Medikamentengruppen vorab Antibiotika, Eisenpräparate und Hormone. Die letzteren können bei Kindern zu Krebs und Störungen des Zentralnervensystems führen und den fleischeslustigen Männern und sogar Babies zu Busen verhelfen. In den USA ist das Hormondoping bei Schlachttieren zur Steigerung des Fleischertrags erlaubt und allgemein üblich. Das gibt den T-Bone-Steaks einen üblen Beigeschmack.

Das Ziel, «schnelles Fleisch» zu fabrizieren und damit mehr zu verdienen, steht derart im Vordergrund, dass jeder Nachteil von der Tierquälerei bis zur sinkenden Fleischqualität in Kauf genommen wird. Zwar ist es durch die Preistiefhaltepolitik gelungen, die Zivilisierten in zunehmendem Ausmass zu Fleischfressern umzuerziehen; in «hochzivilisierten» Ländern wie der Schweiz ist der Fleischverbrauch auf 90,8 kg pro Kopf und Jahr (1986) angestiegen.

Die gesunkene und weiter sinkende Qualität macht den Abschied vom täglich mehrmaligen Fleischkonsum allmählich leicht: Speck ölt schneller aus. Das Schweinefett ist nicht mehr lagerfähig und wird schneller durch Licht und Sauerstoff beeinträchtigt. Würste riechen manchmal ranzig. Das Fleisch ist geschmacksarm, bleich, weich und wasserlässig – oder in einer anderen Version dunkel, zäh und leimig sowie trocken. Die erstere Version heisst in der Fachsprache PSE-Fleisch, hergeleitet vom englischen «pale», «soft» und «exudative» (= bleich, weich und wasserlässig); solches liefern etwa 20% der Schweine. Die andere Ausgabe heisst DFD-Fleisch, hergeleitet von «dark», «firm» und «dry» (= dunkel, zäh, trocken); dieses findet man bei etwa 10% der Schweine. Jedes dritte Tier ist also nur noch bedingt für Ernährungszwecke tauglich.

Das forcierte Wachstum führt bei den Nutztieren zu Muskel- und anderen

Krankheiten, die medikamentös unterdrückt werden müssen – bis hin zum Betablockereinsatz, wenn der Stress der sensiblen Schweine gemindert werden muss, bevor sie in den Schlachthof übergeführt werden. Da einzelne Arzneimittel bis zur Schlachtung wirken müssen, sind sie folgerichtig nach der Schlachtung noch im Fleisch anzutreffen. Guten Appetit!

Je gedrückter die Fleischpreise wegen des Überangebotes sind, um so grösser wird der wirtschaftliche Zwang zur Wachstumsbeschleunigung. Der Medikamenteneinsatz wächst mit. Statt dessen müssten gefährliche Chemikalien, die ihre Wirkungen via Fleisch auf den Menschen übertragen können, endlich konsequent verboten werden. Dazu gehören die Antibiotika. Deren Dauerkonsum kann zur Resistenzbildung, zum Erlahmen des Immunsystems und zur Wirkungslosigkeit in jenen Fällen führen, wo sie ausnahmsweise vielleicht von Nutzen sein könnten. Der Chemikalieneinsatz in Tiermastbetrieben dürfte höchstens in einem zurückhaltenden Ausmass zur Behandlung von Krankheiten erlaubt sein, niemals aber wachstumsbeschleunigend aus Profitgründen. Der Konsument muss vor den Folgen des Arzneimittel- und Chemikalienwahns in der Landwirtschaft unbedingt geschützt werden. Bis zur Erreichung dieses Ziels ist er im ureigensten Interesse aufgerufen, auf das Billigfleisch aus der Intensivlandwirtschaft dankend zu verzichten.

«Güllen» ist bald überall

Neben den Bergen an minderwertigem Fleisch fallen aus den Tierfabriken Sturzfluten an Jauche (Gülle) an, die das Grundwasser in den meisten Ländern bereits verseucht haben. Für die euphemistisch «Veredlung» genannte Fleischproduktion gehen Unmengen von Futtermitteln (vor allem Getreide) verloren; für die Lebensprozesse während der Mast verbrauchen die Tiere schliesslich Betriebsstoffe.

Bei der Herstellung von tierischen Produkten entstehen etwa die folgenden «Veredelungsverluste», die auch Energieverluste sind:

	Futtermitteleinsatz	Fleischausbeute	Verlust (%)
Schweinefleisch	3	1	67
Eier	4	1	75
Milch	5	1	80
Rindfleisch	10	1	90
Hühnerfleisch	12	1	92

Die Verminderung dieser Verluste ist zwar durch einen enormen Chemikalieneinsatz und weitergehende Überzüchtungen bis zur Zukunftsvision des dreifach vergrösserten Schweins möglich. Diese Massnahmen sind jedoch noch problematischer und noch unsympathischer.

Bei der Umwandlung von Pflanzen in Fleisch fallen die Verluste in moderni-

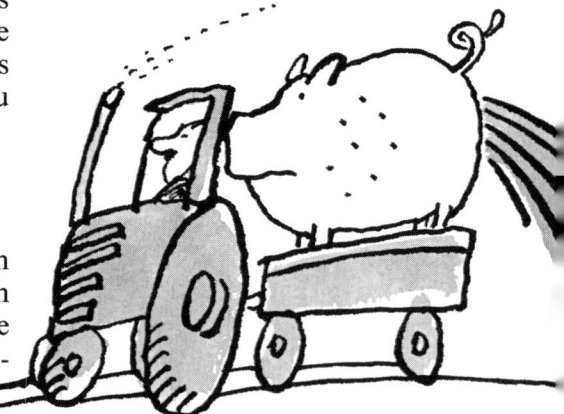

sierten Betrieben nicht mehr in Form von festem Mist an. Nach der Propagierung und öffentlichen Subventionierung der Schwemmentmistungsanlagen stinken sie nun in flüssiger Form zum Himmel. Die Jauchefluten sind in Betrieben, die Futtermittel zukaufen müssen, in keinem Verhältnis zur bewirtschafteten Fläche. Der fiktive Ort «Güllen» aus Friedrich Dürrenmatts «Besuch der alten Dame» ist bald überall. Tierfabriken haben sich zu Umweltskandalen entwickelt.

Die Jauche, besonders wenn sie unbelüftet ist, zerstört das Bodenleben. Süchtig nach solchen Güllenüberschwemmungen (und auch nach Agrochemikalien) ist vor allem der Hochertrags-Hybridmais, der die Landwirte bis hinauf in die Bergtäler von den Chemiemultis abhängig gemacht hat: «Wes Mais ich pflanz', des Gift ich spritz'.» Der Mais beschleunigt zudem die Bodenerosion. Die mobile Jauche, die von den Pflanzen nicht aufgenommen werden kann, gerät in Bäche, Seen und ins Grundwasser. Mehrere Schweizer Mittellandseen haben aus diesem Grunde eine überdurchschnittliche Phosphatbelastung und müssen künstlich beatmet werden, ein teurer Notbehelf. Zahlreiche Trinkwasserfassungen sind wegen zu hoher Nitratwerte geschlossen. Ohne einen rigorosen Abbau der Tierbestände und ihre Anpassung an die Bodenfläche werden neue gravierende Folgeschäden auftreten.

Ist der Vegetarismus das Kolumbus-Ei?

Es gibt ausreichend gesundheitliche, ethische und ökologische Gründe gegen das Fleischessen. Jeder einzelne Umstand wäre an sich Anlass genug, sich dem Vegetarismus zuzuwenden. Vegetarier haben meine Sympathie. Sie erfreuen sich deutlich günstigerer Werte in bezug auf eine Reihe gesundheitlich bedeutsamer Parameter und weisen gegenüber Fleischessern viel öfter das Idealgewicht auf. Die Blutdruck- und Risikofettwerte befinden sich bei Vegetariern deutlich unter jenen von Fleischessern. Auch der Prozentsatz des Gesamtcholesterins in bezug auf das arterienreinigende, vor Arteriosklerose schützende HDL (High Density Lipoprotein), die Triglyzeride (alle natürlich vorkommenden Fette sind Gemische aus solchen) sowie die Apo-A- und Apo-B-Lipoproteine* sind bei Vegetariern auffallend günstig. Zudem hat der Mehrkonsum von Früchten und Gemüsen eine vermehrte Aufnahme von Ballaststoffen zur Folge, die zum Teil eine cholesterinsenkende Wirkung entfalten.

Allgemein wirkt sich beim Weglassen des Fleisches die damit automatisch verringerte Fettaufnahme günstig aus. Dabei ist allerdings zu bedenken, dass sich billige Fette wie Palm- und Kokosfette, aber auch tierische Fette, oft auch in versteckter Form, im Industriegebäck befinden.

* Lipoproteine sind Komplexe aus Lipiden (Fetten und fettähnlichen Substanzen) und Proteinen (Eiweissen). Es sind Bestandteile jeder lebenden Zelle und integrierende Strukturelemente von Membranen. Sie erscheinen vor allem als Bestandteile des Blutplasmas. Ihre Funktion haben sie im Transport der wasserunlöslichen Lipide in einem wässrigen Medium (Zell- bzw. Blutplasma). Nach ihrer Dichte, die im wesentlichen vom Verhältnis Protein zu Lipid bestimmt wird, unterscheidet man bei den Lipoproteinen im Blutplasma zwischen Chylomikronen, Very Low Density Lipoproteins (VLDL), Low Density Lipoproteins (LDL) und High Density Lipoproteins (HDL). Bei den Apo-Lipoproteinen kennt man heute 3 Klassen mit Untergruppen, die man mit A, B und C bezeichnet. Während die Chylomikronen und VLDL alle 3 Apo-Lipoproteintypen enthalten, kommen bei den LDL nur das Apo-Lipoprotein B und bei den HDL die Apo-Lipoproteine A und C vor.

Das Cholesterin ist ein wichtiger Baustoff für die Zellmembranen; es ist an der Aufrechterhaltung der Zellmembranfunktion und auch an der Zellteilung beteiligt. Die fundamentalsten Lebensvorgänge spielen sich also in einem fettlöslichen Milieu ab. Das Cholesterin wird in Verbindung mit Eiweissen als Lipoproteine (zu griechisch «lipos» = Fett) zu den Zellen transportiert, vornehmlich als VLDL und als LDL. Die LDL-Teilchen, die als «Herzkiller» gelten und die Arteriosklerose fördern, haben eine Art Stekker, das Apo-Protein B-100, welches die Lipoproteine an die Rezeptoren der Zellmembran anschliesst, worauf das Cholesterin in die Zellen eingeschleust werden kann. Sobald die Zellen genügend davon erhalten haben, produzieren sie weniger oder überhaupt keine Rezeptoren mehr. Das nun überschüssige Cholesterin, einer der Hauptverursacher der Arteriosklerose in den Koronararterien [5], bleibt im Blut und lagert sich an den Wänden der Arterien ab.

Diese Cholesterinablagerung verengt die Blutbahnen; sie wirkt also durchblutungshemmend, gefässverengend und blutdruckfördernd. Dass sich daraus Herzkrankheiten und letztlich der Herzinfarkt ergeben, liegt auf der Hand. Gefahr droht vor allem dann, wenn der Cholesterinspiegel den Wert von 200 Milligramm pro Deziliter (mg/dl) erreicht oder übersteigt. Bereits zwischen 200 und 250 mg/dl steigt das koronare (die Herzkranzgefässe betreffende) Risiko auf das Doppelte. Ein erstrebenswertes, in den USA und Europa heute anerkanntes Ziel sind Serumcholesterinwerte von

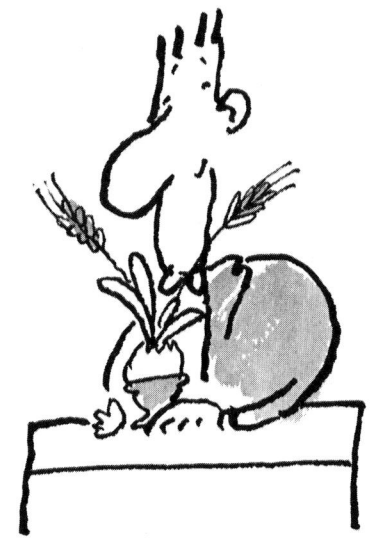

maximal 180 mg/dl bis 30 Jahre und 200 mg/dl ab 30 Jahren, wobei individuelle Unterschiede akzeptiert werden müssen. Dabei hat das Ansteigen des Cholesterins mit zunehmendem Alter etwas mit den etablierten Fehlernährungsgewohnheiten und der Zunahme des Körpergewichts zu tun. Es darf keinesfalls als altersbedingter Normalfall abgetan werden [6].

Die vernünftigere Ernährung hat bei Vegetariern, zu denen auch das Volk der Mayas zählte, ein etwa viermal geringeres Auftreten von koronaren Herzkrankheiten zur Folge. Der zu etwa 80% durch Fehlernährung bedingte Dickdarmkrebs, der sich in der letzten Zeit in einem dramatischen Ausmass verbreitet hat, kommt bei Vegetariern praktisch nicht vor. Dazu tragen nicht allein die bei Vegetariern verminderte Gallensäureproduktion*, sondern vor allem die Ballaststoffe bei. Sie reduzieren die krebserzeugenden Stoffe durch Absorption einerseits und durch einen schnelleren Darmdurchgang des Speisebreis anderseits. Auch der Brust-

---

* Die Gallensäuren und ihre Alkalisalze haben grenzflächenaktivierende (emulgierende) Eigenschaften. Sie emulgieren die Fette und sind für die Aufnahme der Fettsäuren im Darm verantwortlich.

krebs (Mammakarzinom) tritt bei Vegetarierinnen weniger häufig als bei Fleischesserinnen auf. Dies dürfte ebenfalls durch die geringere Fettzufuhr bedingt sein, vermutlich wiederum über den Weg der Gallensäuren.
Offensichtlich und kaum noch zu bestreiten ist der Einfluss der Ernährung bei Erkrankungen des Magen-Darm-Traktes. So kommt die Divertikulose (entzündliche sackförmige Ausstülpungen z. B. des Dickdarms) bei Vegetariern nur selten vor, währenddem sie bei Fleisch(fr)essern ausgesprochen häufig ist [7].

Eingefleischte Angst vor Eisenmangel

Wegen der Abwesenheit von Fleisch in der Ernährung der Vegetarier nahm man bisher an, dass diese fast gezwungenermassen an einem Eisenmangel leiden; denn das Fleisch liefert in den westlichen Industrieländern etwa 30% des Nahrungseisens. Das in den Pflanzen gespeicherte Eisen liegt in einer

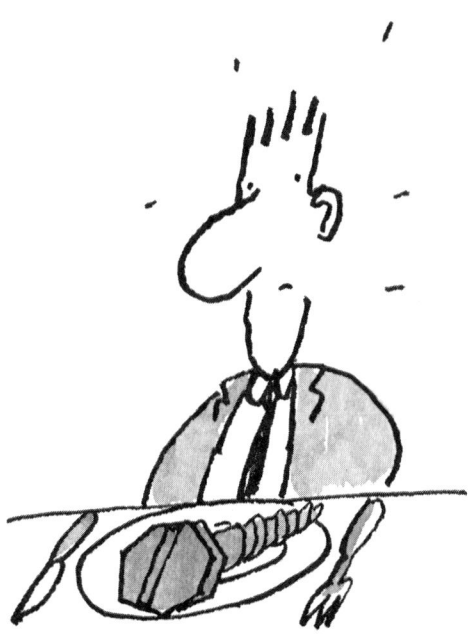

schlechter resorbierbaren Form vor. Zu diesen eingefleischten Erkenntnissen führte H. Rottka vom Bundesgesundheitsamt Berlin aus: «Man weiss heute, dass bei Eisenmangel in der Ernährung die Resorption (Aufnahme) um etwa 20% ansteigt, was den Mangel weitgehend ausgleicht. Bei den vegetarisch lebenden Männern ist im Vergleich mit den Fleischessern keine statistisch signifikante Abweichung der Eisenwerte zu verzeichnen. Hingegen ist bei den Vegetarierinnen eine Abweichung von etwa 10% nach unten vorhanden.»

Rottka vertreibt die Angst vor dem Eisenmangel mit folgenden Worten: «Über die Folgen des Eisenmangels wird in letzter Zeit viel diskutiert, und man hat gelernt, die Situation differenzierter zu sehen als bisher. Vermutlich wird bei vielen Frauen der Eisenmangel unnötigerweise therapiert. So gibt es Untersuchungen, welche zeigen, dass bei Frauen niedrige Bluteisenwerte mit niedrigem Infektionsrisiko und sogar einer niedrigen Herzinfarktrate korrelieren. Der Krankheitswert des sogenannten latenten Eisenmangels ist anscheinend heute nicht mehr haltbar. Zumindest bei den vegetarisch lebenden Frauen konnten keine Anhaltspunkte gefunden werden, dass das zehnprozentige Eisendefizit mit irgendwelchen Krankheitsbildern verbunden ist.»

In früheren Zeiten haben insbesondere die Religion oder aber der soziale Status bestimmt, ob sich ein Volk den Hauptteil des Eiweissbedarfs über pflanzliche oder tierische Nahrung zugeführt hat. Ferner gibt es einen ökonomischen Vegetarismus dort, wo eine Bevölkerung auf den Ertrag kleiner oder/und wenig fruchtbarer Bodenflächen angewiesen ist. Ein bezeichnendes Beispiel dafür ist Indien, wo auch noch die religiöse Gesetzgebung in dieser Richtung wirkt. Deshalb ist dort die wohl geschmacklich reichste, phantasievollste vegetarische Küche der Welt entstanden. Sie ist genau das Gegenteil von einer ebenso gewürz- wie trostlosen «Diätküche».

Welches sind die Kriterien bei der Nahrungsmittelauswahl bei der Überfülle in wohlhabenden Industrieländern? Billig – also Fabriknahrung? Exklusiv – also Exotisches? Schön verpackt – also Pralinen? Schnell und mühelos zubereitet – also Fleisch? Eine der wesentlichsten Überlegungen unterbleibt meistens: Bei der gegenwärtigen globalen Umweltverschmutzung und dem überbordenden Chemikalieneinsatz in der Nahrungsproduktion ist es wegen der Anreicherungen in der Nahrungskette* dringend, (pflanzliche) Produkte aus dem vordersten Teil dieser Kette zu wählen.

Wenn Fleisch, dann von «glücklichen» Tieren

Der Entscheid, ob er dem Heer der Fleischesser** treu bleiben oder aber zu den Vegetariern überlaufen will, muss jedermann selber treffen. Ich selber bin ein «Fleischesser auf Sparflamme» geblieben. Meine Frau und ich kaufen kein Fleisch in Warenhäusern und Metzgereien mehr, das aus irgendwelchen Tierfabriken kommt. Konkret bedeutet das, dass wir nur Fleisch mit nach Hause nehmen, wenn es von einem Tier stammt, dessen Herkunft wir kennen, zum Beispiel von naturnah arbeitenden Bauernhöfen, wenn wir sicher sind, dass die Tiere Auslauf hatten und nicht mit Chemiegiften vollgestopft wurden. Dieses hochwertige und geschmacklich unübertreffliche Fleisch (auch Wild) setzen wir sehr sparsam in unserer Menügestaltung ein, noch sparsamer als damals zur Zeit unserer Eltern und Grosseltern, als Fleisch ein fast unerschwinglicher Luxusartikel war. Wesentlich höhere Preise für das Weidefleisch nehmen wir gelassen hin; sie sind mehr als gerechtfertigt.

Diesen zurückhaltenden Konsum von «biologischem» (leider ist dieser Begriff noch nicht geklärt) Fleisch motiviere ich erstens mit einer gewünschten Verbreiterung des Nahrungssortimentes und zweitens mit einer Geste an die Biobauern. Denn wer eine Landwirtschaft, die sich innerhalb der ökologischen Kreisläufe bewegt, befürwortet und die energieverschleissenden, bodenleben- und grundwasserschädigenden Kunstdüngereinsätze ablehnt, muss den naturnah arbeitenden Bauern die Haltung einer angemessenen Zahl von Tieren ermöglichen. Diese Tiere liefern den wertvollsten Dünger (Mist), der die Nährstoffe dem Boden langsam abgibt. Damit lässt sich der ökologische Kreislauf schliessen.

---

* Unter der «Nahrungskette» versteht man eine Reihe von einseitigen Ernährungsbeziehungen zwischen verschiedenen Lebewesen. Den Anfang bildet die sogenannte Urnahrung: das Plankton des Meeres und die Pflanzen auf dem Lande. Darauf folgen die nach ihrer Ernährungsweise gruppierten Tiere: zuerst die Pflanzenfresser (Phytophagen), dann die Fleischfresser (Zoophagen) verschiedener Grösse und zuletzt die Aasfresser (Nekrophagen). Das vereinfachte Beispiel einer Nahrungskette: einzellige Alge – Wasserfloh – räuberischer Kleinkrebs – junger Fisch – Friedfisch – Raubfisch – Mensch. Die Nahrungsketten werden durch Reduzenten wie Bakterien und Pilze geschlossen, die organische Substanzen zersetzen und den Anfangsgliedern wieder zur Verfügung stellen.

** In der Bundesrepublik Deutschland ernähren sich heute lediglich etwa 0,8 % der Bevölkerung vegetarisch; eine ähnliche Zahl dürfte für die Schweiz gelten. Die Zahl wächst. Es kommt selten vor, dass ein Vegetarier wieder zum Fleischesser wird.

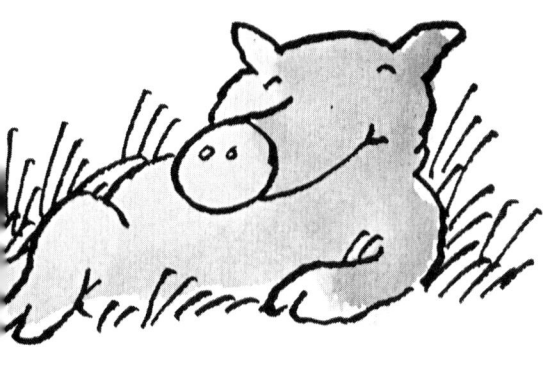

Tiere, die unter natürlichen Lebensbedingungen herangewachsen sind, die vernünftig gefüttert wurden, im Idealfall sogar auf einer artenreichen Wiese weiden und sich des Sonnenlichts und der frischen Luft erfreuen durften, sind zweifellos in der Lage, ein bekömmliches, schmackhaftes Fleisch zu liefern. Massvoll genossen, ist dieses der Gesundheit zuträglich. Die inneren Qualitäten von Weidefleisch bestehen jeden Vergleich mit jenem von kranken, anämischen Kälbern und chemiegestützten, überzüchteten Hühnern, Schweinen und Rindern.

Die «Konsumenten-Arbeitsgruppe zur Förderung tierfreundlicher, umweltgerechter Nutzung von Haustieren (KAG)», St. Gallen, hat Konsequenzen aus solchen Erkenntnissen gezogen. Die Weidefleischproduzenten, die der KAG angeschlossen sind, müssen den Tieren genügend Auslauf geben und ihnen einen regelmässigen Weidegang ermöglichen. In den Ställen müssen genügend Platz, Licht und Frischluft vorhanden sein; Einstreu ist obligatorisch. Alle Formen von Spaltenböden im Liegebereich sind verboten. Arzneimittel dürfen nur zur Behandlung kranker Tiere eingesetzt werden. Wenn innerhalb der letzten 30 Tage vor der Schlachtung eine medikamentöse Behandlung vorgenommen worden ist, muss der Konsument über Art und Zeitpunkt der Behandlung informiert werden.

Klare, ehrliche Deklarationen über Herkunft und Produktionsmethoden müssen bei der gegenwärtigen, total verfahrenen Lage bei der Nahrungsmittelproduktion kategorisch gefordert werden. Wo dies unterlassen wird, sollte bitte nicht über einen schrumpfenden Konsum geklagt werden.

Für den Verbraucher ergibt sich die Notwendigkeit, nach naturnah produzierten Nahrungsmitteln, die auch Lebensmittel (Mittel zum Leben) sind, Ausschau zu halten. Tierschutz und eine chemiefrei produzierte Nahrung, für die ein wesentlich grösserer Arbeitseinsatz und eine vermehrte Kenntnis der ökologischen Zusammenhänge nötig sind, haben ihren entsprechend höheren Preis. Auch in Zukunft werden die dümmsten Bauern die grössten Kartoffeln haben. Die gescheitesten Landwirte ihrerseits aber werden die kleinsten, kompaktesten, schmackhaftesten und chemiefreien auf den Markt bringen. Sie sollen dafür ruhig etwas mehr verlangen.

Meistens wird im Trüben gefischt

Bei der industrialisierten Fischproduktion gibt es Parallelen zur Warmblütermast. In den Bassins werden ebenfalls schnellwüchsige, robuste Arten bevorzugt. Eine davon ist die 1887 aus Nordamerika eingeführte Regenbogenforelle, die treffend als das «Schwein unter den Forellen» bezeichnet wird.

Bei den engen Verhältnissen in den Fischteichen sind die Fische in ähnlichem Ausmass chemikalienbedürftig wie die Masttiere ausserhalb des Wassers. Stress und Seuchen (Regelepidemien) würden die Widerstandskräfte der Fische zerfallen lassen, hielte man sie nicht durch Medikamente wie Antibiotika «unter Wasser». Die Antibiotika bringen die biologische Wasserklärung in den Teichen zum Erliegen. Verfaulende Futterresten und Fäkalien erzeugen das giftige Nitrit. Fische können also nur gesund bleiben, wenn sie hinreichend «Auslauf», also einen Bewegungsraum, haben. Somit ist nur der Verzehr von Fischen aus der freien Natur, das heisst aus sauberen Flüssen, Seen und Meeren, empfehlenswert. Solche Naturrefugien haben bald einmal Seltenheitswert.

Fische aus verschmutzten Gewässern speichern meistens zuviel Quecksilber; sie betätigen sich dort als eifrige Schadstoffsammler. Selbst geringe Schadstoffmengen im Wasser können sich in den Fischen zu hohen Konzentrationen anreichern; bei älteren Fischen ist die Akkumulation selbstverständlich grösser.

Bereits Ende der siebziger Jahre hat das Institut für Medizinische Ozeanografie in Paris vor einem zu reichlichen Verzehr von Thunfisch aus dem französischen und italienischen Teil des Mittelmeers gewarnt. Die Fische waren mit durchschnittlich 1000 Mikrogramm (1 Milligramm) Quecksilber pro Kilogramm belastet. Damit war der in der Bundesrepublik gültige obere Grenzwert erreicht.

Auch daraus ergibt sich die Notwendigkeit zu einem kompromisslosen Gewässerschutz, der weltweit betrieben oder verstärkt werden müsste, und koste er noch soviel. Die wasserbewohnenden Tiere haben dasselbe «Recht auf Gesundheit» wie der Mensch. Da dieser Mensch mindestens als ein zu seiner Umgebung offenes System verstanden werden muss («Situationskreise» von Jakob v. Uexküll), wohl eher

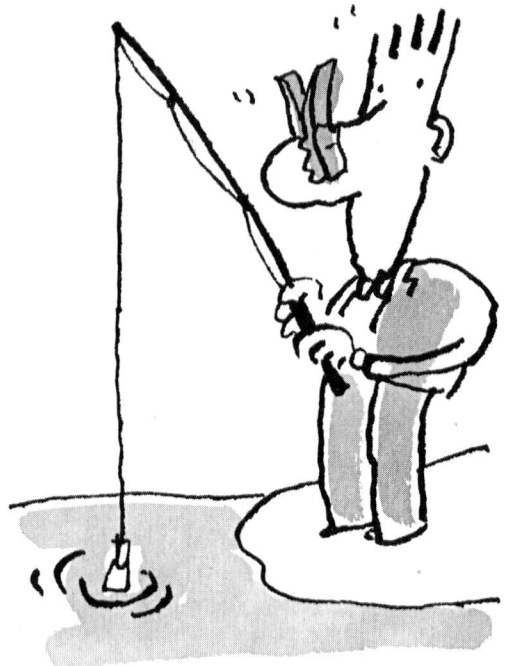

aber ein integriertes System ist, schlägt jede Umweltvergiftung über die Nahrung auf ihn brutal zurück.

Leider ist bei Speisefischen die Herkunft selten auszumachen. Auch im Fischhandel existiert keine Wasserklarheit. Diesbezüglich muss auf eine verbesserte Transparenz gedrängt werden.

An sich sind die Fische ein ausgesprochen wertvolles Lebensmittel. Sie bestehen aus biologisch hochwertigem Eiweiss. Selbst die fetthaltigsten Fische wie Aal, Thunfisch und Lachs haben nicht mehr Fett als ein Beefsteak oder ein Schnitzel. Die Fische enthalten neben ungesättigten Fettsäuren eine Fülle wertvoller Spurenelemente und Vitamine. Die Vitamine der B-Gruppe sind bei Fischen gut vertreten, wobei rotes Fleisch einen höheren Gehalt als das weisse aufweist. Die Fischleber, die Fischrogen (die Eier in den Eierstöcken, die zum Beispiel als Kaviar in den Handel kommen) und besonders die aus Fettfischen gewonnenen Fettöle sind reich an den Vitaminen A und D. Bei Fischen, die aus pflanzlicher Nahrung leben, ist der Vitamin-A-Gehalt höher als bei den räuberischen Fischen der Tiefsee.

Da die Fische in ihrem Lebenselement allseitig von Wasserdruck umschlossen sind und dadurch kaum eine Stützsubstanz benötigen, enthalten sie wenig Bindegewebe. Das Fischfleisch ist deshalb leichter und schneller verdaulich als das Fleisch von Landtieren.

Tofu – das «Fleisch des Feldes»

Es geht auch ohne den Konsum von Tieren, wie die Vegetarier beweisen. Laut einem geflügelten Wort von Robert Lembke essen diese Leute keine Tiere, «aber sie fressen ihnen das Futter weg».

Die Pflanzen liefern alles, was der Mensch braucht, in reinster Form. Hochwertiges pflanzliches Eiweiss kommt im Überfluss in Körnern aller Art vor, auch in Hülsenfrüchten, Samen und Nüssen. Ein ausgezeichnetes Nahrungsmittel ist der Tofu, der zurecht als «Fleisch des Feldes» bezeichnet wird und eine geradezu ideale Eiweisskombination auf pflanzlicher Grundlage liefert. Tofu ist leicht verdaulich und bekömmlich, enthält wenig Fett und kein Cholesterin. Er ist demgemäss kalorienarm: Ein Gramm Tofu-Eiweiss bringt nur 8 kcal/34 kJ, ein Verhältnis, das praktisch von keiner tierischen Eiweissnahrung erreicht wird [8].

Der Tofu wird durch Mahlen, Kochen und Pressen aus Sojabohnen gewonnen. Die so erhaltene Sojamilch, die in grossen Teilen Asiens so bedeutend wie bei uns die Kuhmilch ist, wird im Idealfall mit Nigari (aus dem Meerwasser extrahiertes Magnesiumchlorid) gefällt. Andere mögliche Gerinnungsmittel sind Magnesiumsulfat (Bittersalz), Kalziumchlorid oder -sulfat, Zitronensaft, Obstessig oder Joghurtbakterien.

Die Verwendung von Nigari macht den Tofu zu einem der magnesiumreichsten* Nahrungsmittel. Magnesium ist bereits in der Sojabohne enthalten; sie besteht zu etwa 5% aus Mineralstoffen (im übrigen aus rund 40% Eiweiss, 20% Fett = Sojaöl und 35% Kohlenhydraten). Die Sojabohnen sind zudem reich an Lezithinen. Sie sind für die Enzymhalterung und -aktivierung an Zellmembranen sowie als Phosphatüberträger bei Stoffwechselvorgängen von Bedeutung. Ausserdem sorgen sie für den Fettabtransport aus der Leber und bieten so einen Schutz für das Herz und die Arterien.

Das Eiweiss in Sojabohnen und sogenanntem «Sojafleisch« (durch Gerinnung aus schonend unter Druck gekochter Sojamilch gewonnen) ist von höchster Qualität. Alle essentiellen Aminosäuren** sind hier nicht nur vorhanden, sondern auch gerade noch im richtigen Verhältnis [9]. Sojaprodukte brauchen nicht als Fleischersatz betrachtet zu werden, sondern es sind eigenständige Lebensmittel, die sich durch eine praktisch unerschöpfliche

---

* Magnesium ist wichtig zur Muskelentspannung. Es regelt den Säure-Basen-Haushalt, den Energie- und Blutzuckerstoffwechsel sowie den Kalzium- und Vitamin-C-Stoffwechsel. Mangelsymptome sind Verwirrung, Nervosität, Zittern, schneller Puls, Erregbarkeit und Depression. Magnesium befindet sich auch in Blattgemüse, Spinat, Nüssen, Honig und Fisch.

** Aminosäuren enthalten eine oder mehrere Aminogruppen ($-NH_2$) in ihrem Molekül. Viele von ihnen sind Bausteine der Eiweisse. Umgekehrt müssen Eiweisse bei ihrer Verwertung im Körper zuerst zu Aminosäuren abgebaut werden.

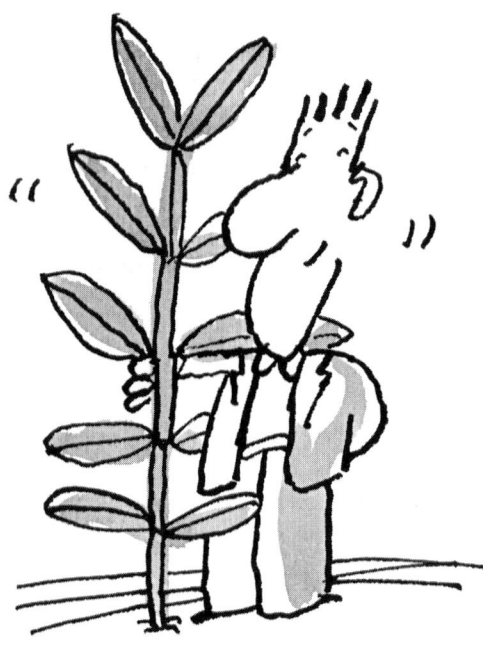

Palette der Zubereitungsmöglichkeiten auszeichnen. In den Vereinigten Staaten wird dazu eine Geschichte von Henry Ford herumgeboten, der neben dem Automobilismus auch die Sojabohne gefördert haben soll. Im Rahmen dieser letzteren, wohl sinnvolleren Tätigkeit soll Ford einmal zu einem Festmenü mit 16 Gängen eingeladen haben, die alle auf Soja basierten – von den Suppen und Saucen über Tofusteak bis zur Sojamilch und zum Soja-Eis mit Himbeergeschmack.

Die Idee mag originell gewesen sein; doch bei aller Ehrfurcht vor dem gesundheitlichen Wert der Sojabohne, diese Ernährung wäre in ihrer Einseitigkeit auch wieder falsch. Von der Idee aber, Sojabohnen, die vor allem in den USA, Kanada, Brasilien und Frankreich angebaut werden, auf annähernd direktem Wege den Menschen zu verfüttern, statt sie zu etwa 95% in der Intensivtierhaltung zu «verunedeln», lässt man sich mit Gewinn inspirieren.

Tofu, der möglichst frisch verzehrt werden sollte, kann wie Quark oder Frischkäse, Eier oder zartes Fleisch eingesetzt werden. Er kann sowohl eine versteckte Zutat wie ein Ei in einem Kuchen, eine schmackhafte Ergänzung zu einem Gericht (zum Beispiel Tofuwürfel in einem Gemüseeintopf) oder dessen Hauptbestandteil sein. Er kann würzig oder süss, roh oder gekocht gegessen werden [10]. Sojabohnen und daraus hergestellter Tofu sollten unbedingt aus biologischem Anbau stammen.

Da der Tofu nur einen zarten, manchmal leicht nussartigen Eigengeschmack hat, bietet er als preiswertes Lebensmittel die Chance, an ihm auch einmal überbordende Lüste im Umgang mit Gewürzen auszuprobieren und auszuleben. Intensivmastfleisch hat den Eigengeschmack weitgehend eingebüsst. Dadurch ist der Unterschied zum Tofu kleiner geworden.

Unübertroffen ist Tofu vor allem in gesundheitlicher und preislicher Hinsicht.

Keine Angst vor Eiweissmangel!

Wie immer man sich ernähren mag, einen Mangel an Eiweiss, das zum Aufbau und zur Erneuerung der Körperzellen benötigt wird, gibt es ausserhalb der Hungergebiete nicht. Eiweiss findet sich nicht nur in Fleisch, Eiern und Milchprodukten, sondern auch im Getreide, in Hülsenfrüchten, Kartoffeln – ja, es gibt auf dieser Welt fast kein pflanzliches Nahrungsmittel, das nicht eiweisshaltig ist [11]. Selbst in grünen Blättern sind Eiweisse sehr prominent vertreten. Getrocknete Brennesselblätter beispielsweise enthalten 40% Eiweiss [12]. Wie das Soja-Eiweiss, ist auch das Eiweiss dieser roh oder gekocht essbaren Wildpflanze vollständig, das heisst, es enthält sämtliche essentiellen Aminosäuren – im Gegensatz zu den heute so verbreiteten tierischen Eiweissträgern. Nach Ansicht des amerikanischen Ernährungsforschers John A. Scharffenberg ist deshalb auch eine gezielte Zusammenstellung verschiedener Eiweissträger (wie Bohnen und Getreide) unnötig.

Linsen, Sojabohnen und Weizenkeime sind die drei Nahrungsmittel mit dem höchsten Proteingehalt überhaupt. Das Vollgetreide ist ebenfalls ein hervorragender Eiweisslieferant. Fast alle Nüsse und Samen enthalten reichlich Eiweiss.

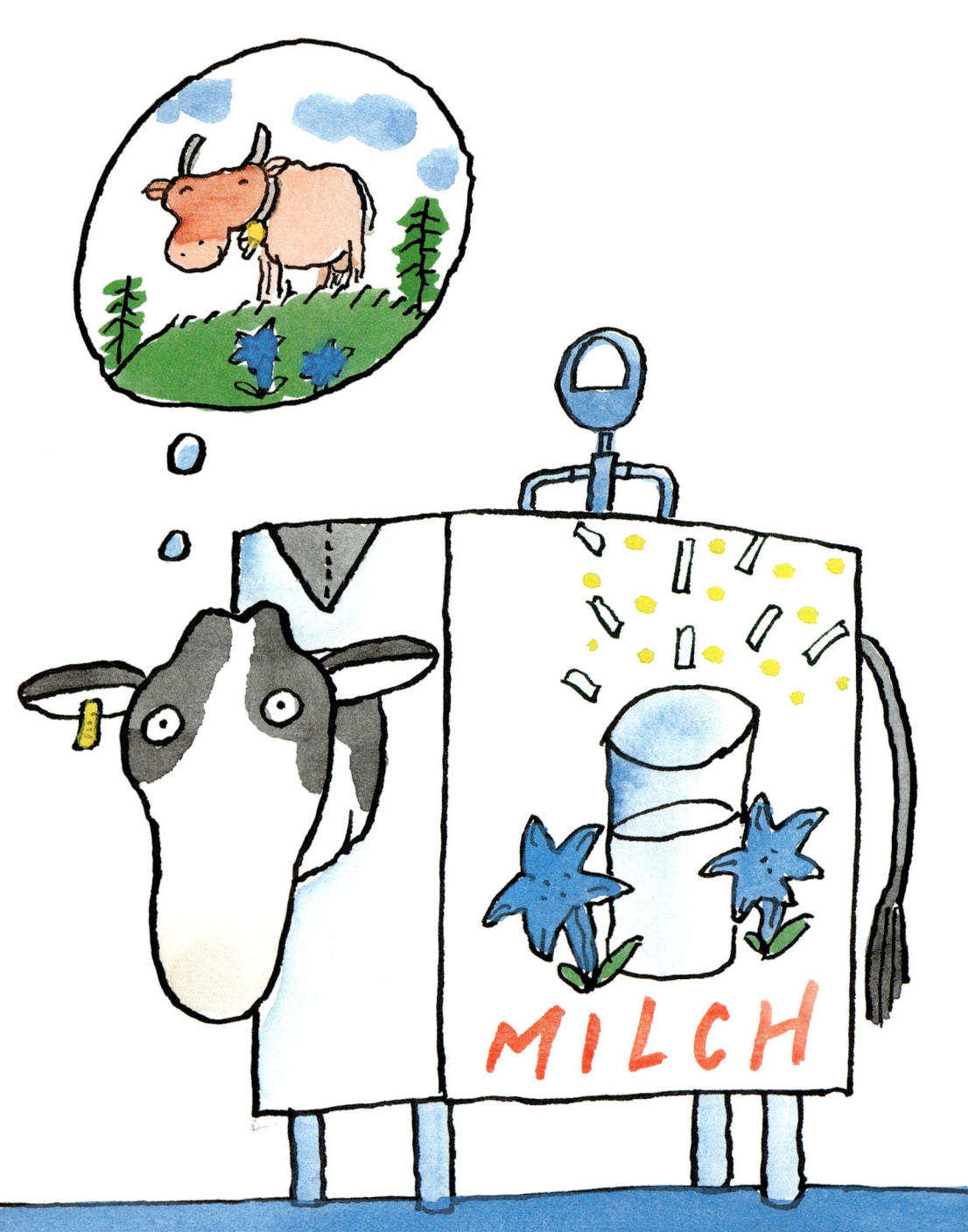

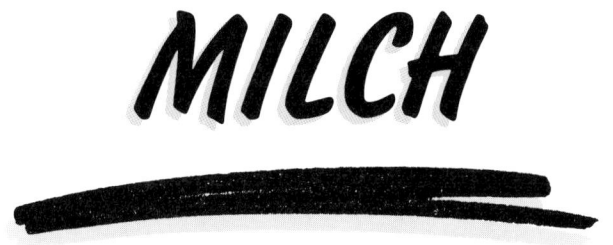

**Die Milch
der unfrommen Behandlungsart**

Da die Milch und die Milchprodukte als Grundnahrung in den westlichen Industrieländern und bald einmal weltweit eine fundamentale Rolle spielen*, ist es unerlässlich, sie im Protein-Zusammenhang näher zu betrachten. Dabei fällt sogleich auf, dass Friedrich von Schillers Vision (in «Wilhelm Tell») langsam Wirklichkeit wird:

«In gärend Drachengift hast du
die Milch der frommen Denkart mir verwandelt.»

Vielleicht hat Schiller dabei Shakespeares

«Macbeth» vorgeschwebt, wo Lady Macbeth vom Gemüt ihres Mannes sagt, es sei «zu voll von Milch der Menschenliebe».

Die gute, frische Kuhmilch ist in letzter Zeit zunehmend in eine pasteurisierte, homogenisierte und manchmal sogar uperisierte** Konserve verwandelt worden, in ein lange haltbares, marktgerechtes, milchähnliches Produkt. Die Milchliebhaber sind zum Ungeheuren umgewöhnt worden.

Die jüngeren Generationen, an Milchkonserven aus Tetrapackungen gewöhnt, wissen heute kaum noch, was eine rohe, frische Milch ab Euter ist: ein vollendetes Naturprodukt, das honigartig duftet und aromatisch-rahmig schmeckt, wenn die Milch von nicht überzüchteten Kühen stammt, die mit einer reichen Auswahl an Wiesenkräutern versorgt wurden. Diese Milch hat neben ihrem gesundheitlichen Wert die höchsten Wünsche des Feinschmeckers befriedigt, genau wie die aus dieser Frischmilch hergestellte Butter und der Käse. In solchen Produkten ist Leben drin. Mit fortschreitender Verarbeitungsintensität ist immer seltener an solche Genüsse heranzukommen. Wo der Frischmilchverkauf eingestellt und durch den Handel mit Past- und Up-Milch mit ihrem Kochgeschmack ersetzt worden ist, hat sich jeweils prompt ein Konsumrückgang ergeben.

Die rein auf die Wirtschaftlichkeit ausgerichtete Milchstrasse, auf die sich die Molkereien begeben haben, ist ein Irrweg. Der Trend zur Kurskorrektur ist in einigen Grossmolkereien erkennbar. Es müsste statt der uperisierten die «euterisierte» Milch forciert werden. Frischmilch müsste als Vorzugsnahrungsmittel gefördert und genossen werden.

Die Praxis läuft, von wenigen Ausnahmen abgesehen, auf das Gegenteil hinaus: Am 28. Mai 1985 haben die Schweizer Kantonschemiker und das Bundesamt für Gesundheitswesen (BAG) in einem öffentlichen Aufruf vor dem Rohmilchgenuss «eindringlich gewarnt». Mit dem Aufruf ist indirekt der bedenkliche Zustand der nach modernen Methoden produzierten Milch eingestanden worden: Sie ist so sehr heruntergewirtschaftet, dass sie praktisch nicht mehr risikolos im rohen Zustand getrunken werden kann.

«Milchmaschinen» mit wunden Eutern

Den überzüchteten Kühen werden heute bis 10 000 Kilo und mehr Milch weggenommen, ungefähr das Dreifache dessen, was die traditionelle Normalkuh zu leisten imstande war***. Mit dem gentechnologisch produzierten Wachstumshormon Somatotropin

* Die im Steigen begriffene Weltmilchproduktion belief sich 1987 auf rund 420,4 Millionen Tonnen, davon EG: 111 Millionen Tonnen.

** In der Bundesrepublik Deutschland wird das am stärksten denaturierte Produkt «H-Milch» (= «H»-altbare Milch) genannt. Die homogenisierte Milch wird dabei durch ein Ultrahocherhitzen (¾ Sekunde auf 150 °C) konserviert. Sie dürfte in Deutschland zu etwa 50 % am Trinkmilchkonsum beteiligt sein und wird vor allem von Verbraucherverbänden sehr negativ beurteilt, weil bei dem Erhitzungsvorgang hitzelabile Vitamine und die Folsäure zerstört werden. Die Folsäure (Pteroylglutaminsäure) ist wie ihr Derivat, die Folinsäure, eine Substanz mit Vitamincharakter. Sie ist im Zellstoffwechsel von Bedeutung und kommt im übrigen hauptsächlich in Leber, Niere, Muskeln und in Hefe vor. Ihr Fehlen im Körper bewirkt eine Verzögerung der Zellteilung und insbesondere eine Störung der Blutbildung.

*** 1966 bis 1970 betrug die Durchschnittsleistung pro Kuh gemäss 6. Schweizer Landwirtschaftsbericht noch 3520 kg.

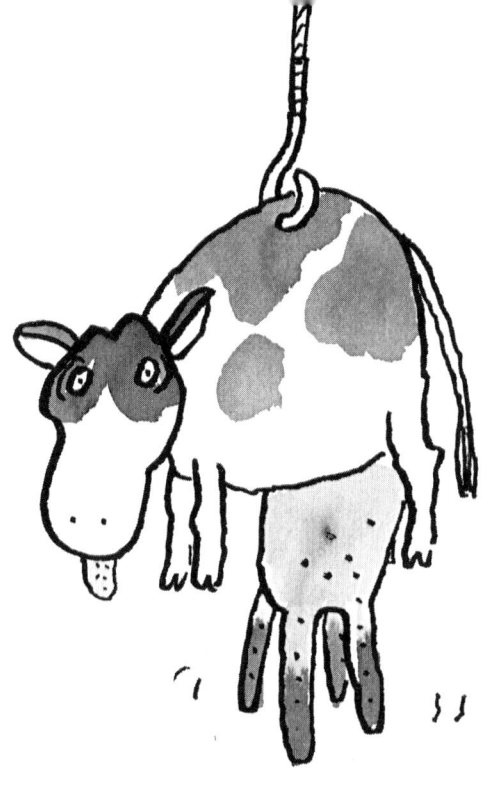

Wird die Milch anschliessend starken mechanischen Behandlungen unterworfen, so können Fettkügelchen zerstört und die dabei freiwerdenden Fettsäuren vom milcheigenen Enzym Lipase angegriffen werden. Die Lipasen spalten Fette und Öle hydrolytisch in Glyzerin und Fettsäuren. Bei diesem Vorgang entstehen geruchliche und geschmackliche Veränderungen.

Die industrialisierte Milchgewinnung ist mit derartigen Vorgängen zwangsläufig verbunden. Besonders gefährlich sind Rohrmelkanlagen mit Installationsmängeln wie grosse Steigungen in den Leitungen und Bedienungsfehler. Auch in mangelhaften Kühlaggregaten können Fettschädigungen eintreten [13].

Hier aber sind die Milchtorturen noch nicht beendet: Von den verschiedenen Produzenten kommt die Frischmilch auf einem langen Weg über Sammeltransporte, Milchsammelstellen, Molkereianlagen und Milchhändler endlich zum Konsumenten. Bei einer derartigen Misshandlung eines empfindlichen Naturproduktes müssen Vorsichtsmassnahmen getroffen werden. Diese bestehen unglücklicherweise in zusätzlichen brutalen Eingriffen. Das Endprodukt ist ein Scherbenhaufen in flüssiger Form.

Homogenisieren = Fetteilchen-Zertrümmerung

Beim Homogenisieren wird die Milch unter 250 Atmosphären Druck gegen eine Metallplatte gesprüht, wobei die Fettkügelchen derart zerkleinert werden, dass sie sich anschliessend nicht mehr zusammenballen können; damit wird das Aufrahmen verhindert. Die zerstörten Teilchen sind für Bakterien

sollen die «Milchmaschinen» auf noch höhere Leistungen getrimmt und vollständig in die Abhängigkeit des Tierarztes gebracht werden, falls dieser Unfug nicht noch rechtzeitig verboten wird. Die Euter sind nicht für eine solche Grossproduktion eingerichtet; die Zitzen werden überbeansprucht. Sie werden auch durch die maschinelle Melktechnik zusätzlich in Mitleidenschaft gezogen. Pro Minute werden durchschnittlich 4 Kilo Milch abgezapft. Deshalb haben die Euterentzündungen (Mastitis) in den letzten Jahren dramatisch zugenommen: Etwa die Hälfte der Kühe leidet heute daran, eine grosse Gefahr auch für die Milch. Eiter und Blut können in die Milch gelangen, oder aber die entzündungshemmenden Medikamente. Der erwähnte Aufruf der Kantonschemiker wird daraus verständlich.

leichter angreifbar. Würde die Milch nach der Homogenisierung nicht pasteurisiert oder uperisiert, würde sie sogleich ranzig und damit ungeniessbar. So ruft also ein Eingriff dem anderen. Über die gesundheitlichen Folgen der Homogenisierung haben sich die Wissenschaftler in den letzten Jahren gestritten. Der amerikanische Herzspezialist Kurt A. Oster und andere Ärzte, wie H. Wolf aus Starnberg BRD, vertreten die Meinung, dass die durch Homogenisierung zertrümmerten Fetteilchen infolge ihrer minimalen Grösse durch die Darmzotten ohne weiteres resorbiert und in nativem (unverändertem) Zustand über die Lymphbahn dem Blut zugeführt werden; damit seien sie für die Entstehung von Herzinfarkt und Arteriosklerose mitverantwortlich. Oster nimmt auch an, dass auf dieselbe Weise das Enzym Xanthinoxydase in den Blutkreislauf gelangt und von hier aus durch eine Oxidation der Aldehyde* des Plasmalogens** Schädigungen in den Arterienwänden und im Herzmuskel hervorrufen (Plasmalogen-Krankheit). Die Passage der Fetteilchen erfolgt, bevor eine Enzymverdauung stattfinden konnte; diese wird umgangen. Solche Aussagen wurden u.a. von Prof. Edmund Renner, Leiter der milchwirtschaftlichen Abteilung der Universität Giessen BRD, allerdings bestritten. Seinen Ausführungen zufolge hat die Muttermilch, die der Säugling in seinen ersten Lebenswochen beim Stillen aufnimmt, von Natur aus noch kleinere Fettkügelchen als die homogenisierte Milch. Renner: «Man kann demzufolge sogar feststellen, dass erst durch das Homogenisieren beim Milchfett Verhältnisse geschaffen werden, die den Bedürfnissen des Menschen, vor allem des Säuglings und Kleinkindes, gerecht werden.» Auch die Möglichkeit, dass die Xanthinoxydase die Darmwand passieren könnte, schliesst Renner aus, «weil Enzyme Eiweisskomplexe sind, die im sauren Milieu des Magens denaturiert werden». Sollte das stimmen, könnten mit der Nahrung aufgenommene Enzyme überhaupt keine Wirkung entfalten.

Dr. Ralph Bircher hat die Annahme, wonach Enzyme von den Verdauungssäften zerstört werden, widerlegt und nachgewiesen, dass 50 bis 80% von diesen in den Dickdarm gelangen und als Sauerstoffzehrer wirksam bleiben.

Obschon noch vieles ungeklärt ist und die Wissenschaft sich eigentlich noch nie mit besonderer Hingabe der Fragen rund um die menschliche Ernährung und Gesunderhaltung angenommen hat, gibt es immer Fachleute, die auf Bestellung hin technologische Eingriffe in Naturprodukte absegnen und als Wohltat für die Menschen darstellen. Dies geschieht selbstverständlich auch hinsichtlich aller Milchbehandlungs- und Verwandlungsarten, die sie zu einer toten Konserve machen – und obschon es «nicht möglich» ist, «endgültig zu beurteilen, welche Bedeutung für die menschliche Gesundheit und Ernährung die geringen, aber zahlreichen Verbindungen und ihre Gleichgewicht beeinflussenden Veränderungen haben, die von Erhitzungsverfahren hervorgerufen werden» [14].

* Aldehyde sind Kohlenwasserstoffderivate, die als charakteristische Gruppe die Aldehyd- oder Formylgruppe -CHO enthalten.

** Plasmalogene sind Substanzen, die zu den Phospholipiden zählen. Sie sind ähnlich wie die Lezithine aufgebaut und spalten bei histochemischen Reaktionen Aldehyde ab.

*** Es handelt sich um eine Rinderseuche, die «Infektiöse bovine Rhinotracheitis/Infektiöse pustulöse Vulvovaginitis».

Umwege erfordern die Pasteurisierung

Schon die Pasteurisierung (Erwärmen auf 74 bis 75 °C während weniger Sekunden) ist ein Eingriff, der die Inhaltsstoffe schädigt. Das Ziel ist die Ausschaltung von Krankheitskeimen. Nachdem die Tuberkulose und die Brucellosen wie die Bang-Krankheit aus den Kuhställen verbannt sind und sich die IBR/IPV-Seuche*** nicht auf den Menschen überträgt, darf am Erfordernis der Pasteurisierung für eine normal produzierte Milch ernsthaft gezweifelt werden. Dies gilt, obschon die Milch ein günstiges Vehikel für die Übertragung vieler Krankheiten ist, zum Beispiel als Folge der Erkrankung von Kühen, der Verunreinigung der Milch beim Melken oder durch Milchgeschirr und Personal. Doch «Angst vor Bakterien braucht nur derjenige zu haben, der infolge denaturierter Zivilisationskost nicht im Vollbesitz seiner Abwehrkräfte gegen Erreger ist», dessen Immunsystem also nicht ausgebildet ist (laut Dr. Max-Otto Bruker, Lahnstein BRD).

Die Pasteurisierung verlängert die Milchhaltbarkeit um etwa zwei Tage, und das ist bei den heute üblichen, zeitraubenden Umwegen vom Produzenten zum Konsumenten schon nötig, Vitamin- und Enzymverluste hin oder her.

Frage nach der inneren Struktur – auch im Landbau

Der Mikrobiologe Willi Hauert, Ittigen (Bern), hat in einem Vortrag vor Molkereifachleuten im Tirol eine Systemänderung von Grund auf gefordert: Man müsse sich mit dem Wesen der Natur von Böden, der Pflanze, des Tieres und des Menschen in einer neuen, umfassenderen Art, als dies heute üblich ist, auseinandersetzen: «Man fragt und urteilt nicht hauptsächlich, oder sogar ausschliesslich, nach den Gesichtspunkten der technischen Machbarkeit, nach den Ergebnissen allein der chemisch-analytischen Forschung, sondern nach der inneren Struktur, nach dem Wesen der Natur alles Lebendigen, inklusive des Bodens (...). Für die Qualitätserhaltung und -förderung von Milch ist meines Erachtens nicht einfach die Abschaffung technischer Verfahren (wie eben zum Beispiel das Weglassen der Pasteurisierung und der Homogenisierung) zu fordern, sondern die Änderung der Produktionsmethode als Basis dafür, unter bestimmten, strengen Voraussetzungen unbehandelte Milch zum Rohkonsum abgeben oder roh verarbeiten zu können» [15].

Gefordert ist eine Landwirtschaft, die auf jegliche Einseitigkeit sowohl in der Kultur von Pflanzen als auch in der Tierhaltung verzichtet, die einen ausgewogenen Landbau bezüglich Ackerbau, Milchwirtschaft und Viehhaltung anstrebt, auf den chemikalienbelasteten Import von Kraftfutter (meistens sogar aus Drittweltländern) ebenso verzichtet wie auf Futtermittelzusätze wie Antibiotika, Chemotherapeutika usw.). Das Gebot der Stunde ist eine Landwirtschaft, welche die Finger von Hormonen und Pestiziden lässt und keine Kunstdünger verwendet; Kunstdünger blähen die Pflanzen auf und machen sie krankheitsanfällig. Fällig ist eine Landwirtschaft, die so lange auf Klärschlamm dankend verzichtet, als dieser mit industriellen und häuslichen Schwermetallen und Chemikalien bis in den Kilogrammbereich pro Tonne Trockensubstanz belastet ist.

Von Hochleistungspflanzen und -tieren wie den 10 000-Liter-Kühen müsste man in Gottes Namen ebenfalls abkommen. Alle Einseitigkeiten und Überzüchtungen fördern die Krankheitsanfälligkeit. Auch die Silagefütterung ist für die Milch problematisch; «Silomilch» eignet sich für die Käseherstellung nicht mehr, oder aber nur noch nach Beigabe von Nitraten.

Rohmilch und Rohmilchprodukte sind besser

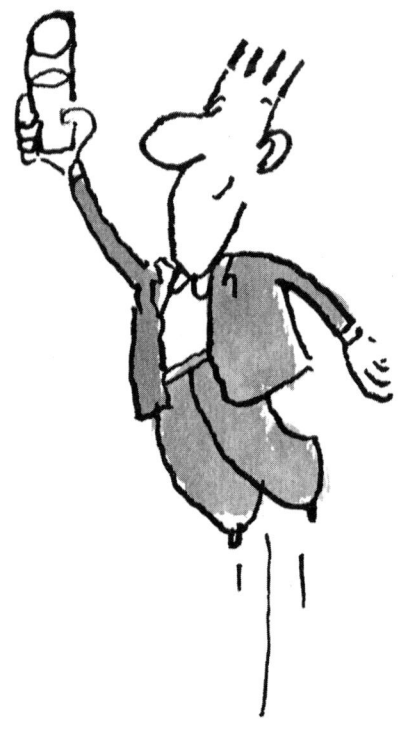

Die Erfüllung solcher Forderungen käme insbesondere der Milch zugute. Denn «kein anderes Produkt ist so empfindlich und von so umfassender Qualität wie die Milch» (Hauert). Diese Labilität ist ein Zeichen der Lebendigkeit und der Ursprünglichkeit der ausserordentlich gehaltvollen Milch. Ein halber Liter Milch deckt den Tagesbedarf an Kalzium und Phosphor zu je 50%, an Vitamin B_2 zu 48%, an Vitamin B_{12} zu 45%, an Eiweiss zu 33% und an Kalorien zu 16%. Die Land- und die Milchwirtschaft haben weltweit dafür zu sorgen, dass dieses hervorragende Getränk nicht zusätzlich durch bedenkliche Ingredienzien wie DDT, Lindan, Heptachlorepoxid oder Polychlorierte Biphenyle verunstaltet wird und seinen guten Ruf verliert.

Die Verbraucher können zu einer Neuorientierung in der Milchwirtschaft beitragen, indem Frischmilch beim Bauern ab Hof bezogen – in der Bundesrepublik ist dies die einzige Möglichkeit – oder in jenen Verkaufsgeschäften bestellt wird, die eine Frischmilch-Verkaufsbewilligung haben. Amtlicherseits ist dieser Verkauf in der Schweiz erschwert worden.

Es lohnt sich, nach Milchprodukten (Butter, Quark, Käse) aus unpasteurisierter Milch zu fragen – immer mit gesundheitlichem und gastronomischem Gewinn. Die berühmtesten französischen Weichkäse und die grossen Schweizer Käse wie Tilsiter (davon gibt es zwar auch schon eine pasteurisierte Abart), Appenzeller, Emmentaler, Sbrinz und Gruyère entstehen noch heute aus Rohmilch. Ziegen- und Schafmilch für die Käseherstellung («Roquefort» aus Schafmilch) werden praktisch nie pasteurisiert. Käse aus Rohmilch haben ein schöneres, ausgeprägteres Aroma. Der zartschmelzende, vollmundige Schweizer Vacherin Mont d'Or wird infolge einer behördlichen Überreaktion auf eine Salmonelleninfektion im Herbst 1985 jetzt leider aus «thermisierter» (kurz auf 65 °C erhitzter) Milch fabriziert. Im Herbst 1987 wurde er wegen der überall vorhandenen Listeria-Bakterien* zusammen mit anderen Weichkäsearten vorübergehend aus dem Verkehr gezogen.

Die behördlich geförderte Desorientierung hin zur intensiven Milchbehandlung hat auch im Sektor «Milchvermarktung» Stil: Die Konserve Up- oder H-Milch, die wegen der aufwendigen Bearbeitung wesentlich teurer als unbehandelte Milch sein müsste, ist meistens billiger als weniger denaturierte Milcharten, was den Kaufanreiz erhöht. Die Kosten für diese Milchzerstörung aber werden mit Erlösen aus weniger intensiv behandelten Milcharten gedeckt, logischerweise. In Skandinavien sind die Verhältnisse in mehrfacher Hinsicht gesünder: Dort ist die H-Milch entsprechend ihren höheren Herstellungskosten teurer, und ihr Verbrauch ist infolgedessen minimal.

Die Natur hat die Milch zweifellos zum Rohkonsum bestimmt. Keiner stillenden Mutter würde die Dummheit einfallen, ihre Muttermilch abzupumpen, zu erhitzen, mit Hochdruck gegen eine Metallplatte zu schleudern und erst nach möglichst langen Umwegen ihrem Kleinkind zu servieren.

Schafmilch: Delikatesse und Gesundbrunnen

Eine besonders gehalt- und geschmackvolle, gesunde Milch liefern die Schafe (2 bis 2½ Liter pro Tag und Tier). Sie ist nicht nur eine Alternative für jene Menschen, welche Kuhmilch nicht vertragen, sondern – dank ihres samtenen Geschmacks – vor allem auch für Gourmets. Zudem übertrifft die Schafmilch hinsichtlich ihres Nährwertgehaltes jede andere Konsummilch: Der Gehalt an Mineralstoffen, Fett und Eiweiss ist doppelt so hoch wie in der Kuh- oder Ziegenmilch. Bemerkenswert hoch ist in der Schafmilch der Gehalt an Orotsäure**, die im menschlichen Stoffwechsel eine wichtige Rolle spielt; sie wird beim Eiweissaufbau der Zellen sozusagen als Fertigbauelement verwendet und ist zudem als «Schlepper» für Magnesium tätig [16].

Die Milchschafe, die auch als «Kühe des kleinen Mannes» bezeichnet werden, sind eine eigene Rasse. Sie sind grösser als die Fleischschafe, und man erkennt sie am Schwanz, der nicht von Wolle umgeben ist, sowie am feinen, ramsnasigen Kopf. Ihre Verbreitung kann man auch unter ökologischen Aspekten fördern: Milchschafe sind ausgesprochene Delikatessenliebhaber. Überdüngte Jauchewiesen mit ihrem botanischen Eintopf behagen ihnen genausowenig wie Strassenborde mit geringwertigem Grasfilz. Das Milchschaf ist somit kein «Rasenmäher», und auf Menüvorschläge, die auf Mono- und Rasenkulturen fussen, reagieren die intelligenten Tiere häufig mit einem Fressstreik – und dann ist rasch gemolken. Die Schafe bevorzugen ein Rauhfutterangebot mit möglichst vielen verschiedenen Futterpflanzen und Kräutern. In ihrem Fressverhalten sollten sie uns Menschen ein Vorbild sein.

---

* Listeria-Bakterien (Listeria Monocytogenes) kommen in verschiedenen Lebensmitteln wie Milch, Käse, Fleisch und Gemüse vor. Bei den drei grösseren Listeriose-Epidemien, die in den letzten Jahren international registriert worden sind (eine in Kanada und zwei in den USA), wurde nur bei einer ein Weichkäse als Infektionsträger identifiziert. Betroffen von der Listeriose werden praktisch nur Leute mit geschwächtem Immunsystem. Sonst verläuft die Listeriose symptomfrei und erzeugt Immunität.

** Die Orotsäure (2,4-Dihydroxipyrimiden-6-carbonsäure) tritt als Zwischenprodukt bei der Biosynthese der Pyrimidinbasen Uracil und Zytosin auf. Sie wird auch synthetisch hergestellt und in der Leberschutztherapie, in der Diätetik und der Tieraufzucht verwendet.

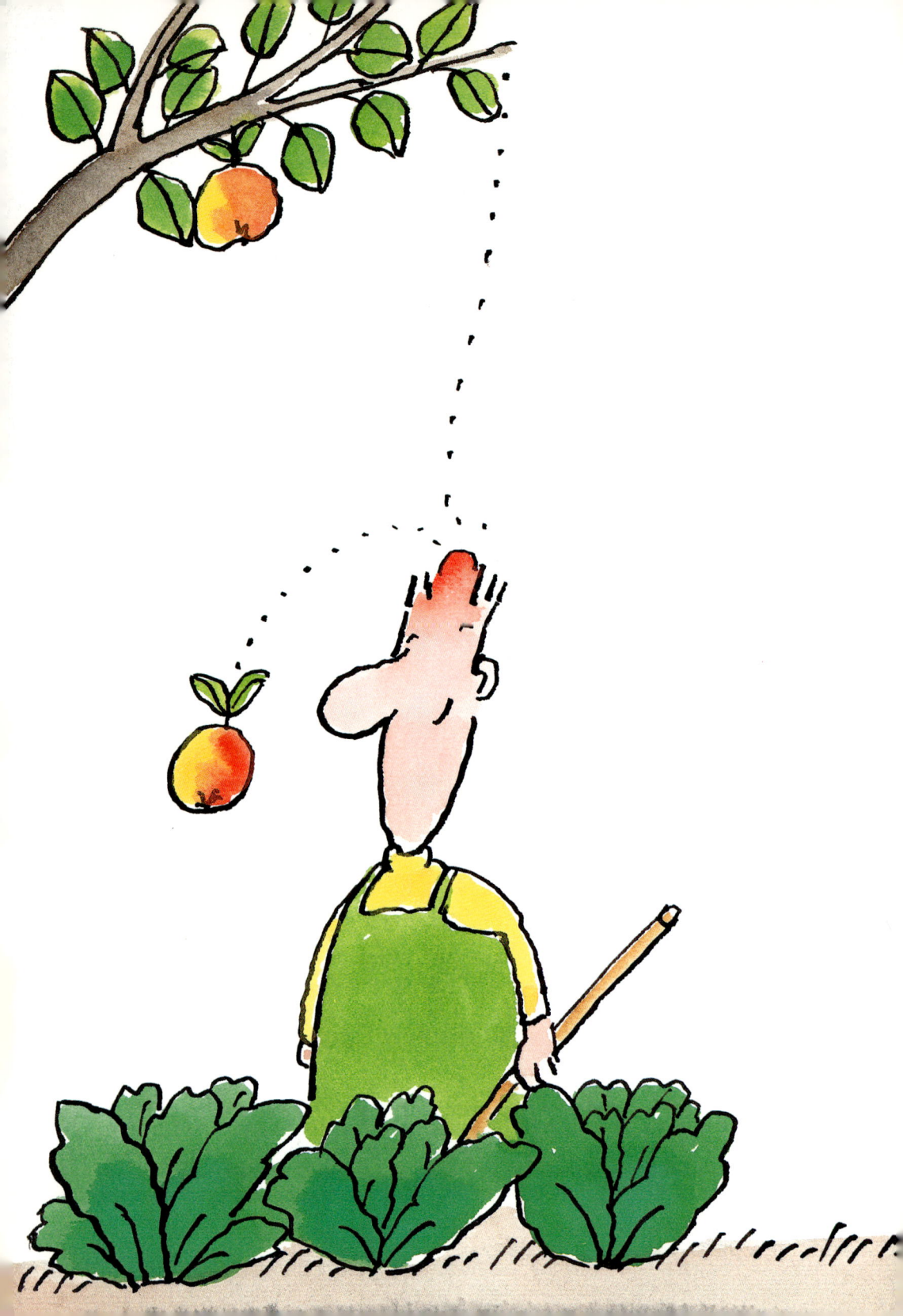

GEMÜSE UND OBST

Frischkost – oder: Unbeschädigte Wirkstoffe im «Rauhfutter»

«Vegetabile Frischkost (Rohobst, Rohgemüse) und Vollgetreidenahrung (Gerichte aus Vollgetreideschrot oder Vollgetreideflocken) sind protektiv (schützend) wirkende Nahrungsbestandteile und regelmässig in der Nahrung zu halten», heisst es im «Ernährungsbericht 1984» der Deutschen Gesellschaft für Ernährung e. V. (DGE). Und weiter: «Lebensmittel mit hoher Dichte naturgegebener, essentieller Nahrungsinhaltsstoffe sind konsequent zu bevorzugen; der Verzehr raffinierter Nahrungsmittel mit hoher Energiedichte ist zu begrenzen. Nahrungsmittel, die ausschliesslich und ohne Begleitung essentieller Nahrungsinhaltsstoffe Energie liefern (zum Beispiel Raffinadezucker, vollraffinierte Öle und Fette) sind aus der Nahrung auszuschliessen oder nur in geringer Menge zu tolerieren.»

Die lebensnotwendigen Substanzen, die nur in der Frischkost vorhanden sind und in die körpereigenen, stoffwechselregulierenden Wirkstoffsysteme integriert werden müssen, sind durch nichts zu ersetzen. Wahrscheinlich gibt es keine hochwertigeren Lebensmittel als rohes Gemüse, rohes Obst, nicht erhitzte Vollgetreidenahrung, Nüsse und Samen.

In unserem Ernährungsverhalten ist ein Umdenken von geradezu revolutionären Dimensionen fällig, um den Frischprodukten, wie sie uns von der Natur in Hülle und Fülle angeboten werden, wieder den gebührenden Stellenwert zu geben – auf Kosten der dominanten Fleischgerichte.

Möglichst naturnah gewachsene pflanzliche Frischprodukte sind ein wichtiges Fundament einer Ernährung, die Gesundheit erhalten oder zurückbringen soll. Das Gemüse darf nicht durch Kunstdünger im Wachstum forciert worden sein, weil es sonst zu viele Nitrate* enthält. Intensivproduktion und Spezialisierung, die allein auf die Wirtschaftlichkeit ausgerichtet waren, führten zudem zu einer Übernutzung und Auslaugung der Ackerböden. Dies hat wiederum Auswirkungen auf die innere Gemüsequalität: Mangel an Spurenelementen (Magnesium, Selen, Zink usw.). Die Bezugsquellen für seine eigenen Naturprodukte muss man sich deshalb sehr sorgfältig aussuchen. Glück hat, wer in der Nähe von vertrauenswürdigen Obst- und Gemüseproduzenten wohnt. Da die Erträge in der biologischen Produktion mengenmässig kleiner sind, sollten für diese Produkte höhere Preise akzeptiert werden.

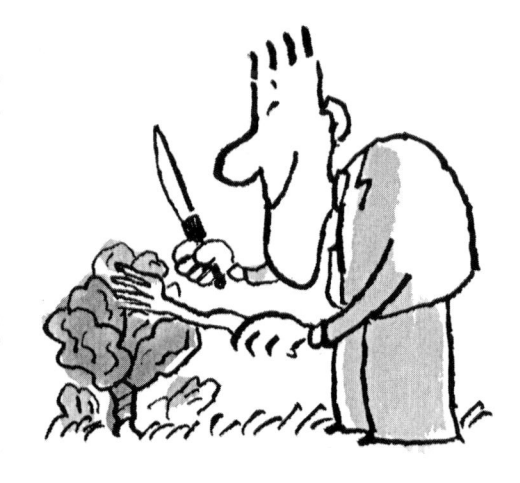

* Durch einen Reduktionsvorgang im Verdauungssystem kann aus Nitrat ($-NO_3$) das wesentlich giftigere Nitrit ($-NO_2$) entstehen, das Zyanose oder Blausucht, eine Sauerstoffblockierung im Blut, bewirken kann. Zusätzlich können sich die Nitrate im Körper mit Aminen zu Nitrosaminen verbinden, die zu den gefährlichen krebserzeugenden Substanzen gehören. Die Nitrate sind wesentliche Bestandteile des stickstoffhaltigen Kunstdüngers. Deshalb finden sich zunehmend hohe Nitratkonzentrationen im Grundwasser unter intensivlandwirtschaftlich genutzten Gebieten. Laut WHO (Weltgesundheitsorganisation der UNO) sollte die Höchstdosis an Nitraten bei einem 60 kg schweren Erwachsenen 220 mg pro Tag nicht überschreiten. Vor allem der Treibhaussalat hat während der kalten Jahreszeit überhöhte Nitratwerte. Es empfiehlt sich deshalb, saisongerechtes Gemüse zu verzehren. Die Amine sind in lebendigen Stoffen stark verbreitet. Solche biogene (von lebenden Stoffen herrührende) Amine gibt es in Schokolade, Fisch, Schalentieren, reifem Käse, Tomaten, Bananen, Kartoffeln, Spinat, Avocados, alkoholischen Getränken wie Wein usw. Chemisch sind es Histamin, Serotonin, Thyramin, Tryptamin, Phenylethylamin usw. Sie werden durch das Enzym Monoaminoxidase zu unwirksamen Aldehyden oxidiert. Gefährlich werden sie bei einer Wechselwirkung mit Beruhigungsmitteln des Typs Benzylamin [17].

Das Gemüse, neben dem Obst ein Stützpfeiler der Volksgesundheit, enthält Mineralstoffe, Vitamine, vitaminähnlich wirkende Stoffe und reines, aktives Wasser, die beste Grundlage für den menschlichen Körper, um die biologischen Abläufe ungestört durchführen zu können. Gemüse besteht zum grössten Teil aus solchem Wasser (Spargel, Kürbis und Tomate zu 95 bis 98%).

Das Waschen und Kochen von Gemüse muss subtil erfolgen, sollen der Vitamingehalt nicht reduziert, die Mineralstoffe nicht ausgelaugt, die Eiweisse nicht denaturiert und die Duft- und Aromastoffe nicht vernichtet werden. Eine gesunde und feinschmeckerisch hochstehende Küche wie die Nouvelle Cuisine und die Vollwertküche müssen sich also auf die genau gleichen Kriterien ausrichten: Das Gemüse wird mit möglichst wenig Wasser aufgesetzt, um die Gefahr des Auslaugens abzuwenden. Meistens genügt das anhaftende Tropfwasser. Beim Dampfgaren der

Welches Öl verwenden?

In der Wohlstandsküche ist der Verbrauch an Fetten und Ölen ohne Zweifel zu hoch. 100 g Fett liefern etwa 900 Kalorien (3800 kJ). Wer mit persönlichen Vorteilen den Fettkonsum reduzieren will, sollte vorab auf Industrienahrung mit Billigfetten (Wurstwaren, fettriefendes Gebäck, Torten, fritierte Gerichte usw.) verzichten.

Öle sind wegen ihres hohen Prozentsatzes an ungesättigten Fettsäuren den festen Fetten (gesättigte Fettsäuren) vorzuziehen. Unter den Ölen sind die kaltgepressten (die Temperatur darf nie 50 °C überschreiten) die wertvollsten; für diese wird die qualitativ hochwertigste Rohware verwendet. Bevorzugt eingesetzt werden sollten Lein-, Distel- (Saflor-), Sonnenblumen-, Soja-, Maiskeim-, Weizenkeim- und Olivenöl von bester Qualität («Extra vergine»). Abwechslung in den Ölalltag bringen auch Walnuss- (Baumnuss-), Sesam-, Traubenkern- und Kürbiskernöl. Solch hochwertige Öle gibt man mit Vorteil am Schluss über die Speisen, um sie nicht durch Hitzeeinwirkung zu zerstören. Sie verbessern den Geschmack. Zum Braten allerdings sind kaltgepresste Öle ungeeignet, weil sich dabei ihre Begleitstoffe geschmacksbeeinträchtigend verändern. Erdnussöl ist temperaturbeständig.

Die meisten pflanzlichen Speiseöle werden durch Extraktion mit Lösungsmitteln gewonnen; diese sind billig und qualitativ nicht sehr ehrgeizig. Mit dem Hexan wird das Öl aus dem gemahlenen Samenkorn herausgelöst. Das Lösungsmittel wird dann durch Destillation entfernt. Darnach wird das Öl gebleicht, raffiniert, wobei auch Schadstoffe und gesundheitsfördernde Fettbegleitstoffe wie Karotinoide (Provitamin A) entfernt werden, und auch die natürlichen Farbstoffe gehen weitgehend verloren.

Ohne Öle kommt niemand aus, da viele Stoffwechselvorgänge in lipoider Lösung ablaufen und die Vitamine A, D, E und K nur in Fett löslich sind.

Kartoffeln gehen nur 3 bis 6% des Kaliums verloren. Es wird also, wo immer sinnvoll, gedünstet statt gekocht. Die Garzeit soll bei niedrigen Temperaturen möglichst kurz sein, nach dem Vorbild der chinesischen Küche, die eine energiesparende Schnellküche ist. Das Kochwasser wird stets mitverwendet oder für Saucen eingesetzt, da es mineralienreich ist. Ein längeres Warmhalten des knackigen Gemüses ist zu vermeiden; ein Abkühlen und Wiederaufwärmen ist besser. Spinat und Pilze müssen aber immer frisch zubereitet werden [18].

Hütet Euch vor Aluminiumgeschirr!

Als Koch- und Essgeschirr eignen sich Produkte aus Steingut, Porzellan, Email, Glas, Kupfer, Chromstahl und Chromnickelstahl. Eisentöpfe wie Eisengussbratpfannen sind für schonungslose Kochvorgänge wie das Braten nur bedingt geeignet; sie können den Geschmack verändern. Hüten muss man sich vor allem vor Aluminiumpfannen, auch vor sogenannten «Gusspfannen» aus Aluminiumlegierungen, die oft als «Antihaftpfannen» verkauft werden. Vor allem säurehaltige Speisen lösen das Aluminium auf. Nährstoff-Forscher Lothar Burgerstein (†) sagte mir einmal: «Wenn eine Frau ihren Mann umbringen will, muss sie ihm nur täglich Tomaten in einer Aluminiumpfanne kochen.»

Das für den Menschen giftige Aluminium führt möglicherweise zu Gedächtnis- sowie Sprachstörungen, zur Lethargie (frühzeitige Senilität, Alzheimer-Krankheit) und zu Darmkoliken, Rachitis und Krämpfen. Das Aluminium begleitet als frischhaltendes Verpackungsmaterial unsere Industrienahrung auf Schritt und Tritt (Schokolade, Joghurtdeckel, Bierfässer, Schachtelkäse); beim letzteren wird Aluminium auch noch als Emulgator und Schmelzmittel zugesetzt. Man trifft Aluminium in Lebensmittelfarben (metallfarbig), in Backpulver, Zahnpasten, Deodorants, Zigarettenfiltern, Medikamenten wie Magensäure-Bindemitteln usw. Laut Burgerstein sind Vitamin C, Zink- und Magnesiumgaben in der Lage, das Aluminium einigermassen aus dem Körper zu entfernen. Doch sollte man dem Gift ausweichen, wo immer es nur geht.

Dampfkochtöpfe führen zwar zu keinen überdurchschnittlich hohen Vitaminverlusten, doch sie schädigen das Eiweiss stärker als das Garen bei Temperaturen unter 100 °C [18].

Allerweltsknollengemüse Kartoffel

Die Kartoffeln stammen aus der peruanisch-bolivianischen Hochebene der Anden. Um 1565 brachten die Spanier die ersten Knollen nach Europa, worauf diese wegen ihrer hübschen Blüten als Zierpflanzen gehalten wurden. Erst seit dem Beginn des 19. Jahrhunderts wurde ihr Wert als (Grund-) Nahrungsmittel erkannt. 1596 beschrieb der Basler Gelehrte Gaspard Bauhin in seinem berühmten Werk «Phytopinax» die Kartoffelpflanze ausführlich. Er gab ihr die noch heute gebräuchliche lateinische Bezeichnung «Solanum tuberosum».

Eine schnelle Verbreitung der Kartoffel wurde durch die Bauern gehemmt. Sie sprachen von einem «Teufelskraut». Es ruiniere den Boden; wo einmal Kartoffeln gepflanzt worden seien, wachse nichts mehr. Die Gesinnung änderte sich erst, als die Kartoffel von der Ablieferung des «Zehnten» (zehnter Teil der Ernte) ausgenommen war. Die Kartoffel, von der heute weltweit noch etwa 200 Sorten angebaut werden, trat nach 1740 ihren Siegeszug an. Ihretwegen wurden ganze Eichenwälder abgeholzt. Durch ihre Ergiebigkeit, Anspruchslosigkeit, recht problemlose Lagerung und die geradezu unendlichen, einfachen Zubereitungsmöglichkeiten verdrängte sie Hirse, Hafer, Gerste, Weizen und Roggen, von denen sich die Menschen über Jahrtausende in erster Linie ernährt hatten.

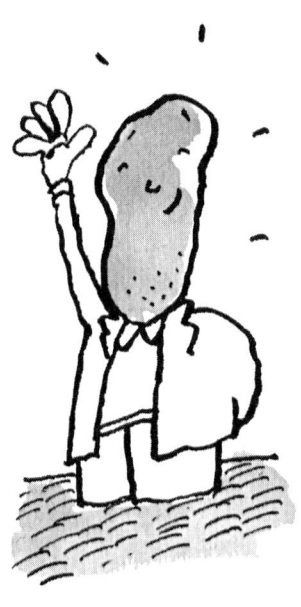

Die «Erdäpfel» spenden Kohlenhydrate und eine günstige Eiweissqualität, die durch den gleichzeitigen Genuss von Milch (etwa im Kartoffelstock) oder Ei eine höhere Wertigkeit als das Eiprotein erhalten kann. Der Gehalt an den Vitaminen A, B_1, B_2, B_6, C und K sowie an Mineralstoffen, vor allem an Kalium, ist hoch. Åre Waerland, der schwedische Ernährungsreformer, schreibt Kartoffeln zweimal am Tage vor: morgens in Form einer Gemüsebrühe und abends als Pellkartoffeln (mit der Schale gekocht) mit Salat und Milch. Er empfiehlt eine Nahrung aus Kartoffeln und Mohrrüben (Karotten) als beinahe unfehlbares Heilmittel gegen Rheumatismus.

Auf der anderen Seite sind die Makrobiotiker, welche die Kartoffel als giftig ablehnen. Auch die Anthroposophen halten in Anlehnung an Rudolf Steiner von der Kartoffel nicht allzu viel: Sie soll das Mittelhirn belasten, dumpf und müde machen, die geistige Entwicklung behindern, und ihr Gehalt an dem Pflanzengift Solanin*, das auch in reifen Kartoffeln vorhanden ist, wird als bedrohlich angesehen.

Die «in der Finsternis wachsende, unförmige Knolle» (Rudolf Steiner) kann durchaus eine gelegentliche Bereicherung des Menüplanes sein; sie sollte ihn aber nicht beherrschen und die unübertrefflichen Vollkorngetreidegerichte verdrängen. In unserer Zeit der Übermast mit Billigfleisch hat sie ihre besten Seiten wohl beim Ausgleichen des Säureüberschusses; denn ihr Mineraliengehalt ist hoch. Um dieser Mineralien nicht verlustig zu gehen, empfiehlt es sich, die ungeschälten Kartoffeln möglichst bald nach der Ernte im Dampf zu garen und wenn möglich mit der Haut zu essen, was bei frühen Sor-

---

* Das Alkaloid Solanin wurde erstmals 1820 aus den Beeren des Schwarzen Nachtschattens isoliert. Seit 1954 ist bekannt, dass es sich um ein Gemisch aus 6 Alkaloidglykosiden handelt. Solanin wirkt stark reizend, nekrotisierend (zellenabtötend) und hat, wenn es nicht über den Verdauungstrakt aufgenommen wird, eine hämolytische (blutzersetzende) Wirkung. Vergiftungserscheinungen («Solanismus») äussern sich mit Übelkeit, Erbrechen, Durchfall, Benommenheit, Atemnot und Bewusstlosigkeit. In Kartoffelknollen liegt der normale Gehalt unter 0,01 % und wird als unschädlich betrachtet. Gehalte über 0,02 % an vergrünten Kartoffeln können bereits schwache Vergiftungserscheinungen auslösen. Die toxische Dosis liegt für Erwachsene bei etwa 25 mg, entsprechend 2,5 kg Kartoffeln, die tödliche Dosis bei etwa 400 mg; für Kinder liegen die Werte entsprechend niedriger [19], [20]. Wahrscheinlich schützt das Solanin die Kartoffelpflanze vor Insekten.

ten ohne weiteres möglich ist. Die grünen, stark solaninhaltigen Stellen müssen entfernt werden. Wer sich vor Solanin schützen will, muss die Kartoffeln in Wasser mit etwas Essig kochen – unter Mineralienverlust. Das empfiehlt sich besonders für lange gelagerte, auskeimende Kartoffeln. Verloren geht das Tolle an der «tollen Knolle» (Kartoffelwerbung) immer dann, wenn sie industriell zu Trockenprodukten, Pommes frites, Chips usw. «ver(un)edelt» wird. Sie ist dann mit billigen Fetten beladen, und erst dann trifft das Dickmacher-Image auf sie zu.

Der Kartoffelverzehr war in den letzten Jahren rückläufig; in der Schweiz ging die Kartoffelanbaufläche seit den sechziger Jahren um etwa die Hälfte zurück. Dazu mag der zunehmende Chemikalieneinsatz beigetragen haben. Gerade die bekannteste Speisekartoffelsorte «Bintje» ist auf Krautfäule sehr anfällig und erfordert einen höheren Spritzmitteleinsatz als Sorten wie Granola und Urgenta. Ein Elend ist auch der Einsatz von Unkrautbekämpfungsmitteln wie Dinitrokresol, ein starkes Boden-, Fisch- und Bienengift, vor der Ernte. Es geht dabei darum, das Risiko von Pilzinfektionen in den Knollen zu vermeiden, die mechanische Ernte zu erleichtern, was auch durch Abflämmen möglich wäre, und das schalenfeste Ausreifen zu beschleunigen. Dazu werden stark giftige Präparate verwendet, die das Bodenleben inklusive Regenwürmer abtöten und Trinkwasservorkommen schädigen, ganz im Sinne der Befürchtungen der Bauern von damals... Am Ende erhalten viele Kartoffeln dann noch chemische Keimverhütungsmittel, weil die Keimruhe bei wachstumsforcierten Kartoffeln kürzer als die normalen 4½ Monate ist. Solchermassen zugerichtete Knollen sind nicht mehr «toll» und gehören eher auf die Sondermülldeponie denn auf eine gepflegte Tafel. Sie haben meistens auch einen unangenehmen Geschmack, der an einen wochenlang nicht gereinigten, feuchten Küchenlappen erinnert.

Obst muss mehr als «Zukost» sein

Der Begriff «Obst» stammt aus dem Westgermanischen, und er bedeutete «Zukost». Darunter ist ursprünglich alles Essbare mit Ausnahme von Getreide und Fleisch verstanden worden, also auch Gemüse, Hülsenfrüchte und ebenso das, was wir heute unter «Obst» verstehen. Schon vor rund

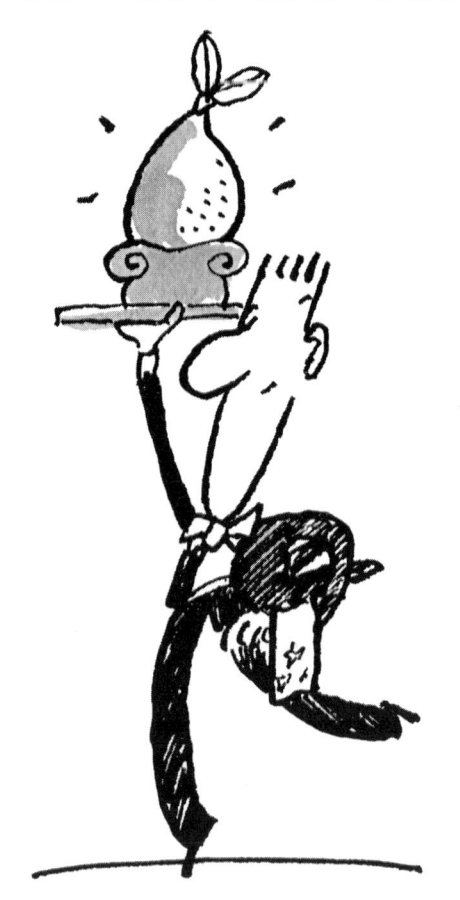

Zahnkaries verhindern

Eine vollwertige, naturbelassene Nahrung ist nicht allein die Voraussetzung für eine Stürmen trotzende Gesundheit, sondern auch für gesunde Zähne sowie schön geformte Kiefer. Erst dann werden Zahnhygiene und -pflege voll wirksam. Industriezucker und Produkte aus Auszugsmehlen fördern die Karies (Zersetzen des Zahnschmelzes). Die richtige Ernährung ist fundamentaler als die Zahnpflege und gar Fluorgaben über Zahnpasten und Tabletten. Fluor ist zwar ein in Spuren lebensnotwendiges Element. Seine komplexen biochemischen Wirkungen in höheren Dosen sind aber noch weitgehend unbekannt. Wegen seines niedrigen Atomgewichtes ist es sehr aktiv, aggressiv und reaktionsfähig. Über die Umweltverschmutzung erhalten wir wahrscheinlich mehr als genug davon.

Die Gesellschaft für Gesundheitsberatung (GGB) in Lahnstein (BRD) hat zur Verhütung von Karies und anderen Zivilisationskrankheiten folgende Empfehlungen herausgegeben:

- «Allen Industriezucker, alle industriezuckerhaltigen Speisen und Getränke vom Speisezettel streichen. Wenn Verlangen nach Süssem besteht, zu Obst, Trockenfrüchten oder mit Honig gesüsstem Vollkorngebäck greifen.
- Alle Produkte, die Weissmehl enthalten, durch Vollkornbrot, Vollkornteigwaren, Vollreis und Vollkorngebäck ersetzen.
- Statt Konserven frische Gemüse und Salate essen, angemacht mit unraffiniertem kaltgeschlagenem Öl mit einem hohen Anteil an ungesättigten Fettsäuren.
- Täglich ein Müesli aus frisch geschrotetem Getreide, Obst, Milchprodukten und Nüssen essen.
- Auf Fluoridprophylaxe verzichten, seien die Fluoride in Zahnpasten, Tabletten oder Gelées enthalten.
- Das Wissen mit guten Büchern vertiefen.»

Wer auf diese Weise den Zähnen Gutes tun will, nützt der Gesundheit im weitesten Sinne. Gesunde, eigene Zähne bis ins hohe Alter sind der Idealzustand. Sie ermöglichen es, einen wichtigen Teil der Verdauung bereits im Mund zu erledigen. Zudem bestehen Wechselbeziehungen zwischen den Zähnen und den Organen. Deshalb können Erkrankungen der Organe auch an Veränderungen im Mund erkannt werden. Zahlreiche Menschen sind von stomatogenen (vom Mund ausgehenden) Beschwerden geplagt. Wenn etwas mit dem Zahn- und Kiefersystem nicht stimmt, kann das Auswirkungen auf andere Körperteile haben. Laut einer Untersuchung eines rumänischen Zahnarztes können Zahnherde selbst bei der Entstehung der Multiplen Sklerose eine Rolle spielen. Vor dem giftigen, quecksilberhaltigen Amalgam als Zahnfüllmaterial muss man sich dringend hüten! Es geht bei der Zahnpflege von innen heraus um weit mehr als um das gute Aussehen.

zwei Jahrtausenden empfand man Obst zwar als wichtiges, aber nicht als vorherrschendes Nahrungsmittel [21]. Die Früchte der Pflanzen (oder Bäume), die wir nun noch immer als «Obst» bezeichnen, sind der Höhepunkt der pflanzlichen Leistungsfähigkeit. Sie enthalten das gesamte genetische Potential für die Vermehrung und Verbreitung einer Pflanze in den Kernen oder Steinen. Zudem bestehen sie aus den wertvollen, typischen Inhaltsstoffen wie Zuckerarten, welche die Früchte süssen und begehrenswert machen, Farbstoffe, die sie leuchten lassen und verschönern, Duft- und Aromastoffe, die sie zu kulinarischen Höhepunkten hochstilisieren, sowie Fruchtsäuren, die unter anderem zur geschmacklichen Abrundung beitragen. Hinzu kommen lebenswichtige Mineralien und Enzyme. Da ist also alles drin.

Mit einer zunehmenden küchentechnischen oder industriellen Verarbeitung verliert jedes Naturprodukt, nicht nur die Milch, an Wert und an Nährstoffen. Das Erhitzen und das Kühlen, das Raffinieren und das Anreichern, das Konservieren, Härten, das Verunstalten mit chemischen Zusätzen aller Art und was der Eingriffe mehr – bis zum Extrudieren (Verarbeiten in Schnekkenpressen) – sind, bewirken in der Regel eine negative Qualitätsveränderung. Lebenswichtige Stoffe werden zerstört, die Harmonie der Inhaltsstoffe wird über den Haufen geworfen. Die isolierte Verfütterung einzelner Inhaltsstoffe, wie das beim Industriezukker und den Auszugsmehlen in Weiss und Grau der Fall ist, bringt Schaden statt Nutzen. Naturprodukte werden durch tiefgreifende Manipulationen entwertet und sogar zum Gefahrenpotential.

Trockenfrüchte und Honig: zu konzentriert?

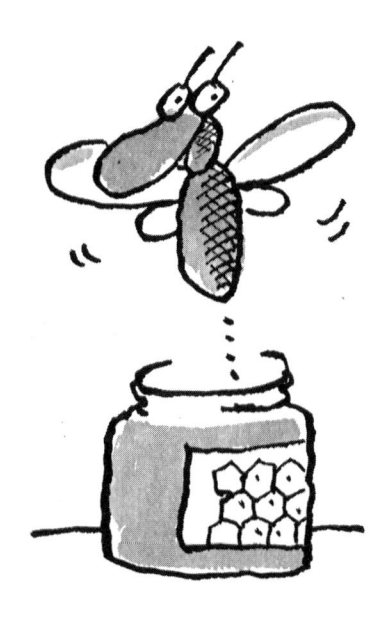

Selbst das beliebte und recht schonende Konservierungsverfahren des Dörrens oder Trocknens von Früchten, bei dem Zucker und Aromen konzentriert werden, hat eher negative Auswirkungen. J. G. Schnitzer stellte fest, dass «wahrscheinlich Honig und Trockenfrüchte die Ursache für den – verhältnismässig geringen – Kariesbefall bis zu etwa 5 % bei manchen Naturvölkern und Bevölkerungsgruppen vergangener Jahrhunderte und Jahrtausende» waren: «Eine vollständige Verhütung der Zahnkaries ohne Vermeidung konzentrierten Honigs und konzentrierter Trockenfrüchte und ohne sehr sparsame und nur gelegentliche Verwendung dieser Produkte in verdünnter beziehungsweise eingeweichter Form ist in der Regel, das heisst bei etwa 98 % der Fälle, nicht möglich [22].» Die Erklärung dafür hat Schnitzer in der zu hohen Konzentration des Zuckers in den Trockenfrüchten gefunden; frische Früchte erzeugen keine Zahnkaries. Er warnt dementsprechend auch vor Honig, der eine noch rasantere Zahnkaries als reiner Industriezucker erzeugt. Schnitzer folgert daraus, offensichtlich sei der Mensch physiologisch nicht für den Verzehr konzentrierter Süssigkeiten gebaut.

Wahrscheinlich ist das in bezug auf den Bienenhonig eine zu isolierte Denkweise, enthält dieses nur in kleinen Mengen zur Verfügung stehende Urnahrungsmittel doch auch noch viele Fermente, Vitamine und Spurenelemente, auch das Hormon Acetylcholin, das die Leistungsfähigkeit des Herzens verbessert, ferner bakterienhemmende Substanzen u. a. m.

Über jeden Zweifel erhaben sind ungespritzte Früchte. Rohes Obst vermittelt Aufbaukräfte und fördert die Vitalität. Wenn diese Früchte nicht vertragen werden, können sie vorsichtig zu Kompott (ohne Zucker oder andere Zusätze) gedünstet werden. Offenbar ist dieser Vorgang des Dünstens mit einer Art Nachreifung gleichzusetzen; das Aroma prägt sich aus. Die Fruchtsäuren überwiegen dann nicht mehr [21]. Wo immer möglich, sollte ausgereiftes, rohes Obst vorgezogen werden, damit Vitamine und Enzyme unbeschädigt bleiben.

Apfelherrlichkeiten

Eine der grossartigsten, ausgeglichensten und bekömmlichsten Obstarten ist sicher unser Apfel. Vor allem die alten Sorten sind in ihrem Reichtum an Aromen und genetischen Eigenschaften unübertrefflich und den Einheitsäpfeln aus der Intensivplantagen-Normlandschaft vorzuziehen. Im Handel trifft man zwar nur noch etwa anderthalb Dutzend Apfelsorten, angeführt vom Golden Delicious, krankheitsanfällig und Vitamin-C-arm, dem der Geschmack erfolgreich weggezüchtet worden ist und der es darauf angelegt zu haben scheint, uns die Freude am Apfelessen zu vergällen. Dafür sind diese Früchte alle gleich gross und damit foodtainergeeignet sowie garantiert frei von Schorfflecken. Die höchste Schweizer Qualitätsklasse «Extra» schreibt unter anderem eine «absolut ausgeglichene Qualität und Aufmachung» vor.

Allfällige Apfelwickler (Laspeyresia pomonella), die ihre Eier in die Apfelblüten legen wollen, wonach sich die kleinen Raupen im Kerngehäuse gütlich tun würden, verenden im intensivlandwirtschaftlich veranstalteten Chemikaliennebel schon im Anflug. Man wird diese interessanten Tierchen, die uns gratis zu etwas Eiweiss verhelfen würden, demnächst auf die «Rote Liste» der gefährdeten Arten setzen müssen. Ein Wurm im Apfel ist heute schon ein Kompliment an den Bauern: Er ist sparsam mit Chemikalien umgegangen oder hat vielleicht ganz darauf verzichtet. Äpfel mit Schorfflecken zeugen von einer höheren Qualität; in der Regel findet man unter dem preisgünstigen «Kochobst» die besten Äpfel.

Die alten Obstsorten müsste man samt und sonders unter Naturschutz stellen, nicht allein wegen ihres Farben-, Formen- und Aromenreichtums, sondern auch, weil dieses alte Kulturgut ausserordentlich interessante Eigenschaften wie eine innere Resistenz gegen verschiedene Krankheiten besitzt. Es stammt aus einer Zeit, als die chemische Bekämpfung von Pilzkrankheiten und tierischen Schädlingen unbekannt war. Damals wurden stets die widerstandsfähigsten Sorten ausgelesen und vermehrt. Deshalb gibt es viele Sorten, die eine gute Schorfresistenz haben, zum Beispiel solche aus dem Jura oder aus England wie «Belle de Salins», «Peasgood non such» und «Bovarde», letzterer ein typischer Apfel aus dem Waadtland. Heute ist man schon bescheiden und glücklich, wenn durch die Einkreuzung krankheitsresistenter Sorten am Ende «nur» noch 10 bis 12 Spritzungen pro Jahr gegen Schorf und Mehltau nötig sind.

Resistenzeigenschaften waren angesichts des allmächtigen Agrochemikaliensortimentes lange kaum noch gefragt. Das ändert sich jetzt: Die Traubenwickler-Resistenz der Zwetschgensorte «Pruneau de Chézard» zum Beispiel wird wieder interessant, weil Spritzmittelreduktionen aus Gründen des Umweltschutzes dringend sind. Die Landwirtschaft ist zu einem der wesentlichsten Faktoren der Umweltverschmutzung geworden.

Obstbäume statt Platanen und Blautannen

Ein aufrüttelndes Buch von Hoimar von Ditfurth heisst: «So lasst uns denn ein Apfelbäumchen pflanzen» [23]. Diese Aufforderung ist wegweisend und nötig obendrein. Das Apfelbaumpflanzen ausserhalb der Monobeziehungsweise Intensivkulturen in Reih und Glied, deren Leistung von einem praktisch pausenlosen Hilfsmitteleinsatz abhängt, ist merkwürdigerweise aus der Mode gekommen. Selbst bei Schulhäusern zieht man Platanen, Blautannen, Thuja und Trauerweiden vor, eine Friedhoflandschaft.

Der stattliche Apfelbaum, der die Jahreszeiten mit ausgeprägter Intensität durchlebt, scheint in Vergessenheit zu geraten. Er bringt im Frühjahr sein grossartiges Blütenkleid mit dem süssen Duft hervor, lässt im Sommer, der Zeit der Kraftentfaltung, seine köstlichen Früchte reifen und beschenkt im Herbst jedermann mit seinem Segen. Seine Blätter verfärben sich, fallen ab, bilden neue Erde. Der Baum entfaltet im Winter seinen ganzen Reichtum an Gestalt. Das stabile Holzgerippe ist ein Lehrstück für jeden Statiker und eine dekorative Plastik, die kein Künstler so konstruktiv sinnvoll und doch so verspielt schaffen könnte.

«Bäume verschleiern leere und hässliche Fassaden, unterbrechen langweilige Fassaden, verbinden Bauten, gliedern Plätze und Strassen. Sie spenden Schatten, beruhigen, laden ein, beleben, färben. Städte ohne Bäume sind Städte ohne Jahreszeiten [24].»

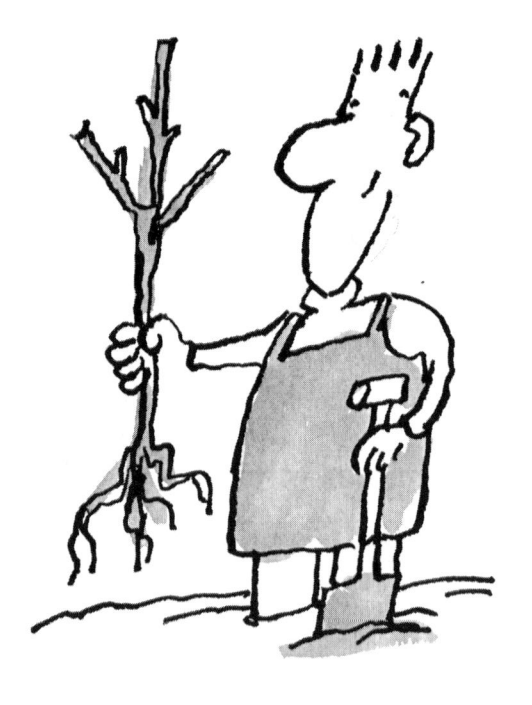

Bäume liefern herrliche Früchte wie Äpfel. Man kann sie direkt ab Baum essen, dann schmecken sie am besten. Äpfel lassen sich auch sonst vielseitig einsetzen: in Gebäck einbeziehen, zu Mus verarbeiten oder auch zu einem köstlichen Saft pressen, der von sich aus in eine alkoholische Gärung übergeht und dann ohne weiteres einem Vergleich mit Weissweinen standhält.

Da Apfelsaft, ob vergoren oder nicht, billig ist und deshalb zu keinem Statussymbol werden konnte, wird er viel zu wenig konsumiert; die Schweizer mit ihren vielen, ausgesprochenen Obstgebieten (wie den Kantonen Thurgau und Bern) bringen es auf knapp 12 Liter Apfelsaft pro Kopf und Jahr, Flüssigkeit für 6 Tage. Sonst werden meist chemische Kunstgebilde aus aufgemöbeltem Zuckerwasser getrunken. Dabei müssten wir ein Vorbild im Apfelsafttrinken sein. Denn wir brauchen unsere Überreste freistehender, hochstämmiger Apfel- oder Birnbäume nicht allein als Elemente der Landschaftsgestaltung, sondern auch als Lebensraum für eine ganze Anzahl von Brutvögeln und Insekten. Bäume und ihre Tierwelt fielen in den vergangenen Jahrzehnten der unseligen Landwirtschaftsintensivierung noch und noch zum Opfer. Die verstreuten Bäume standen dem Fortschritt und den Maschinen im Wege.

Staatlich finanzierte Hochstamm-Ausrottung

Ein unübertreffliches Beispiel kurzsichtiger Planung und Landwirtschaftspolitik war der in den siebziger Jahren von der Eidgenössischen Alkoholverwaltung inszenierte Obstbaummord. Er lief unter dem Titel «Strukturverbesserung» oder «Eindämmung der Überproduktion an Mostobst». Das erwähnte Amt setzte 75 Millionen Franken Belohnung für Bauern aus, wenn sie binnen 5 Jahren 2 Millionen Apfel- und 500 000 Birnbäume zu Kleinholz verhacken würden, was tatsächlich geschah. Die Landschaft wurde durch Fällkolonnen verändert; Lebensräume wurden zerstört, eine ökologische Katastrophe, öffentlich subventioniert. Anstelle der Hochstämme wurden krankheitsanfällige Niederstammplantagen gepflanzt, ein Beitrag an die dahinsiechende Umwelt. Die ehemaligen «Blueschtfahrten», Besichtigungen der blühenden Obstbaumgebiete, verloren ihren Sinn. Pflanzenzüchter, Dünger- und Pestizidproduzenten triumphierten.

Die Laubbäume, die auch Hausbäume sein müssten, sind auch aus den Hausgärten vertrieben worden, vor allem, weil es eine Zeit gibt, in der sie ihr Laub fallen lassen. Der ehemalige US-Präsident Ronald Reagan sagte während seiner Amtszeit (laut «New York Times») einmal: «Der grösste Umweltverschmutzer ist die Natur selbst – man braucht sich zum Beispiel nur einmal im Herbst die herumliegenden Laubmassen anzusehen.» Da wird Laub, eines der Ausgangsmaterialien für Erde und damit für neues Leben, als Schmutz empfunden, ein Fall für Psychiater oder Anthropologen.

Aus solch einer Verirrung heraus sind in den Hausgärten in letzter Zeit vor allem künstlich zurückgestutzte Nadelbäume gepflanzt worden, gestauchte, kriechende Krüppelbäume, die pflegeleicht sind und in dieser Gestalt eigentlich nur in Gartencenters wachsen. Sie passen zum Kampfanzug, den der Hausherr an freien Tagen trägt, um Äusserungen der Natur zu unterdrükken [24].

Hochstamm-Obstgärten, ein Vogelparadies

Etwa 35 Vogelarten können in den traditionellen Hochstamm-Obstgärten brüten. Gut die Hälfte von ihnen benötigt den dicken Stamm der Bäume als Brutplatz, unter ihnen die Höhlenbrüter Wiedehopf, Steinkauz, Spechte und Meisen. In der rissigen Borke grosser Bäume verbergen sich Insekten, die Spechten und Baumläufern als Nahrung dienen. Viele Tiere leben im Laubwerk der Obstbäume, so die Finken, denen die Blätter Deckung bieten. Die Wiese unter Bäumen gehört ebenfalls zum «Lebensraum Obstgarten»; Distelfink und Gartenrötel finden hier Nahrung. In Obstplantagen wird der Unterwuchs dümmlich mit Herbiziden bekämpft.

Wie wertvoll Obstgärten sind, ergibt sich aus folgendem Vergleich: Den rund drei Dutzend Brutvogelarten dieser Baumgärten stehen drei bis fünf Arten im reinen Acker- oder Wiesland ohne Bäume gegenüber [25].

Die Belebung der dahinsiechenden Umwelt durch Hochstammbäume würde dem Menschen auch in anderer Beziehung dienen: Ein altes englisches Sprichwort sagt, ein Apfel am Tag mache den Arzt überflüssig («An apple a day keeps the doctor away»). Tatsächlich sind Äpfel geradezu heilwirksame Früchte, falls sie aus biologischer Produktion stammen, also nicht mit Spritzmitteln belastet sind. Sie enthalten unter viel anderem Pektine. Diese haben die Fähigkeit, wässrige Stoffe zu verfestigen. Zudem wirken sie entgiftend und fäulnishemmend. Auch für die Zähne sind Äpfel ein Segen. Ihr festes Fruchtfleisch wirkt reinigend und massiert das Zahnfleisch.

Jeder Frucht gehört ein Loblied

Birnen, in Belgien und Frankreich als «die Früchte der Könige» verehrt, sind ebenfalls nicht gering zu achten. Sie haben wahrscheinlich eine ähnlich hohe Qualität wie die Äpfel, obschon sie wässriger sind oder aber zum Verholzen neigen. Wer's saftig liebt, soll herzhaft zubeissen. Der Arzt Galenos, der im 2. Jh. n. Chr. lebte, rühmte der Birne nach, dass sie eine Gesundheitsfrucht sei und «dem Gaumen der Kranken angenehm mundet und den Durst stillt, bei Fieberzuständen daher angezeigt ist». Der Säuregehalt ist kleiner als bei Äpfeln. Der Gehalt an Vitamin B_2 und an basisch wirkenden Mineralstoffen (Kalium, Kalzium, Phosphor und Eisen) ist ausserordentlich hoch. Des hohen Kaliumgehaltes wegen entwässern die Birnen den Organismus – und sie liefern gleich Flüssigkeit nach. Früchte isst man am besten roh und bei Zimmertemperatur (chambriert), damit sie ihr Aroma voll entfalten.

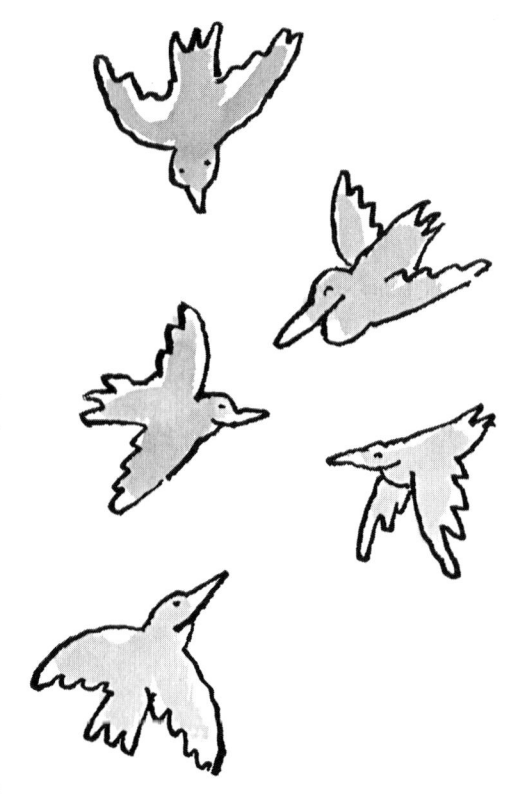

Es liesse sich auf jede frische Frucht ein Loblied singen – bis hin zur immer mehr in Vergessenheit geratenen Quitte, die allerdings nur gedünstet gegessen werden kann. Alle unsere Früchte könnten auch zu den Heilmitteln gezählt werden. Bei der Quitte dienen die Kerngehäuse mit den schleimigen Samen als Abführmittel. Die 20% Schleimstoffe können auch als Husten- und Magenmittel eingesetzt werden.

Das Obst, das aus der Wärme kommt

Die Früchte, die in einem bestimmten Gebiet wachsen und ohne naturferne Hilfseinrichtungen wie Treibhäuser gedeihen, sind exakt auf die dort lebenden Menschen zugeschnitten. So kann man die von einer rauhen, schuppigen Schale umgebenen Litschis getrost den Chinesen überlassen, die Mangos den Philippinos, die Ananas den Hawaiianern und die aus China stammende Kiwi den Chinesen – und auch den Neuseeländern, wo diese ihre zweite Heimat gefunden hat; die Kiwi (ehemals «Chinesische Stachelbeere») ist nach einem in Neuseeland heimischen Vogel benannt.

Früchte schmecken frisch ausgereift am besten. Lange, zeitaufwendige Transportwege bekommen ihnen nicht und führen dazu, dass die Früchte im unreifen Zustand geerntet werden müssen, wie dies am Paradebeispiel der Bananen illustriert werden kann: Die Ernte erfolgt im grünen Zustand. Die Bananen werden dann oft desinfiziert, kühl gelagert, verschifft und vor dem Verkauf in einer Gasatmosphäre nachgereift. Zitrusfrüchte ihrerseits werden zur Verlängerung der Haltbarkeit auf der Schalenoberfläche zur Verdunstungsverhinderung mit Paraffin gewachst und mit Diphenylamin und Orthophenol gegen Fäulnis und Schimmelpilze behandelt. Dieses Verfahren macht die geschmacksreiche, an sich wertvolle Schale für Mensch, Tier und sogar Kompost unbrauchbar. Das Diphenylamin* kann Wachstumsstörungen, Leber- und Nierenschäden sowie eine verminderte Fruchtbarkeit verursachen.

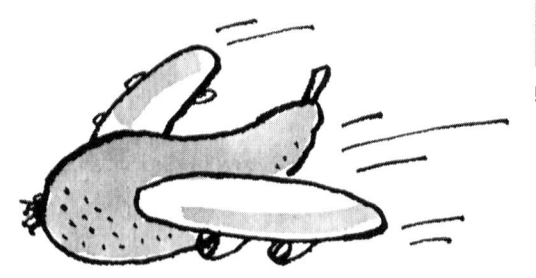

Die Zitrusfrüchte sind meistens durch Zuchtmassnahmen stark manipuliert worden, nicht allein in bezug auf ihr Aussehen. Die Kerne durften nicht mehr sein (auch bei Schlangengurken, Bananen und Ananas). Laufend entstehen neue Früchte durch Kreuzung wie die Tangelo (aus der Grapefruit und der Tangerine). Die Tropenfrüchte werden in den meisten Fällen monokulturell angebaut – mit den bekannten Folgen. In den tropischen Ländern kann praktisch nach Lust und Laune und ohne Kontrolle drauflosgespritzt werden. Dort sind auch Mittel im Einsatz, die in den Industrieländern verboten sind, von diesen auf Bestellung aber skrupellos weiterproduziert und exportiert werden. Über den zuneh-

---

* Diphenylamin ist in vielen europäischen Ländern verboten. Zugelassen ist es zurzeit (1988) in Italien, Frankreich, Israel, USA, Südafrika und Australien.

menden Import billiger Südfrüchte* schlägt ein Teil unserer eigenen Giftproduktion verdientermassen auf uns zurück. Wer immer dieser Quittung entgehen will, beschränkt sich auf Früchte aus kontrolliertem biologischem Anbau.

Zitronen und Limetten sind in der Küche wegen ihres hohen Anteils an Säuren (hauptsächlich Zitronensäure) oft unentbehrlich; sie verstärken das Aroma anderer Früchte. Bei den beim Obst meistens auf Äusserlichkeiten ausgerichteten Züchtungserfolgen wird diese Aromaverstärkung immer nötiger.

Wie jede Frucht, hat auch die ausgereifte Banane ihre starken Seiten (grüne sind jedoch leicht giftig). Bananen sind leicht verdaulich, verdauungsregulierend, haben auch für Kleinkinder zuträgliche Schleimstoffe, und sie besitzen wegen ihres Kohlenhydratgehaltes einen hohen Nährwert. Auch Mineralien und Vitamin C sind vorhanden, aber vergleichsweise weniger als in einheimischen Obstarten [21]. Wegen der Schleuderpreise, zu denen die schlecht entlöhnten Plantagenarbeiter die Voraussetzungen schaffen, ist der Bananenkonsum in den gemässigten Zonen ausser Rand und Band geraten.

Wie «einheimisch» ist unser Obst?

Es entbehrt nicht einer gewissen Überheblichkeit, wenn wir nördlich der Alpen von «eigenem» oder «einheimischem» Obst sprechen. Denn die Entstehungsgeschichte unserer meisten kultivierten Obstarten begann in Westasien. Im Kaukasus, in Transkaukasien (südlich des Grossen Kaukasus, heute UdSSR) und in Turkestan (Gebiet östlich des Kaspischen Meeres, das die heutige Sowjetunion bis Sibirien im Norden und Teile von Iran und Afghanistan im Süden umfasst) befanden sich ursprünglich die Gebiete mit dem grössten Artenreichtum an Äpfeln, Birnen, Pflaumen, Kirschen, Reben usw. Das Verbreitungsgebiet der Aprikose lag anfänglich in Westchina, dem sich jenes der Pfirsiche in Ostchina anschloss. Die Bewohner der riesigen Wälder des Kaukasus und Transkaukasiens pflegten Bäume mit besonders wohlschmeckenden Früchten zu kennzeichnen. Bei der Rodung der Wälder und ihrer Umwandlung in Äkker blieben diese erhalten. Um die vereinzelt stehenden, geachteten Bäume legten die Menschen ihre Gärten an. So wurden gleichsam die besten Sorten aus der Wildnis in die Kultur «verpflanzt».

Wir Menschen der Neuzeit sollten aus dieser Wertschätzung traditioneller Sorten lernen.

Empfehlenswerte Nussknackersuite

Ein Fremder, der sich bei uns angesiedelt hat, ist auch der (Wal-)Nussbaum (Junglans regia); er stammt aus dem Iran. Es gibt eine Vielzahl von Gründen, die dafür sprechen, ihm einen Platz, wo immer vorhanden, zu gönnen. Er liefert die besten aller Nüsse und ein edles Holz obendrein. Er braucht sehr wenig Aufwand und Pflege und fügt sich gut ins Naturumfeld ein. Auch in die artenverarmten Nutzwälder sollten die Nussbäume ver-

---

* Der Anteil an Südfrüchten (Orangen, Bananen, Ananas usw.) am Früchtekonsum hat in der Schweiz Mitte der achtziger Jahre bereits rund 35% erreicht.

mehrt einziehen können. Die ideale Höhenlage liegt für sie bei 500 bis 800 m ü. M. Am besten behagt es ihnen im Schutz von Häusern.

Baumnüsse sind vollreif, wenn sie von selbst aus der grünen Hülle fallen; erst dann (Mitte September) sollten sie geerntet werden. Man liest sie sofort auf und wäscht sie, weil sie sonst binnen weniger Tage schimmlig («grau») werden oder die Kerne schrumpfen würden. Sie sollten in einem gut durchlüfteten Raum trocknen. Nach der zwei- bis sechswöchigen Trockenzeit werden sie in Stoffsäcke gefüllt und kühl, mäuse- und vogelsicher gelagert – es gibt eben auch in der Tierwelt viele Nussliebhaber [26].

Nüsse sind wertvolle Eiweiss- und Fettspender. Eine Baumnuss enthält 50 bis 60% Öl, rund 15% Eiweiss, etwa 15% Kohlenhydrate, 4% Wasser, die Vitamine B_1, B_2 und Vorstufen des Vitamins A. Bei den übrigen Nüssen (Haselnüssen und Mandeln, die auch gute Kalkspender sind, Pekannüssen, «Cashewnüssen», Pinienkernen usw.) ist die Zusammensetzung ähnlich. Die Qualität der Nussöle ist sehr hoch. Nüsse sind als ein konzentriertes, aufbauendes, kräftigendes und wohlschmeckendes Lebensmittel zu betrachten; sie müssen gut gekaut werden, damit alle Inhaltsstoffe aufgeschlossen werden. Nüsse senken den Cholesterinspiegel und liefern viele Mineralsalze; Mandeln sind besonders reich an Magnesium. Es empfiehlt sich, nur ungeschälte Nüsse zu kaufen, da sie ohne den Schutz durch ihre Haut der Oxidation preisgegeben sind; das trifft insbesondere auch auf die gehobelten oder gemahlenen Nüsse zu. Der hohe Fettgehalt lässt die Nüsse leicht ranzig werden, weshalb man sie mit Vorteil erst unmittelbar vor dem Genuss oder der Zubereitung schält oder zerkleinert.

Mit dem höheren Einkommen der Konsumenten und dem weltweiten Trend zu einer natürlicheren Ernährung ist die Nachfrage nach Schalenobst in allen Ländern gestiegen [27]. Nüsse verfeinern den Geschmack von Salaten, Saucen, Füllungen, Gebäck und Desserts. Man kann sie alle rösten, wobei das Eiweiss im eigenen Fett gebraten wird. Eine Ausnahme macht die Kokosnuss, weil sie nur wenig Eiweiss enthält. Das süsse Fleisch der Kokosnuss kann geschabt oder geraspelt an Kuchen oder Desserts gegeben werden.

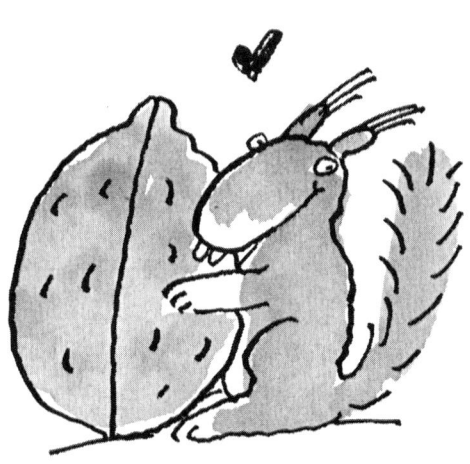

GETREIDE, HÜLSEN

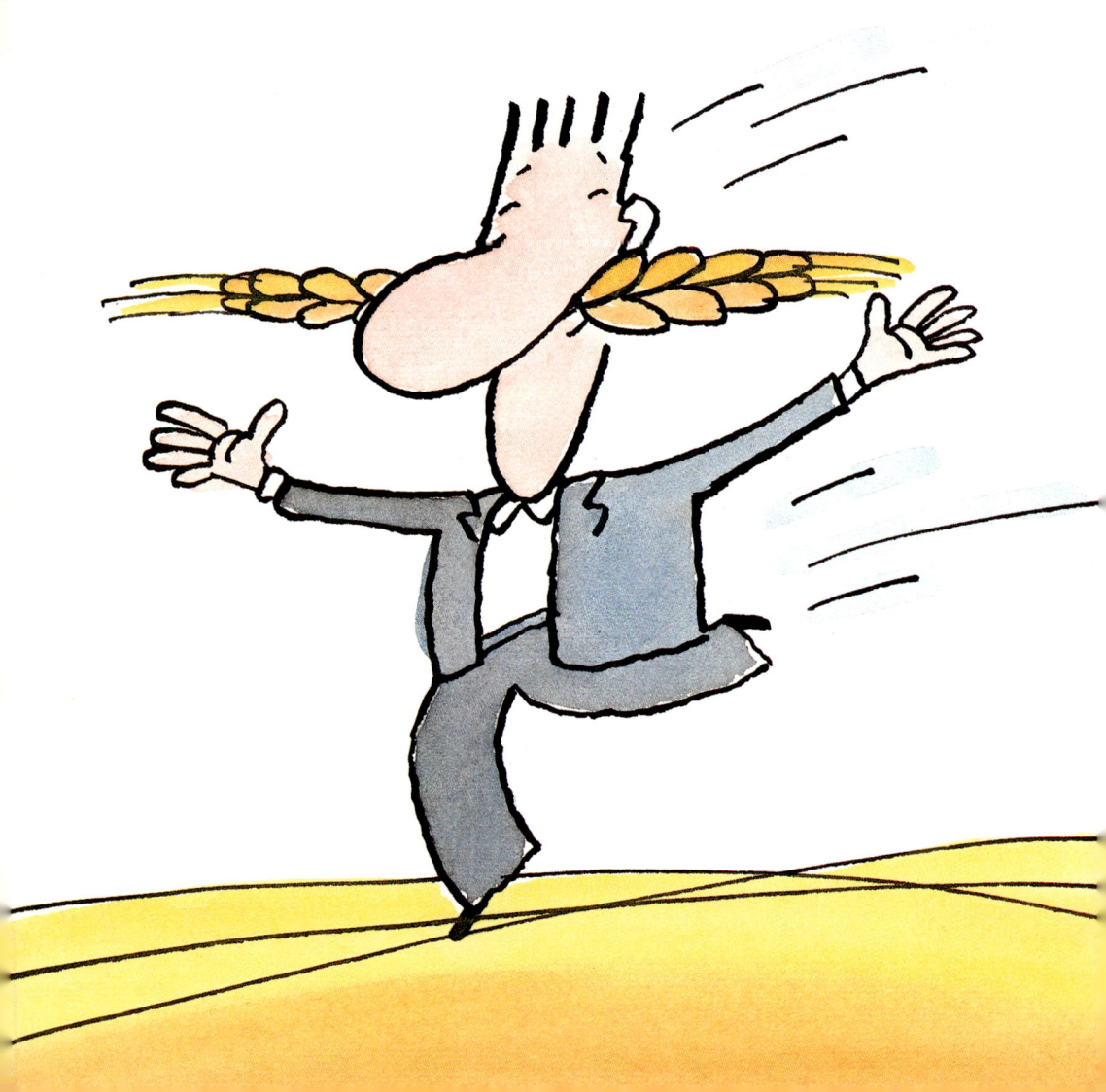

FRÜCHTE UND KEIMLINGE

Das wertvollste Grundnahrungsmittel: Getreide

Die Nüsse sind eine Ergänzungsnahrung und kein Grundnahrungsmittel wie das Getreide, da die nährenden Kohlenhydrate bei ihnen nur eine untergeordnete Rolle spielen. «Das Getreide ist nicht einseitig; es ernährt den ganzen Menschen», erklärte mir im Herbst 1987 Peer Schilperoord, der auf der Alp Signina in Riein bei Ilanz (Graubünden) einen Getreidezuchtgarten betreut.

Das Getreide ist die wichtigste Nahrungsquelle der Menschheit. Hart- und Saatweizen, mehrzeilige Gerste, Einkorn und Emmer sind die ältesten Kulturpflanzen, die man kennt. Man vermutet, dass sie mehr als 10 000 Jahre alt sind [28]. Flachs wurde für die Ernährung (Leinsamen und Öl) und für die Herstellung von Kleidern angebaut.

Wie bei den Obstbäumen, hat sich auch beim Getreide in den letzten Jahrzehnten ein verhängnisvoller Prozess vollzogen. Die alten Landsorten – in der Schweiz soll es um die Jahrhundertwende noch 600 Weizensorten gegeben haben –, die an die jeweiligen Umweltbedingungen exakt angepasst waren, sind durch Hochleistungs-Allerweltssorten verdrängt worden. Waren die alten Sorten noch auf einen lebendigen Boden und auf die symbiotischen Beziehungen mit den Wurzelpilzen (Mycorrhizen) angewiesen, so können die Hochleistungssorten vor allem Kunstdüngergaben effizient umwandeln... Durch ihre genetische Einförmigkeit («Einfalt» wäre hier ebenfalls richtig) sind sie krankheits- und schädlingsanfällig; ihre Vitalität ist laut Schilperoord verlorengegangen. Sie sind äusserlich und innerlich uniformiert, aus dem Naturzusammenhang herausgelöst, degeneriert. Dies haben dreijährige Experimente am Max-Planck-Institut für Züchtungsforschung in Köln bewiesen: «Höhere Erträge und geringerer Krankheitsbefall lassen sich beim Anbau von Getreide erzielen, wenn man anstatt reiner Sorten ein Sortengemisch verwendet» [29]. Die Bauern, die früher aus sicherem Instinkt, aus traditionellem Wissen und eigener Erfahrung Entscheide getroffen hatten, sind durch die von Industriebauern beherrschte Landwirtschaftspolitik, durch die dem Ertragsdenken verfallenen landwirtschaftlichen Ausbildungsstätten, durch die Manager der Pflanzenzucht, Dünger- und Pestizidproduktion sowie Landbearbeitungsmaschinenindustrie auf Irrwege geleitet worden. Subventionen, Naturzerstörung und sinnlose Überschüsse, die zu Preiszusammenbrüchen führen und der Landwirtschaft schaden, sind das Resultat. Die Bauern werden ärmer, und der ländliche Wirtschaftsraum verödet. «Statt natürlicher Schädlingsbekämpfung durch Vögel, Käfer und Kleintiere, die in kleinen Biotopen gelebt hatten, gibt es jetzt chemische Schlachten» [30]. In den USA wird laut «Science» jährlich mit 20 000 Krebsfällen durch Pestizide gerechnet. Die neue Pestizid-Generation ist stärker wasserlöslich und verteilt sich rascher und intensiver in der Umwelt – mit unbekannten Folgen.

In dieser Entwicklung liegt eine schleichende Gefahr und eine unbeschreibliche Tragik. Die Produkte aus dem Intensivanbau sind nur noch bedingt konsumationsfähig. So müssen die Getreidekörner fast zwangsläufig geschält und zu Auszugsmehlen verarbeitet werden; denn die giftigen Pestizide lagern sich vor allem auf der äusseren Schale der Körner ab. Diese Schicht, die unentbehrliche Vital- und Ballaststoffe enthält, sollte unbedingt mitverzehrt werden können.

Überhaupt darf auf keinen Teil des Getreidekorns verzichtet werden, da (laut Werner Kollath, 1892–1970) «die Natur im Samenkorn auf kleinstem Raum alle Stoffe konzentriert hat, die für ein neues Leben notwendig sind»*. Kollaths genialer Gedanke, durch Getreide-Frischkost könne die Gesundheit, Leistungsfähigkeit, Spannkraft sowie Heiterkeit und Zufriedenheit erhalten werden, ist vielfach belächelt worden. Doch alle neuen Forschungen haben die Wahrheit dieser wegweisenden Feststellung bewiesen.

In der gesamten Ernährung empfiehlt es sich, alle die verschiedenen, vollwertigen Getreidearten in beliebigem Wechsel einzusetzen: Der Weizen ist leicht verdaulich. Die Gerste wirkt heilend auf das Nervensystem, und sie stärkt den Körper und das Gehirn. Die Hirse erhält Haut, Haare, Nägel, Sinnesorgane und Augen gesund. Der Roggen ist kaliumreich und wirkt deshalb auf die Leber anregend. Der Hafer fördert die körperliche Kraft und die geistige Aufnahmefähigkeit; auch als Suppe, Hafergrütze und -brei schmeckt er grossartig, ein wärmendes Winternahrungsmittel.

Ein bemerkenswertes Getreide ist der Dinkel, vielerorts als «Korn» bezeichnet. Dinkel ist eine dem Weizen verwandte, sehr alte Getreideart, die auch Spelt- oder Spelzweizen (Triticum spelta) genannt wird. Der auffallendste Unterschied zum Weizen besteht darin, dass die Dinkelkörner von einer dicken Spelzhülle umgeben sind. Man muss sie also schälen (gerben). Dinkel ist widerstandsfähig, anspruchslos und kann bis in die Gebirgstäler hinauf angebaut werden. Er ist durch ertragsreichere Weizen- und Roggensorten verdrängt worden, wird jetzt aber im Zuge des erwachenden Ernährungsbewusstseins neu entdeckt.

Der Spelz ist eine Schutzschicht gegen Umwelt- und Landwirtschaftschemi-

Das ist Getreide-Frischkost

Die Zubereitung der Getreide-Frischkost, die Degenerationserscheinungen verhindern soll, ist einfach: Mit einer Haushalt-Getreidemühle oder einer Kaffeemühle werden pro Person 3 Esslöffel (30 bis 50 g) Getreidekörner aus biologischem (chemiefreiem) Anbau abends grob oder mittelfein geschrotet und über Nacht in der gleichen Menge Wasser eingeweicht. Dieses Einweichen verbessert die im Korn enthaltenen Nahrungsqualitäten. Zum Beispiel schliesst das Ferment Phytase das Phytin, eine Speicherform der Phosphorsäure, auf. Erst dadurch werden einige Mineralstoffe für den Körper verfügbar. Am anderen Morgen wird das Getreide zusammen mit zerkleinertem, frischem Obst als Frühstücksgericht («Müesli») zubereitet. Dieses einfache Grundrezept kann fast beliebig abgewandelt werden. Ergänzende und verfeinernde Zutaten sind zum Beispiel: Zitronensaft, Bienenhonig, Nüsse (frisch gerieben), Rahm (Sahne) oder andere Milchprodukte. Dieses Müesli kann im Wasserbad leicht erwärmt werden.

kalien. Den guten Ruf des Dinkels haben die Dinkelkuren gemehrt, die Krebsspezialisten (Issels, Hackethal)

---

* Es finden sich im lebenden, also keimfähigen Weizenkorn die Vitamine der B-Gruppe, Biotin, p-Aminobenzoesäure, Folinsäure, Phantothensäure usw. Ferner die fettlöslichen Vitamine A, D, E und K, der Hautfunktionsstoff F, das anti-anämische Vitamin Hämogen, hochwertige Aminosäuren (Eiweissstoffe), ungesättigte Fettsäuren, Fermente, Mineralstoffe und Spurenelemente. An Spurenelementen enthält das Weizenkorn zum Beispiel Kupfer (notwendig zur Fermentaktivierung und Blutbildung), Mangan (unentbehrlich als Oxidationskatalysator), Molybdän (Antagonist für Kupfer; für den Aufbau-Stoffwechsel), Kobalt (unentbehrliches, lebensnotwendiges Element; Aktivierung des Abbau-Stoffwechsels). In der innersten Samenhülle: Natrium, Kalzium. In der mittleren Samenhülle: Phosphate, Schwefel, Silizium, Chlor. In der äussersten Samenhülle: Eisen, Magnesium, an Nährstoffen: Eiweiss, Fette, Stärke, Zucker.

todkranken Patienten verschrieben haben. Laut Hildegard von Bingen heilt Dinkel «von innen heraus wie eine gute, heilkräftige Salbe». Dinkel lindert Stoffwechselleiden (Magen, Darm, Galle, Leber, Nieren).

Dinkelmehl enthält mehr Eiweiss und Kleber als normales Weizen- und Roggenmehl. Es entstehen daraus frische, duftig riechende Backwaren, die lange haltbar sind.

Eine Besonderheit ist der Grünkern. Es handelt sich dabei um Dinkel, der in der Milch- oder Teigreife, also unreif, geerntet und anschliessend langsam im Röstofen getrocknet (gedarrt) wird. Dieser Trocknungsvorgang verleiht ihm ein besonders intensives Aroma.

Wenn die Korn-Konserve geöffnet wird

Das Getreidekorn ist eine natürliche Konserve, die einer Wiederbelebung, des Aufschliessens, bedarf. Das ist durch das Kauen, dieses Zerkleinern mit den Zähnen, nur sehr beschränkt möglich. Eine Art «Vorverdauung» des Getreides kann durch die folgenden Massnahmen eingeleitet werden: Einweichen, Darren (Trocknung bis zur Gewichtskonstanz), Erwärmen, Kochen, Fermentieren, Milchsäuern, Walzen und Zerkleinern.

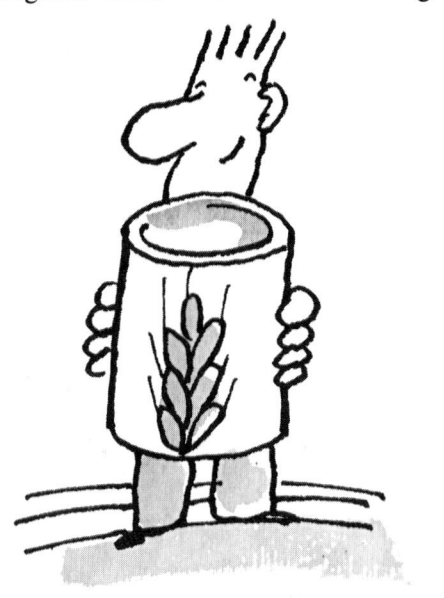

Die Getreidekörner werden in der Regel zerkleinert, also gemahlen. Das kommt dem Aufknacken der Getreidekonserve gleich, ist also ein schwerwiegender Eingriff ins Korn. Aus Mehl kann keine neue Getreidepflanze mehr heranwachsen, einer der wenigen wissenschaftlich gesicherten Tatbestände... Das Ganze ist eben mehr als die Summe seiner Teile. Es ist eine naturgegebene Einheit. Auch ein Ölgemälde ist mehr als die Summe von Holzlatten, Leinwand und Farben.

Nach der Zerkleinerung des Getreidekorns beginnen sofort Abbauprozesse: Die Keimöle reagieren mit dem Luftsauerstoff oder, wenn die Luft über 40 °C warm ist, beginnt sich das Eiweiss zu verändern [31].

Daraus ergeben sich wichtige Anforderungen an die Konstruktion der Getreidemühlen: Das Getreide sollte beim Mahlen nicht zu stark erwärmt werden, und es sollte möglichst wenig Sauerstoff herangeführt werden. Es macht einen Unterschied, ob die Körner zerrissen, zerschnitten, zerquetscht oder zerrieben werden. Mahlsteine, die sich langsam drehen, zwischen denen sich die Körner an den Steinen und sich selbst zerreiben, bringen die besten Ergebnisse.

Jahrhundertelang waren Mühlen und Bäckereien ein und derselbe Betrieb, schon im alten Rom. Die Getreidekörner, die man oben in die Gosse geschüttet hatte, kamen unten als hundertprozentiges Vollkornmehl wieder heraus, und dieses wurde sogleich verbacken. Daraus entstand jenes Brot, das der Inbegriff der Ernährung war und dem man Achtung entgegenbrachte: «Brot geht voran allen Gottesgaben, das müssen Bauer, Bürgersmann und Rat und Könige haben», lautet ein alter Spruch. Brot wurde als heilig betrachtet. Im Islam sind Brot und Salz die Zeichen von Gastfreundschaft.

Das Brot begleitete als Nahrung und kulturelles Erbe das Leben vieler Völker. Das ehrenwerte Bäckerhandwerk war seit alten Zeiten Hüter eines fundamentalen Volksgutes. Hier vereinigten sich Kraft, Können und Tradition eines hochgeschätzten Berufes. Die stärksten Einbrüche in die Tradition des Bäckergewerbes gab es zu Beginn der Industrialisierung mit ihrer Hinwendung zur grosstechnologischen Produktion, die noch heute ihren Abschluss nicht gefunden hat.

Als im letzten Viertel des 19. Jahrhunderts die Grossmühlen aufkamen, wurden das Mahlen und das Backen erstmals dezentralisiert. Jetzt wurde nicht mehr für den Tagesbedarf, sondern auf Vorrat gemahlen. Das Mehl musste gelagert werden. Dabei treten immer die erwähnten Abbauprozesse ein, welche durch Enzyme noch beschleunigt werden. Die Keimöle werden ranzig. Ein Vollkornmehl ist schon nach zwei Tagen stark beeinträchtigt; es wird bitter und muffig. Deshalb sah man sich gezwungen, den Keim, den wertvollsten Bestandteil des Getreidekorns, zu entfernen, um ein lagerfähiges Mehl zu erhalten, eine tote Konserve, die treffend mit «Auszugsmehl» bezeichnet wird. Zusammen mit dem Keim wurde gleich auch noch die Rand- oder Aleuronschicht des Korns ausgeschieden, da die Wissenschaft bis vor wenigen Jahrzehnten dem Irrglauben verhaftet war, die Ballaststoffe würden den Körper nur belästigen. Die Randschicht ist reich an leicht verdaulichen Eiweissen, Mineralsalzen, Vitaminen und Enzymen.

Aus dem Weizenkorn erhielt man ein blütenweisses und aus dem Roggenkorn ein graues Produkt, Mehle also, die praktisch ausschliesslich aus dem kohlenhydrathaltigen Mehlkörper (Stärke und wasserunlösliche Eiweisse, auch «Kleber» genannt) bestehen. Die Auszugsmehle entsprachen den damaligen Anforderungen, die an ein Nahrungsmittel gestellt wurden. Sie wurden im wesentlichen nur nach ihrem Brennwert beurteilt. Aus dem «täglich' Brot» ist das «kläglich' Brot» geworden.

Die Erkenntnisse haben sich inzwischen gewandelt, die Auszugsmehle (niedrige Ausmahlung) aber sind uns bis auf den heutigen Tag erhalten geblieben, wenngleich vollwertigere Spezialbrote, die oft unverhältnismässig teurer sind, immer begehrter werden. Sogar in den USA hat man allmählich von den weichen und feuchten Broten aus dem Plastikbeutel genug; das Schwarzbrot ist zum «Partyhit» geworden. Vollwertige Drei- und Fünfkornbrote sind allmählich wieder gefragter als eine «Brot» genannte Abart der Watte, die mit Propionsäure vor dem Schimmligwerden geschützt werden muss (insbesondere bei Toastbroten verbreitet).

Folgenschwere Abkehr vom Vollkorngetreide

Die Entthronung der verschiedenen Getreide, dieser menschengerechtesten Lebensmittel, und ihr Ersatz durch die Fleisch-Fritierkartoffel-Küche war die folgenschwerste Fehlentwicklung unserer Ernährungsgewohnheiten. Beim griechischen «Vater der Geschichtsschreiber», Herodot, ist die folgende Erkenntnis nachzulesen: «Die getreideessenden Völker sind durch Künste, Wissenschaft, Volkszahl, geistige und leibliche Bildung denen weit voraus, die von Krieg, Viehzucht und Fischfang leben.» Die zivilisatorischen Verirrungen in bald allen Lebensbereichen könnten demnach ihre Ursachen zu einem wesentlichen Teil durchaus auch in der Fehlernährung haben.

Erwiesenermassen brachte der Übergang zu Broten aus Auszugsmehlen wegen des Ballaststoffmangels eine Zunahme bei den chronischen Verdauungsstörungen. Die Amerikaner geben pro Jahr weit über 100 Millionen Dollar für Abführmittel aus. Etwa die Hälfte aller Frauen und mehr als ein Drittel der Männer leiden in der zivilisierten Welt an Verstopfung. Wenn der Speisebrei zu lange im Körper verweilt, haben Fäulnis- und Gärungsbakterien ideale Lebensbedingungen. Es bilden sich Eiweisszersetzungsprodukte und Gärungsalkohole. Diese ausgesprochenen Darmgifte, die in den Organismus zurücktransportiert werden und mit der Zeit den Tod bedeuten können, schädigen Leber, Nieren, Gallenblase, Magen, Bauchspeicheldrüse, Herz, Gehirn und den Darm selbst [32]. Das Allgemeinbefinden ist erheblich gestört (Unwohlsein, Stirnkopfschmerz, Schlaflosigkeit, Hautunreinheiten, Mundgeruch, Schwere im Leib, Arbeitsunlust usw.).

Abführmittel üben eine Reizwirkung auf die Darmschleimhaut aus. Sie erzeugen gewissermassen einen Darmkatarrh, und durch ihren Dauergebrauch fällt die Muskulatur des Darms zusammen. Sie sollten also gemieden und durch eine ballaststoffreiche Ernährung ersetzt werden. Eine Verbesserung bringt allein schon das Schlucken von rohen Leinsamen nach jedem Essen (1 bis 3 Esslöffel voll). Sie enthalten Gleit- und Quellmittel zugleich [32]. Kefir verbessert die Darmtätigkeit. Wenn in der Darmflora genügend milchsäurebildende Bakterien vorhanden sind, können keine Fäulnisbakterien aufkommen.

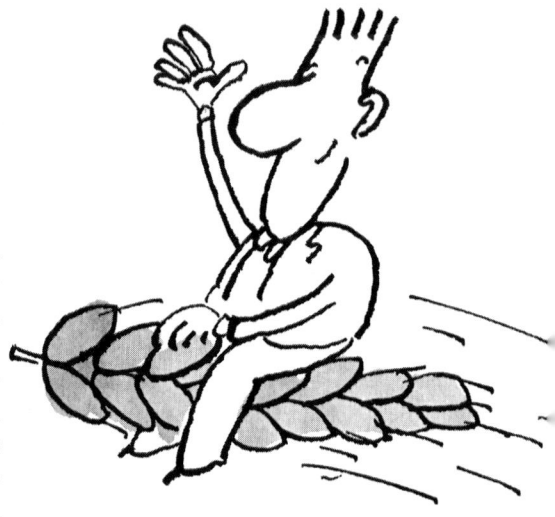

Jene Menschen, die anfänglich mit Beschwerden auf eine rohfaserreiche Nahrung reagieren, haben wahrscheinlich eine degenerierte Darmflora. Damit es nicht so weit kommt, gehört Vollkornnahrung in aller Munde. Eine Verdauung, die funktionstüchtig bleiben soll, kommt ohne Ballaststoffe nicht aus. Diese sind keine geringwertige Last, sondern eine Lebensnotwendigkeit. Sie regen die Darmperistaltik (Kontraktionsvorgänge zur Weiterbeförderung des Inhalts) an und fördern die Sekretion von Verdauungssäften.

Sauerteigbrot: Das ist es!

In vielen Haushalten ist wieder begonnen worden, eigenes Brot aus frisch gemahlenen Körnern selbst zu backen, und so durchströmt wieder ein frischer Brotduft aus herrlichen Röststoffen

So entsteht der Sauerteig

Die Herstellung eines Sauerteiges ist einfach: Verrühren Sie 100 g frisch und grob gemahlenes Roggenmehl mit etwas mehr als 1 dl lauwarmem Wasser und decken Sie das Gefäss mit einem Teller zu. Bei Zimmertemperatur lassen Sie diesen Brei 1 oder höchstens 2 Tage stehen. Jetzt werden bereits die Milchsäurebakterien, die überall vorhanden sind, aktiv. Sie beginnen, die Stärke (Glucoside) abzubauen; auch Hefen sind automatisch dabei. Am 2. oder 3. Tag geben Sie noch einmal etwa 100 g frisch gemahlenes Roggenmehl und 1 dl lauwarmes Wasser (höchstens 40 °C) dazu, rühren ein wenig und lassen diesen bereits leicht säuerlich riechenden Ansatz einen weiteren Tag bei Zimmertemperatur stehen. Einen Tag später wird dieselbe Prozedur wiederholt. Der Geruch muss nun an einen guten, vergorenen Apfelsaft erinnern, und Bläschen müssen Kunde von der Lebendigkeit des Teigs geben.

Das ist alles. Der Sauerteig darf nie über 40 °C warm werden, ansonsten die Milchsäurebakterien den Hitzetod erleiden. Kälte macht ihnen nichts aus; sie sind dann nur weniger aktiv. Ein Rest des Sauerteiges kann deshalb im Kühlschrank oder im Tiefkühler aufbewahrt werden. Bei der Lagerung im Kühlschrank muss man gelegentlich etwas Mehl und Wasser zufügen. Wenn nämlich die Milchsäurebakterien nichts mehr zu fressen haben, gehen Sie ein, und Fäulnisbakterien, Schimmelpilze und andere unerwünschte Lebewesen nehmen überhand; der Teig verdirbt. Wer diese Abläufe durchschaut hat, dem kann beim Umgang mit dem Sauerteig nichts schiefgehen. Man hüte sich vor dem Probieren, sonst rumort's im Verdauungstrakt!

Zum Brotbacken werden 500 g Mehl, 5 dl Wasser und der Sauerteig vermischt und bei Zimmertemperatur über Nacht stehen gelassen. Diesem Vorteig werden nun einige Löffel voll als Starter für den nächsten Sauerteig entnommen – und bei Zimmertemperatur täglich mit etwa einem Esslöffel Mehl und etwas Wasser gemehrt (im Kühlschrank etwa alle 3 Tage). Er soll feucht, aber nicht zu flüssig sein. Zum restlichen Vorteig gebe man weitere 500 g Mehl (eventuell auch Dinkel- oder Weizenmehl), das heisst soviel, bis der Teig die richtige Konsistenz hat. Es kommt dabei mehr aufs Gefühl als auf die Waage an. Dieser Teig braucht noch eine Stunde Ruhe. Dann werden die Laibe geformt, die sich etwa 15 Minuten lang erholen müssen. Dann wird gebacken. Man beginnt bei einer Hitze von etwa 300 °C und lässt die Temperatur bis auf etwa 200 °C abfallen. Ein feuchtes Klima im Backofen wirkt sich günstig aus (ein Schälchen mit Wasser in den Ofen stellen). Günstig sind Schamottsteine auf dem Backofenboden. Sie regulieren die Feuchtigkeit. Die Backzeit ist beendet, wenn es beim Klopfen an den Brotboden hohl tönt.

Das Brot sollte nicht dominant sauer, sondern währschaft «brotig» schmecken. Wem es zu wenig luftig sein sollte, kann in der Vorteigphase (nach der Entnahme des Starters) etwas Backhefe zugeben.

manche Küche. Man knetet nach Herzenslust und erlebt die Entstehung eines grundlegenden Lebensmittels. Das macht Spass und bringt Befriedigung. Körner aus ökologischem Anbau schützen vor unerwünschten Spritzmittel-Rückständen. Als Gärmittel wird, wie in den modernen durchrationalisierten, oft industrialisierten Bäckereien, meistens Zuchthefe eingesetzt, mit der am einfachsten umzugehen ist. In den USA, wo die Brotdegeneration am weitesten fortgeschritten ist, wird Backpulver (Natriumhydrogenkarbonat) als Triebmittel verwendet. Das Resultat sind ausgeprägte Fabrikbrot-Trostlosigkeiten mit fehlendem Aroma, die durch Kunstprodukte ersetzt werden müssen, und ein Fremdgeschmack: wie Tapetenkleister.

Die Hefe (ursprünglich Bierhefe) wird erst seit der Mitte des 19. Jahrhunderts verwendet. Doch die kurze Teigführung bei der Verwendung von Hefe kann kein urtümlich herzhaft schmeckendes Brot hervorbringen. Nur der langsame Gärvorgang beim Sauerteig schliesst den Inhalt des vollen Korns, sogar des erdenschweren Roggens, genügend auf, was sich in einem wunderbaren Duft äussert. Bei den alten Ägyptern, die das Sauerteigbrot wahrscheinlich erfunden haben, wurde der Sauerteig so sorgfältig aufbewahrt wie bei anderen Völkern das Feuer.

Brot aus frisch gemahlenen Körnern aus biologischem Anbau und mit Sauerteiglockerung ist eine Delikatesse, ein duftender, wohlschmeckender Anklang an einen unverdorbenen Ackerboden, ganz abgesehen vom gesundheitlichen Aufblühen, das diesen Brotgenuss begleitet. Nach anthroposophischer Lehre sind in gesäuerten Broten die vier Elemente Erde (Korn und Salz), Wasser (Feuchtigkeit), Luft (Kohlendioxid) und Feuer (aus dem Backvorgang) enthalten: «Lebensmittel, die aus einem Zusammenklang dieser vier Kräfte und Stoffe entstehen, sind als Grundnahrungsmittel von überragender Bedeutung.» [21]

Solches Brot braucht man jeden Tag: «Unser täglich' Brot gib uns heute.»

Renaissance der Hülsenfrüchte

Nicht täglich, aber öfter wäre eine Erinnerung an die Hülsenfrüchte angezeigt. Laufende Wiederholungen führen allerdings zum Überdruss: «Es war beispielsweise so, dass man über Jahre hinweg sagen konnte, was es am Mittwoch zu essen geben würde, diese monotone Essenseinteilung», liest man in Hans Eppendorfs Stück «Der Ledermann spricht mit Hubert Fichte». Und weiter: «Immer wieder dasselbe, immer wieder Pulvertunke, immer wieder dieses selbe Gemüse, entweder Kohl oder Trockenerbsen oder Linsen.»

Der Autor berichtete über das trostlose Essen im Gefängnis: «Man brauchte es nur zu riechen, da war man satt. Man hatte einen Hass auf dieses Essen (...). Nach einigen Jahren konnte man das einfach nicht mehr essen, obwohl man Hunger hatte. Man bekam es einfach nicht mehr runter.»

In diesem vernichtenden Urteil, in das Trockenerbsen und Linsen einbezogen sind, sind die Empfindungen vieler Menschen den Hülsenfrüchten gegenüber formuliert. Wahrscheinlich wurde den Hülsenfrüchten – Erbsen, Bohnen, Linsen – der niedrige Preis zum Verhängnis: Kost für die Armen, für Anstalten.

Wie das Getreide waren die sättigenden Hülsenfrüchte früher ein Volksnahrungsmittel. Sie sind derart reich

Hülsenfrüchte darf man herzhaft kochen und würzen (Zwiebeln, Knoblauch, Selleriekraut, Rosmarin, Majoran, Thymian, Pfeffer, Cayennepfeffer und Tabasco). Da kann nichts schiefgehen. Es entstehen rustikale, sättigende Gerichte, die sehr scharf sein dürfen und derentwegen selbst Hans Eppendorf die Meinung ändern müsste.

Keimlinge sind über den grünen Klee zu loben

Wie alle Samen (inkl. Getreidekörner) können grundsätzlich auch alle Hülsenfrüchte gekeimt werden, wenn sie unbehandelt sind. Ungeeignet sind Samen, die mit chemischen Mitteln vorbehandelt (gebeizt), durch den verhängnisvollen Eingriff der Lebensmittelbestrahlung abgetötet oder zur Verkürzung des Kochprozesses vorbehandelt worden sind. Im Zweifelsfall empfiehlt es sich, eine Keimprobe zu machen.

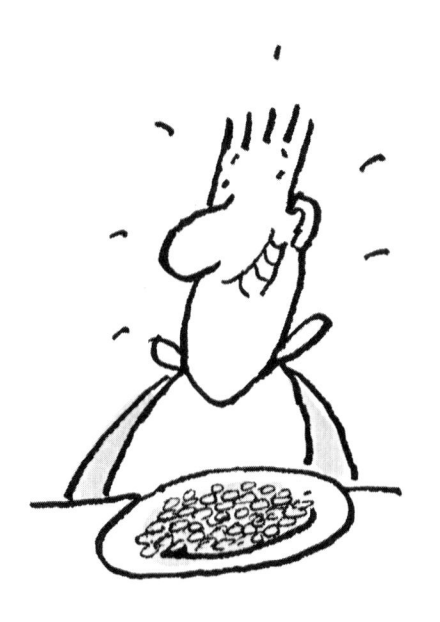

an hochwertigen Eiweissen, aber auch an Ölen, Kohlenhydraten, Rohfasern und Mineralstoffen, dass sie das Fleisch überflüssig machen.

Das gemeinsame Kennzeichen der Hülsenfrüchte: sie reifen in einer Hülse heran. Diese Samen der sogenannten Leguminosen werden meistens in getrockneter Form angeboten, da die Saison für frische Hülsenfrüchte nur kurz ist. Sie werden durch die Trocknung haltbar gemacht, nachdem die Blätter der Pflanze gelb geworden sind. Es gibt Hunderte von Arten beziehungsweise Sorten, von den grünen und gelben Erbsen sowie Kichererbsen über die Bohnen in allen Farben von Weiss bis Schwarz (ein besonders delikates Aroma haben die Flageoletbohnen) bis zu den verschiedenen Linsensorten (rote Linsen, braune Tellerlinsen, Puy-Linsen usw.). Die grossen Köche haben die Hülsenfrüchte neu entdeckt. Sie bereiten diese so delikat zu, dass man den biblischen Esau zu verstehen beginnt, der sein Erstgeburtsrecht für ein Linsengericht verkaufte...

Die ayurvedische Medizin und Ernährungslehre Indiens kennt seit Jahrtausenden die drei Gunas; es sind Kriterien, nach denen die Lebenskraft einer Speise und ihre Auswirkungen auf den Menschen bestimmt wird. Milch muss frisch gemolken sein, Früchte und Gemüse müssen direkt vom Baum oder aus dem Garten kommen, und Gekochtes darf nicht herumstehen. Es sind dies alles Prinzipien, die nach den neuesten Erkenntnissen über die Abbauprozesse richtig liegen.

Körner, Samen und Bohnen, wie immer man sie nennen mag, sind die besten Konserven, die man sich denken kann, dementsprechend auch als Notvorrat ideal, und den amtlich empfohlenen Zucker-, Teigwaren- und Auszugsmehlrationen weit vorzuziehen. Sie bleiben jahrzehntelang keimfähig.

Sobald man sie mit Wasser (Feuchtigkeit) in Kontakt bringt, beginnt sich das Leben in ihnen zu regen. Sie schliessen sich auf und beginnen zu spriessen. Dabei gibt es eine wunderbare Vitaminvermehrung. Der Vitamin-C-Gehalt der Luzerne (Alfalfa) steigt in den ersten 72 Stunden um 500%, der Vitamin-A-Gehalt um 300% und der Vitamin-E-Gehalt um 33%. Beim Keimen des Haferkorns vermehrt sich das Vitamin C um 600%. Zum Keimen geeignet sind u. a. die Luzerne, Kresse, Senf, Bockshornklee, Sonnenblumenkerne, Sojabohnen, Mungobohnen, Kichererbsen, Linsen, Hafer, Weizen und Roggen.

Lassen Sie sich nicht ins Bockshorn jagen! Es ist denkbar einfach, die Saat zum Aufgehen zu bewegen. Die Samen werden am besten über Nacht in Wasser eingelegt. Das Wasser wird anschliessend abgesondert und für Suppen, Saucen oder zum Kochen von Gemüse verwendet. Die Samen werden nun in einem leeren, mit einem luftdurchlässigen Gazetüchlein verschlossenen Konservenglas oder in einem flachen Geschirr mit einem Fliessblatt oder einem Papiertüchlein, das immer feucht gehalten wird, oder aber in einem handelsüblichen Keimglas oder -apparat feucht gehalten. Je nach Keimgut dauert die Keimzeit zwischen einem Tag und einer Woche. Dabei werden die Inhaltsstoffe in eine assimilierbare Form gebracht.

Zwei- bis dreimal täglich muss für Feuchtigkeit gesorgt werden (Wasser einfüllen und sogleich ausgiessen). Am besten eignet sich ein heller, nicht direkt der Sonne ausgesetzter Platz mit normaler Raumtemperatur.

Die Kosten sind klein, und man kommt zum unbezahlbaren Vergnügen, das Keimen und Wachsen, diese faszinierenden Naturvorgänge, aus nächster Nähe beobachten und miterleben zu können. Am Ende hat man Delikatessen von unübertrefflichem Geschmack, die man nicht allein zum Füllen von Frühlingsrollen, sondern auch als Beilage zu Salaten und Rohkostplatten, zum Rohessen, zum Würzen (Senfkeimlinge), als Beilage zu Müesli (wie Weizenkeime) usw. verwenden kann. Der Phantasie sind keine Grenzen gesetzt. Zu den neuen Geschmacksnoten kommt die Gewissheit, dass die Sprossen frei von Dünge- und Spritzmitteln sind.

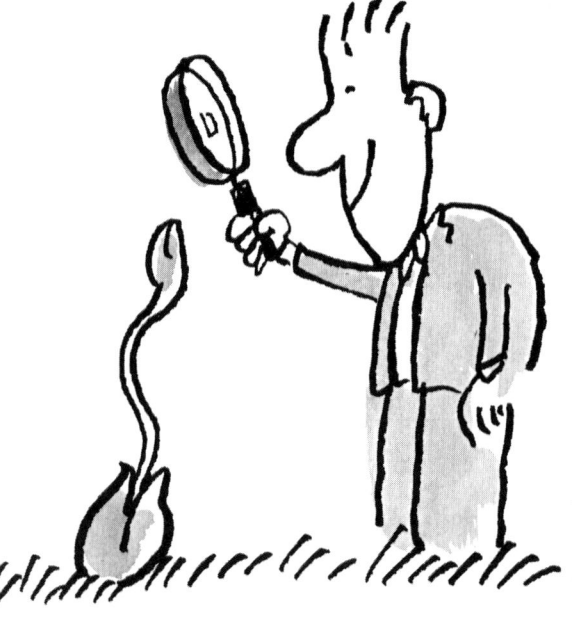

Ein Loblied auf die Keimlinge hat vor rund 5000 Jahren schon der chinesische Kaiser Sheng Nung in einem Buch über die Ordnung der Nutz- und Heilpflanzen gesungen. Von ihm stammt das Zitat: «Die Kraft deines Körpers liegt in den Säften der Pflanzen»; es hat bis heute nichts von seiner Aktualität eingebüsst. Seinen Feststellungen zufolge entschlacken die Keimlinge (Sprossen) den Körper, und sie haben eine durchdringend heilende Wirkung. Ihre Hilfe ist insbesondere in der Genesungszeit (Rekonvaleszenz) spürbar, wenn der Organismus zusätzliche Kräfte benötigt. Sie dürften deshalb eigentlich in keinem Spitalmenu fehlen...

In einer Überarbeitung von Sheng Nungs Werk durch T'ao Hung King (500 n. Chr.) werden Bohnensprossen als hervorragende Medizin bei Ödemen, Muskelerkrankungen, Kniescheibenschmerzen, Hautunreinheiten und Haarproblemen erwähnt. Und im 16. Jahrhundert schrieb Meister Li ein Buch über die Kräfte der Sprossen. Seinen Erkenntnissen zufolge verbessern die Keimlinge die Verdauung; sie regenerieren und heilen Entzündungen und beschleunigen das Wachstum der Haare. Zudem: «Sprossen senken das Fieber, und sie haben eine neutralisierende Wirkung auf Alkohol.»

In Europa sind die Keimlinge erst nach dem Zweiten Weltkrieg mit der Entdeckung der vielseitigen chinesischen Küche und dem Aufkommen der entsprechenden Restaurants bekannt geworden. Der Ernährungslehrer Werner Kollath, der auf der Basis der Erkenntnisse von Max Bircher-Benner die essentiellen Nahrungsinhaltsstoffe studierte, bezeichnete das Keimgemüse als «wahrhaftes Lebensmittel».

In der gesunden Vollwertküche, die auf eine ausgewogene, vollständige Nahrung ausgerichtet ist, sind Keimlinge insbesondere in den Wintermonaten unverzichtbar. Sie liefern dann beste Frischkost, wenn ansonsten neben dem zwar durchaus wertvollen Lagergemüse (Kohl, Karotten, Sellerie usw.) nur noch nitratreiche Treibhausprodukte erhältlich sind.

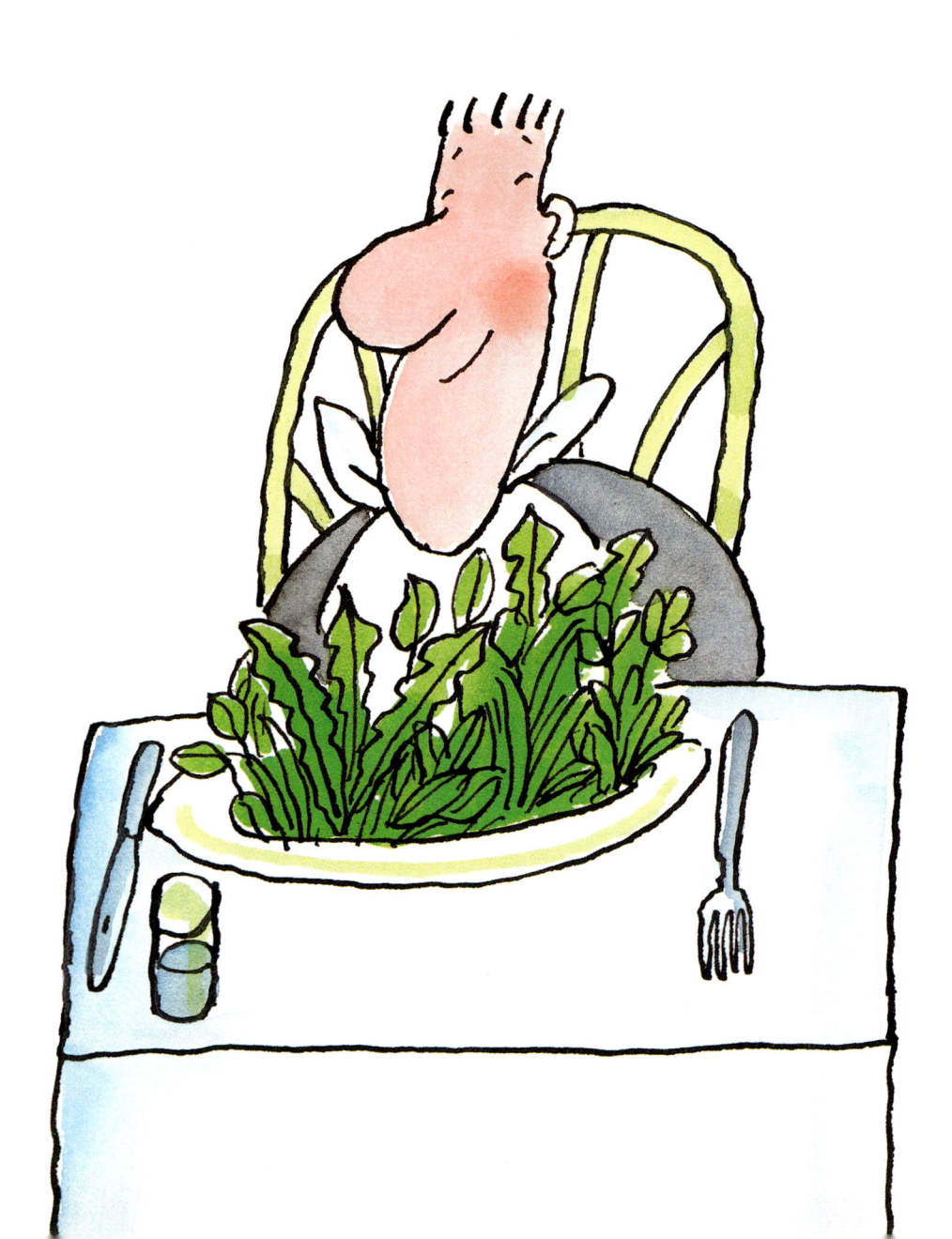

DER EIGENE GARTEN

Selbstversorgung ist wieder angezeigt

Der kritiklosen und meistens undurchschaubaren Anwendung von Chemikalien in allen Lebensbereichen kann nicht so leicht ausgewichen werden, solange sie rechtlich sanktioniert und politisch geduldet ist. Eine der wenigen Ausbruchmöglichkeiten ist unter Umständen eine teilweise neokonservative Selbstversorgung durch den Gemüse- und Früchteanbau im eigenen Garten, selbst wenn das Mühen bereitet. Auch die Einhaltung des Gebotes der Frische ist in perfekter Form praktisch nur auf diese Weise denkbar. Besagter Garten, Ausweis kultivierter Lebensart mit Neigung zur Qualität, kann durchaus ein Vergnügen sein, wenn man es nicht darauf anlegt, die Natur ununterbrochen zu lenken, zu stören und zu zerstören.

Noch vor 150 Jahren assen die Menschen fast ausschliesslich natürliche Lebensmittel. Die Produkte aus den vielfältig strukturierten Bauernbetrieben, aus eigenen Ställen und Gärten wurden sozusagen ohne Zwischenverarbeitung auf den Tisch gebracht. Da wurde nichts industriell «verfeinert»; weisser Zucker und Auszugsmehle, die in der Natur in dieser Art nicht vorkommen, waren unbekannt. Sie sind in den Pflanzen in ein ausgewogenes Gefüge von Ballaststoffen, Wasser, Mineralstoffen, Vitaminen, Enzymen, Farb- und Aromastoffen eingebettet. Das Verhältnis der Inhaltsstoffe blieb also intakt, und die Vitalstoffe, das Lebendige und Lebenserhaltende in den Pflanzen, wurden nicht abgetötet.

Für das «Zurück zum eigenen Garten» gäbe es in allen Wohnquartieren ausserhalb der Stadtkerne ausreichend Gelegenheit. Nach Schätzungen des schweizerischen Bundesamtes für Umweltschutz gibt es in der Schweiz etwa 200 Quadratkilometer ökologisch wertlosen Zierrasen, auf den pro Jahr etwa 100 Tonnen herbizide Wirkstoffe und 15 000 bis 20 000 Tonnen Dünger ausgebracht werden. Allein für das ununterbrochene Mähen werden jährlich etwa 25 Millionen Arbeitsstunden eingesetzt, was 12 500 Mannjahren entspricht...[33]

Da wird also ein permanenter, heroischer Kampf gegen die Natur geführt, gegen alles, was aus eigenem Antrieb kreucht und fleucht, Ausdruck einer neurotischen, technophilen und naturfeindlichen Lebenshaltung. Wohl deshalb werden bestens angepasste Wildpflanzen, die sprachlich zu «Unkräutern» degradiert worden sind, ausgerissen oder chemisch bekämpft.

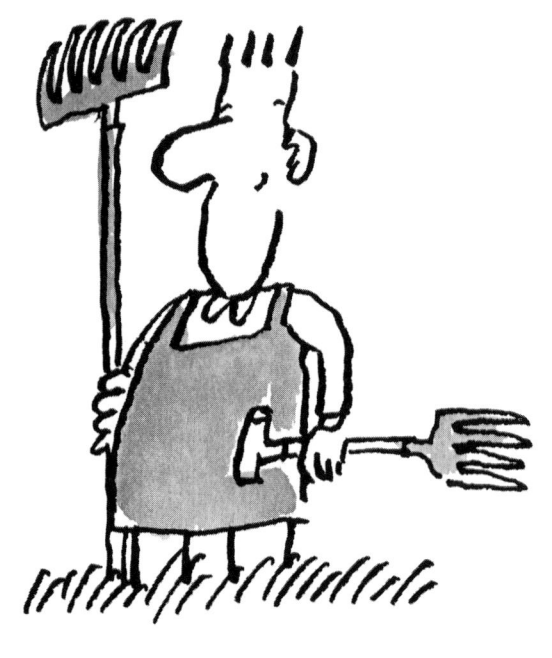

Einen Sinn hat das Entfernen einer wildwachsenden Pflanze höchstens dann, wenn sie eine Kulturpflanze unmittelbar bedrängt. Im übrigen beleben Beikräuter einen Garten wunderbar. Das «Unkraut» hat eine Bedeutung für den Aufbau der Bodenfruchtbarkeit und die Erhaltung der biologischen Gemeinschaft. Es soll im Garten wohl kontrolliert, niemals aber ausgerottet werden. Ungewollt tragen übereifrige Natur- und Gartenreinigungsequipen zum Artentod bei. Keine Art ist im Ökosystem überflüssig.

Man könnte sich somit Arbeit sparen und viele Vorteile daraus ziehen. Man müsste mit mehr Gefühl ans Werk gehen und im Prinzip das vorausahnen, was die Natur vollzieht. In seinem Werk «The One-Straw Revolution» [34] hat M. Fukuoka deshalb die Methode des Nichtstuns, des sich Nichtsdaraus-Machens, propagiert. Tatsächlich kann und muss oft die wichtigste Gartenaktion darin bestehen, etwas nicht zu tun. Deshalb verwendet Fukuoka keine Umgrabewerkzeuge oder -maschinen, um den Organismus des Humus nicht durcheinanderzubringen. Er gibt alle Ernterückstände wie Stroh der Erde sogleich zurück – als Mulch (Bodenbedeckung). Seines Erachtens kultiviert sich die Erde durch die Pflanzenwurzeln, durch die Mikroorganismen, durch kleine Tiere und Würmer selbst. Die Menschen sollen der Natur nur in Ausnahmefällen in die Quere kommen, um keine Wunden zu verursachen, die sie ja selber nicht heilen können. Die meisten menschlichen Eingriffe sind unbeholfen und stören das natürliche Gleichgewicht.

Auch die Amerikanerin R. Stout betrachtet das Wenden des Komposts oder das Umgraben der Erde als gewaltige Energieverschwendung. «Mein Garten ist mein Komposthaufen», schrieb sie, um deutlich werden zu lassen, dass der Kompostierungsprozess ohne menschliches Dazutun vor sich geht, als Mulch oder Bodenbedeckung [35].

Hausgärten sind Aushängeschilder für den Entwicklungsstand des Umweltbewusstseins. Ein Rundgang durch ein Einfamilienhausquartier führt den Naturfreund meistens zur folgenden Erkenntnis: Man müsste den meisten Leuten den Umschwung wegnehmen und ihn naturbewussten Blockbewohnern zur Verfügung stellen.

Das erste und oberste Gebot beim eigenen Gärtnern ist ein konsequenter Verzicht auf jede Art von Chemikalien und auch auf Kunstdünger. Dieser Verzicht ist die Voraussetzung für die Einregulierung der verschiedenen Kreisläufe. Kunstdünger sind leicht wasserlöslich. Sie stehen den Pflanzen somit in einer sofort verfügbaren Form und in praktisch unbegrenzter Menge zur Verfügung. Das Wurzelwerk muss sich nicht ausdehnen und nach Nährstoffen suchen. Die zu einem übermässigen Düngerkonsum verleitete Pflanze wird krankheitsanfällig, gross, wässrig und nitrathaltig. Nicht nur Karotten aus kunstgedüngten Äckern schmecken nach nichts mehr, sogar der Knoblauch gibt einen Teil seines Geschmacks preis, wenn man ihn zu einem schnelleren Wachstum antreibt. Zudem werden durch die einseitige Zufuhr von konzentrierten Mineralstoffen die Spurenelemente wie Selen verdrängt. Die gesundheitliche Qualität der Nahrung wird dadurch vermindert.

Wer aus feinschmeckerischen Gründen voll ausgebildete Aromen neben einem ungeschmälerten Sortiment an wertgebenden Inhaltsstoffen haben möchte, versorgt die Pflanzen mit langsam fliessenden Nährstoffen, vor allem mit Mulch, Gründüngung sowie einem selbst bereiteten Kompost (aus Garten- und Küchenabfällen, Haaren, Kaffeesatz, Steinmehl usw.) und gegebenenfalls Festmist aus der Tierhaltung. Man sollte Mist sehr zurückhaltend einsetzen, um den Nitratgehalt der Pflanzen nicht unnötigerweise zu erhöhen. Es braucht nicht ganze Fuder davon; die meisten Gärten sind ohnehin mit zuviel Stickstoff versorgt. Überdüngte Pflanzen sind im Stoffwechsel gestört, in der Reife verzögert, fehlernährt, schädlings- und fäulnisanfällig und von wesentlich verminderter gesund-

heitlicher Qualität, zu aufgeschwemmtem Gewebe verunstaltet.
Lebendige Böden und naturnahe, biologische Anbaumethoden machen jeden Chemikalieneinsatz überflüssig*. Chemikalieneinsatz und lebendige Böden schliessen einander aus. Giftstoffe richten im Boden eine heillose Zerstörung und Verwirrung an, die in ihren Ausmassen überhaupt nicht abzuschätzen ist. Denn innerhalb des belebten Bodens ist ein wesentlich intensiveres Leben als über ihm vorhanden. In einem Quadratmeter Boden wohnen etwa 10 Millionen Fadenwürmer, 100 000 Springschwänze, 45 000 Gliederwürmer, 40 000 Insekten und Milben. In einem einzigen Gramm Boden sind 500 000 Bakterien, 400 000 Pilze, 50 000 Algen und 30 000 Protozoen (Urtierchen) enthalten. Der Boden ist also nicht nur eine braune Masse oder gar «Dreck», sondern ein mit Leben gefülltes Gerüst aus organischer und anorganischer Substanz. Je lebendiger dieser Boden ist, um so besser ist das Wachstum und um so wertvoller sind die Produkte. Der Basler Kantonschemiker Martin R. Schüpbach führte an einem Vortrag über das Gegenteil, die übliche intensivlandwirtschaftliche Bodenzerstörung, aus: «Je industrieller die landwirtschaftliche Produktionsmethode ist, um so umweltfeindlicher sind die notwendigen Kulturmassnahmen, desto fragwürdiger der Gesundheitswert der Produkte.» Eine riesige Artenvielfalt im und über dem Boden ist eine Grundbedingung für das erfolgreiche Gärtnern in vollständiger Chemiefreiheit. Das bedeutet in der Praxis auch, dass der Rasen zwangsläufig in eine vielfältige, lebendige Wiese umgewandelt werden muss.

Lebensräume schaffen!

Auf mageren (nährstoffarmen) und unverschrten Böden sind die Pflanzenarten besonders zahlreich und heute aus Raritätsgründen als ökologisch besonders wertvoll zu betrachten. Jede Pflanze zieht eine Fülle von Lebewesen, vor allem aus der Insektenwelt, an.

* Das in diesem Buch mehrmals verwendete Adjektiv «biologisch» bedarf der Erläuterung, da es noch nirgends exakt definiert ist. Unter einem Produkt aus «biologischem Anbau» wird ein solches aus ökologisch orientierter Produktion verstanden. Aber auch «Ökologie» ist ein oft missbrauchtes Modewort. Bei der Ökologie handelt es sich um eine aus der Biologie hervorgegangene Naturwissenschaft, die individuelle, natürliche Systeme (Ökosysteme) und ihre belebten und unbelebten Komponenten sowie die im System ablaufenden und miteinander vernetzten Systeme erforscht. Sie wurde schon 1866 von Ernst Haeckel als Wissenschaft von den Beziehungen der Organismen zueinander und zu ihrer Umwelt definiert.
In biologisch geführten Bauernhöfen dürfen nur bestimmte, genau umschriebene Dünger und Hilfsstoffe verwendet werden. Klärschlamm kommt nur in Frage, wenn er frei von Schwermetallen ist und nicht einfach die höchst tolerante Klärschlammverordnung, wie sie in der Schweiz gilt, erfüllt. Die Regulierung der wildwachsenden Kräuter muss durch Kulturmassnahmen und mechanische Mittel erfolgen. Chemische Schutz- oder Abtötungsmittel sind verboten. Die Tierernährung muss auf Futtermitteln basieren, die nach den Grundsätzen des biologischen Anbaus gewonnen wurden. Für Lebensmittelzubereitungen (Fertigprodukte) dürfen Zutaten nur in beschränktem Masse und nur solche aus biologischem Anbau gewonnen werden.
In der Schweiz wollte das Bundesamt für Gesundheitswesen dem Etikettenschwindel mit dem Wort «biologisch» 1985 mit einer ausgezeichneten Verordnung den Riegel schieben, die als «Pionierleistung» gefeiert wurde. Doch von der konventionellen Landwirtschaft und den Chemikalienproduzenten wurde sie im Vernehmlassungsverfahren erfolgreich torpediert, da von jener Seite eine Aufteilung in «Bio-» und «Nichtbio»-Produkte gefürchtet wird. Welcher Konsument würde bei klarer Deklaration schon mit Rückständen behaftete Ware aus dem Intensivanbau vorziehen?
In der Schweiz gibt es folgende Bioproduzenten-Organisationen mit einer strengen Kontrolle: Schweizerische Gesellschaft für Biologischen Landbau (SGBL, gemeinnütziger Verein), Biofarm-Genossenschaft, Prograna, biogemüse ag, Biogarten und Agricoltura ecologica.

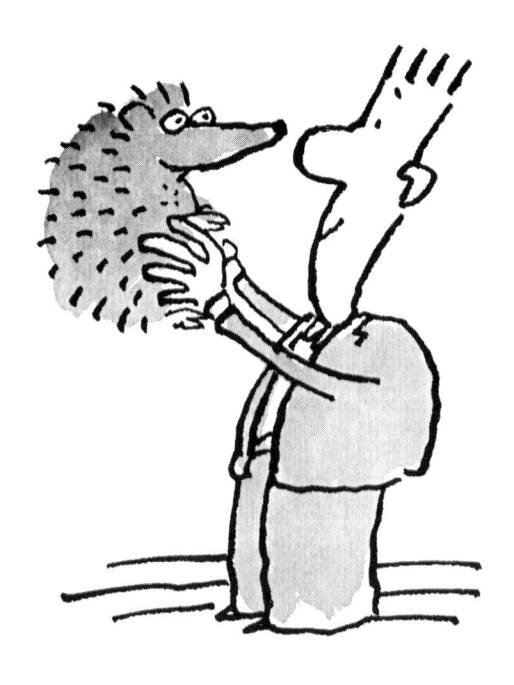

Ein Weiher, wenn möglich mit angegliederter Feuchtzone, gibt zusätzlichen Pflanzen und Tieren eine Lebensgrundlage. Alle die Arten, die auf Wasser angewiesen sind, können sich nun einstellen und sich wohlfühlen. Wo immer ein Weiher aus topografischen und lagemässigen Gründen noch einigermassen sinnvoll ist, sollte er als Element der Belebung in einen naturnahen Garten einbezogen werden. Existenzgrundlagen für Tiere wie Igel können geschaffen werden, indem man Hohlräume bereitstellt; in einem klinisch-sterilen Garten kann ein Igel mit dem besten Willen keinen Unterschlupf finden. Man schichte oder schütte zu diesem Zweck Steine, Steinplatten, Holzstücke usw. locker aufeinander.

Das absterbende, verrottende Holz (Totholz) ist eine Lebensgrundlage sondergleichen: Pilze, Moose, Flechten und eine unüberschaubare Welt von Kleintieren wie Bärtierchen, Milben und Insektenlarven erhalten hier eine Existenzmöglichkeit. Der «wilde Haufen» darf also in keinem Garten fehlen; er ist eine Bereicherung und spart erst noch Zeit beim Aufräumen, bei dem ohnehin nicht überbordet werden sollte. Die Persil-Hygiene hat im Garten nichts zu suchen. Die Kehrichtabfuhr wird damit auch entlastet: Organisches (pflanzliches) Material müsste unter Naturschutz gestellt werden; die Vernichtung in Kehrichtverbrennungsanlagen ist die dümmste aller denkbaren Lösungen. In Laubhaufen können sich Kröten, Käfer, Schnecken und Igel verkriechen. Ausserordentlich wertvoll sind Trockenbiotope (Schotterflächen und Trockenmauern). Trockene Sandstellen, zum Beispiel unter Vordächern, geben dem Ameisenlöwen eine Existenzmöglichkeit; in seinen trichterförmigen Fallen reguliert er, dafür dankend, den Ameisenbestand. Als Biotope zu betrachten sind ferner alle Nischen und Ritzen, selbstverständlich auch einheimische Hochstamm-Obstbäume, artenreiche Wiesen und Hecken.

Mühelose Hecken-Inszenierung

Eine Hecke kann man sich gratis und franko anlegen. Hermann Benjes hat beschrieben, wie das geht: Auf dem zu «verheckenden» Geländestreifen wird eine etwa 3 bis 4 Meter breite und 1 Meter hohe Barriere aus Baumschnitt und Stauden, die anderswo entfernt werden mussten, errichtet. Solch wertvolles Material ist bei Strassenunterhaltsdiensten oder von Nachbarn ohne weiteres zu beschaffen. Das organische Material wird gleichmässig verteilt. Zu welcher Jahreszeit das Buschwerk aufgeschichtet wird, spielt überhaupt keine Rolle. Dieses liegende Gestrüpp bietet viele Hohlräume und damit Stätten des Überlebens für eine Fülle von Tieren: «In hundertfacher Artenvielfalt wird der neue Lebensraum sofort besetzt. Bei den Vögeln spricht sich das schnell herum. Für Bodenbrüter ist die Benjeshecke von Anfang an das Paradies schlechthin. Die Busch- und Baumbrüter müssen natürlich noch etwas Geduld haben. Auch ihnen bietet das Gestrüpp ideale Ansitzmöglichkeiten, Insektennahrung und Unterschlupf bei Gefahr. Mit dem Kot der Vögel gelangen die Samen der späteren Heckensträucher in das Gestrüpp. Die Wahrscheinlichkeit, dass einige davon bis auf den Boden der Hecke gelangen und dort keimen, wird mit jedem Regen grösser (...). Das Totholz bricht nach einigen Jahren spurlos in sich zusammen. Nur die Reste der dicksten Zweige deuten nach Jahren noch an, was hier einmal stattgefunden hat. Würmer und Asseln, Käfer und Pilze, Springschwänze und Bakterien haben das Holz in feinste Walderde verwandelt, die den ‹Nachrückern› jetzt den Start erleichtert [36].»

Durch solche Massnahmen verwandelt man seinen Garten von einem Lego-Spielzeugland in ein Paradies für Pflanzen, Tiere und Menschen, in ein von einem unglaublichen Leben erfülltes Refugium von erstaunlicher ökologischer Stabilität, ein Gegengewicht zu den maschinengerechten Agrarwüsten, die aus Systemfehlern herausgewachsen sind. Den wenigen Arten, die nach der unmotivierten menschlichen Einteilungsmanie in die Kategorien «gut» und «böse» als «Schädlinge» in Erscheinung treten könnten, steht im naturnahen Garten eine Unmenge an Räubern und Parasiten («Nützlinge») gegenüber. Einseitige Massenvermehrungen können unter solchen Bedingungen selbstverständlich nicht erfolgen. Wenn Hohlräume für Igel, Erdkröten und Blindschleichen vorhanden sind, wenn Spitzmäuse und ein Maulwurf toleriert werden, dann wird auch die Zahl der Nacktschnecken automatisch auf eine unproblematische Grösse hinunter reguliert.

Anschauungsunterricht für Hobby-Ökologen

Ein vielfältiger Garten vermittelt ein eindrückliches Naturerlebnis. Wer exakt beobachtet, mit angepassten Kulturpflanzen umgeht, diese selber vermehrt und damit einen unschätzbaren Beitrag an die Erhaltung bedrohten Genmaterials leistet, kann sein Biologie-Wissen ununterbrochen entwickeln; er kommt zu einem Praktikum in angewandter Ökologie von höchstem erzieherischem Wert. Er lernt die Abhängigkeit der Lebensgemeinschaften erkennen, erlebt das Zusammenspiel von klimatischen Erscheinungen, von organischen und anorganischen Substanzen, von Pflanzen und Tieren. Er entwickelt ein vertieftes Naturverständnis. Daraus ergeben sich Impulse für den Umweltschutz.

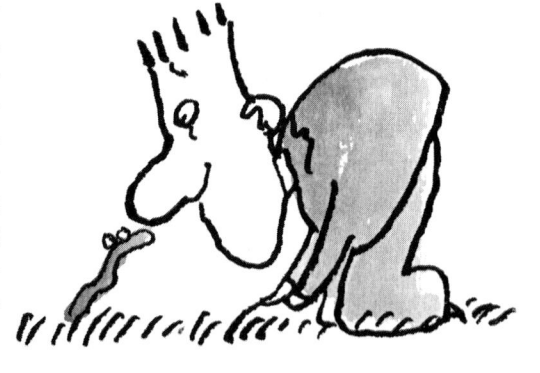

Der Garten sollte bei aller Freude an einer gestalterischen Variationsbreite zwanglos in die umgebende Landschaft eingefügt sein. Die Pflanzen, die in ihn eingebracht wurden oder sich darin versammeln, sollten aus dem gleichen Landschaftstyp stammen, in dem sie nun leben, wachsen und gedeihen. Bei der Anpassung an die Landschaftsformen der Umgebung gilt selbstredend die ursprüngliche und nicht etwa die durch Meliorationen und landwirtschaftliche Eingriffe verödete Landschaft als Leitbild. Zu den eingeebneten Landwirtschaftswüsten mit den Maisfeldern und Fettwiesen würde selbstverständlich ein Sterilrasen bestens passen; auch dessen ökologische Bedeutung ist etwa gleich bescheiden. Die moderne Landwirtschaft ist nach den Feststellungen des Kieler Ökosystem-Forschers Berndt Heydemann zum «gigantischsten Einbruch» in die Evolution der Arten seit der Entstehung des Lebens auf der Erde geworden. Sie kann keine Vorbildfunktion mehr haben. Höchstens eine abschreckende...

Naturferne technische Massnahmen wie Treibhäuser und Plastiktunnels, die in Landwirtschaftsgebieten schon ganze Landschaften verunstalten, braucht es nicht. Laut den «allgemeinen Anbau-Richtlinien» der Schweizerischen Gesellschaft für biologischen Landbau (SGBL) kann das Kleinklima durch Wald, Windschutzbaumreihen, Hecken, Bachuferbepflanzungen, Ausnutzung von Hauswänden, die wo immer möglich bepflanzt werden sollten, durch Abwechslung zwischen höher- und niedrigerwachsenden Pflanzen, geeigneten Pflanzabständen, Mulchen usw. hinreichend beeinflusst werden.

Vielfach genügt es, ein Stücklein Erde, über das man frei verfügen kann, einfach sich selber zu überlassen. Es gibt grössenmässig keine Beschränkung nach oben oder nach unten. Meistens kann schon ein einziger unberührter Quadratmeter zu einer Quelle der Freude und des Erlebens werden.

Küchenkräuter: Eintritt in die Welt der Aromen

Die Freude an der Natur kann auch auf einem kleinen Fensterbrett- oder Balkongarten gedeihen. Frische Küchenkräuter, die alle auch Arzneimittel sind, aktivieren Verdauungsenzyme, reinigen das Blut, regen den Fettstoffwechsel an und machen die Speisen bekömmlicher. Hier ist die Frische deshalb fundamental, weil die Aromen im frischen Zustand am besten zur Geltung kommen; beim Trocknen verduften sie weitgehend.

Kräuter können an einem sonnigen Platz auf kleinstem Raum kultiviert werden. Selbst während des Winters können Petersilie, Schnittlauch, Bergbohnenkraut usw. in hellen, mässig warmen Räumen oder in Blumenfenstern wachsen. Somit müssen auch Leute in Mietwohnungen nicht auf frische Kräuter verzichten.

Kräuter schätzen etwas Kompost; eine mineralische Düngung wäre aber auch hier falsch, da sie sonst bei Aromaverlusten allzusehr ins Küchenkraut schiessen würden. Im Kräutergarten empfiehlt sich ein jährlicher Brennesseljaucheguss*.

Der Kräutergarten übt auf das gesamte bepflanzte Land eine ausgleichende Wirkung aus. Er hilft mit, «Schäd-

---

* Herstellung von Brennesseljauche: Abgeschnittene Brennesseln in ein Gefäss (Holzfass, Ton- oder Steingutgefäss) bis auf die halbe Höhe einfüllen. Das Gefäss bis etwa 10 cm unter den Rand mit (Regen-)Wasser füllen. Täglich ein- bis zweimal kräftig rühren. Während der ersten 1 bis 2 Wochen täglich eine Handvoll Steinmehl beifügen, was der Geruchsbildung entgegenwirkt. Wenn die Schaumbildung beendet ist, kann die Jauche in einer Verdünnung von etwa 1:10 verwendet werden. Wuchsfördernd sind auch Comfrey-, Beinwell- und Fencheljauche.

Die Wiese im Teller

Wildpflanzen («Unkräuter») sind eine Augenweide und eine Gaumenfreude. Es gibt eine grosse Menge Wildkräuter, die sich zu Salaten, Suppen verarbeiten oder als Gemüsegericht genüsslich verzehren lassen: Ackersenf, Bärlauch, Brennessel, Gänseblümchen, Geissfuss, Gundelrebe, Hirtentäschel, Huflattich, Löwenzahn, Pastinak, Quendel, Sauerampfer, Schafgarbe, Schlüsselblume, Wegerich, Wiesenbärenklau, Wiesenbocksbart, Wiesenknöterich u. a. m.

Die am Vormittag geernteten Kräuter werden gut gewaschen, in feine Streifen geschnitten und mit einer pikanten Sauce serviert. Beispiel: 1 kleine gehackte Zwiebel, 1 Esslöffel (EL) Olivenöl, 2 EL Rahm, 2 EL Zitronensaft, Salz und frisch gemahlener Pfeffer.

Man kann sich beim Genuss der Kräutergerichte vorstellen, welche Lust es für die gesunden und glücklichen Kühe von damals gewesen sein muss, eine artenreiche Wiese abzugrasen...

Die frischen, sehr aromatischen (ätherische Öle enthaltenden) Kräuter können Koch- oder Meersalz teilweise ersetzen. Mit ihnen sollte nicht wild drauflos gewürzt werden, sondern sie müssen gezielt und richtig eingesetzt werden. Auch das Überwürzen ist falsch. Es war zur Zeit Goethes noch normal. Gewürze waren damals Symbole des Reichtums, und davon wollte man eben möglichst viel zur Schau stellen. Im allgemeinen darf das Kräuteraroma nicht vorherrschen, sondern es soll den Geschmack der Speisen heben. Kräuter werden immer erst am Ende der Kochzeit beigefügt. Dennoch darf man ruhig experimentieren. Es ist gescheiter, einmal des Guten etwas zu viel zu tun oder sich zu «verwürzen», als sich auf eine phantasielose Schnittlauch-Petersilien-Küche zu beschränken. «Ob Kümmel, Anis, ob Thymian, Dillen, erfüllen sie alle den gleichen Willen: zu schonen das Leben, es köstlich zu würzen, die Stunden der Sorgen, des Ärgers zu kürzen.» So heisst es im Kräuterbüchlein «Der Apothekergarten» von F. X. Münzel. In den Kräutern ist eine gesamte Lebensphilosophie für Geniesser enthalten.

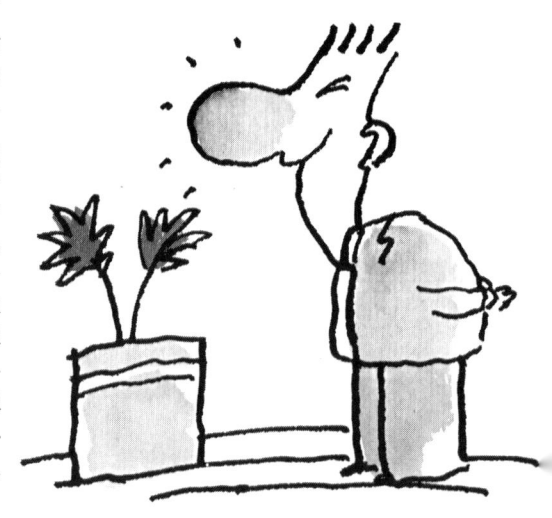

lings»-Plagen zu verringern. Bei der Anlage eines Kräutergartens sollte man darauf achten, dass stark wachsende Pflanzen wie Beifuss, Estragon, Salbei und Liebstöckel im Hintergrund (nördlich) gesetzt werden, die kleineren (Majoran, Thymian, Petersilie, Kerbel, Schnittlauch) aber im Vordergrund. Für den Ziergarten eignen sich vor allem Borretsch, Lavendel und Thymian, wobei ohnehin alle Küchenkräuter eine Zier sind. In Schalen und Tontöpfen lassen sich Estragon, Liebstöckel und Sauerampfer kombinieren.

Wozu Kräuter und Samen gut sind

	Verwendeter Teil	Heilwirkung	Anwendung
Anis	Frucht	blähungshemmend, Gallenfluss fördernd, steigert die Milchsekretion bei Wöchnerinnen	Gebäck, Apfel- und Birnenkompott, Obstsalate
Basilikum	Blätter	Magen- und Darmkrankheiten	Karotten, Linsen, Spinat, Rohkostsalate, Eier, Käse, Suppen, Saucen (Pesto alla genovese), Fisch, Fleisch, Einlegen von Gurken
Beifuss	junge Blätter	appetitanregend, krampflösend	Gemüse, Salate, fette Fische, Gänsebraten, Wild
Bohnenkraut	Kraut	blähungstreibend, stopfend	Bohnen, Linsen, Reis, Hülsenfrüchte, Tomaten, Sauerkraut, Fisch, Fleisch, Gurken, Salate, Eier
Borretsch	Blätter	herz- und nervenstärkend, stoffwechselfördernd	Salate, Rohkostplatten, Bohnen, Pilze, Eierspeisen, Sauerkonserven
Dill	Samen	verdauungsfördernd	Fisch, Kohl, Gurken, Pilze, Tomaten, Mayonnaise, Fleisch, Einlegen von Gurken, Kräuterbutter, Sauerkraut
Estragon	junge Blätter	appetitanregend, harntreibend, verdauungsfördernd	Artischocken, Sauerkraut, Sellerie, Grünsalate, Gemüse, Suppen, Rohkostspeisen, Kräuterbutter, Pasteten, Braten, Gurken, Essiggemüse
Fenchel	Spaltfrüchte	beruhigend, milchfördernd	Fisch, Bohnen, Blumenkohl, Erbsen, Tomaten, Grünsalate, Gurken, Sauerkraut, Backwerk, Brot, Tee
Ingwer	Kraut	appetitanregend, verdauungsfördernd	Apfelmus
Kardamom	Samen	herz- und magenstärkend	Weihnachtsgebäck, Leberwurst, Curry-Bestandteil, Kaffee-Gewürz
Kerbel	Blätter	entschlackend, harntreibend, blutreinigend	Kalte Platten, Saucen, Quark und Joghurt, Omeletten, Suppen, Kräuteressig, Kaninchen, Lamm

	Verwendeter Teil	Heilwirkung	Anwendung
Knoblauch	Zwiebeln	blutdrucksenkend, kräftigend, blutzuckersenkend bei Diabetikern	Salate, Mayonnaise, Fondue, Omeletten, Pizza, Suppen, Fleisch, Wurst, Saucen
Koriander	Kraut	blutreinigend, krampflösend	Gurken, Gebäck, Fleisch, Kräuteressig
Kresse	Blätter	stoffwechselanregend, magenstärkend, galle- und harntreibend, fördert Bildung roter Blutkörperchen	Salate, Saucen, Suppen, Rohkostplatten, Kräuterbutter
Kümmel	Samen	blähungstreibend, galleanregend, milchfördernd	Bohnen, Kohl, Käsegebäck, Brotsuppe, Sauerkraut, Kartoffeln
Lavendel	Blatttriebe	beruhigend	Salate, Suppen, Gemüse, Lamm
Liebstöckel	junge Blätter und Wurzeln	harntreibend	Gemüsesuppe, Rohkost, Fleisch, Gemüse, Saucen
Lorbeer	Blätter	blähungstreibend	Rotkohl, Tomatensauce, Gurken, Sauerkraut, Pilze, Spinat, Karotten, Braten, Saucen, Suppen, Gemüse, Fleisch, Sud für Kochfleisch
Majoran (Oregano, Dost)	Kraut	blähungstreibend, Magen-Darm-Mittel	Tomaten, Omeletten, Pizza, Käse, Braten, Gulasch, Karotten, Suppen, Tomatensauce, Ragouts
Melisse	frische Blätter	beruhigend, krampfstillend	Bohnen, Gurken, Kräutersaucen und -butter, Pilze, Wild, Eier, Suppen, Fleisch, Fisch, Tee
Meerrettich	Wurzeln	antibiotisch, harntreibend	Mayonnaise, Salate, fettes Schweinefleisch
Muskatnuss	Samen	nervenstärkend (in zu hoher Dosis giftig)	Blumenkohl, Erbsen, Kohl, Karotten, Kartoffeln, Suppen, Pilze, Rotkohl, Spinat, Spargeln, Fondue, Käsegebäck
Nelken	Köpfe	keimtötend, beruhigend	Rotkohl, Braten, Fleisch, Saucen
Petersilie	Kraut	harntreibend Vitamine A + C	Fisch, Bohnen, Erbsen, Karotten, Pilze, Suppen, Omeletten, Käse, Eier, Salate

	Verwendeter Teil	Heilwirkung	Anwendung
Pfefferminze	Blätter	beruhigend, krampflösend, Verdauungssäfte anregend	Karotten, Linsen, Salate, Gemüse, Kartoffeln, Eiscreme, Fisch, Lamm, Tee
Pimpinelle (Bibernell)	Blätter	Nieren- und Blasenleiden	Salate, Kräuterbutter, Kräutersaucen, Suppen, Gemüse, Fisch, Eiergerichte
Rosmarin	Blätter	kreislaufanregend	Kartoffeln, Fondue, Omeletten, Kräuteröl und -saucen, Wild, Geflügel, Lamm
Salbei	Blätter	entzündungshemmend	Omeletten, Nudeln, Salate, Käse, Wild, Fisch, Kalbfleisch, Leber
Schnittlauch	Kraut	Vitamin- und Mineralstoffspender, verdauungsfördernd, blutbildend	Suppen, Salate, Saucen, Gemüse, Eintöpfe, Kräuterbutter
Sellerie	Wurzeln, Blätter	harntreibend	Gemüsesuppe, Karotten, Tomaten, Mayonnaise, Tomatensauce, Fondue, Käsegebäck, Braten, Fisch, Erbsen
Senf	Samen	Magensekretion und Gallenfluss fördernd, kreislaufanregend	Mayonnaise, Einlegen von Gurken
Thymian (Quendel)	Kraut	krampfstillend, lösend, desinfizierend	Rohkostsuppe, Braten, Salate, Omeletten, Kräutersaucen, Fisch, Gurken, Kartoffeln, Linsen, Tee
Wacholder	Beeren	harntreibend, appetitanregend	Sauerkraut, Rotkohl, Wildbeeren, Sud, Gulasch
Ysop	Blätter und Triebspitzen (sparsam verwenden)	verdauungsfördernd	Fisch-Eintöpfe, Rinderbraten, Kräutersaucen
Zimt	Stengel	magenstärkend, verdauungsfördernd	Apfelmus, Gebäck, Obstsalate
Zwiebel	Zwiebel	antibiotisch, verdauungsfördernd, blutreinigend	Salate, Fisch, Suppen, Gemüse

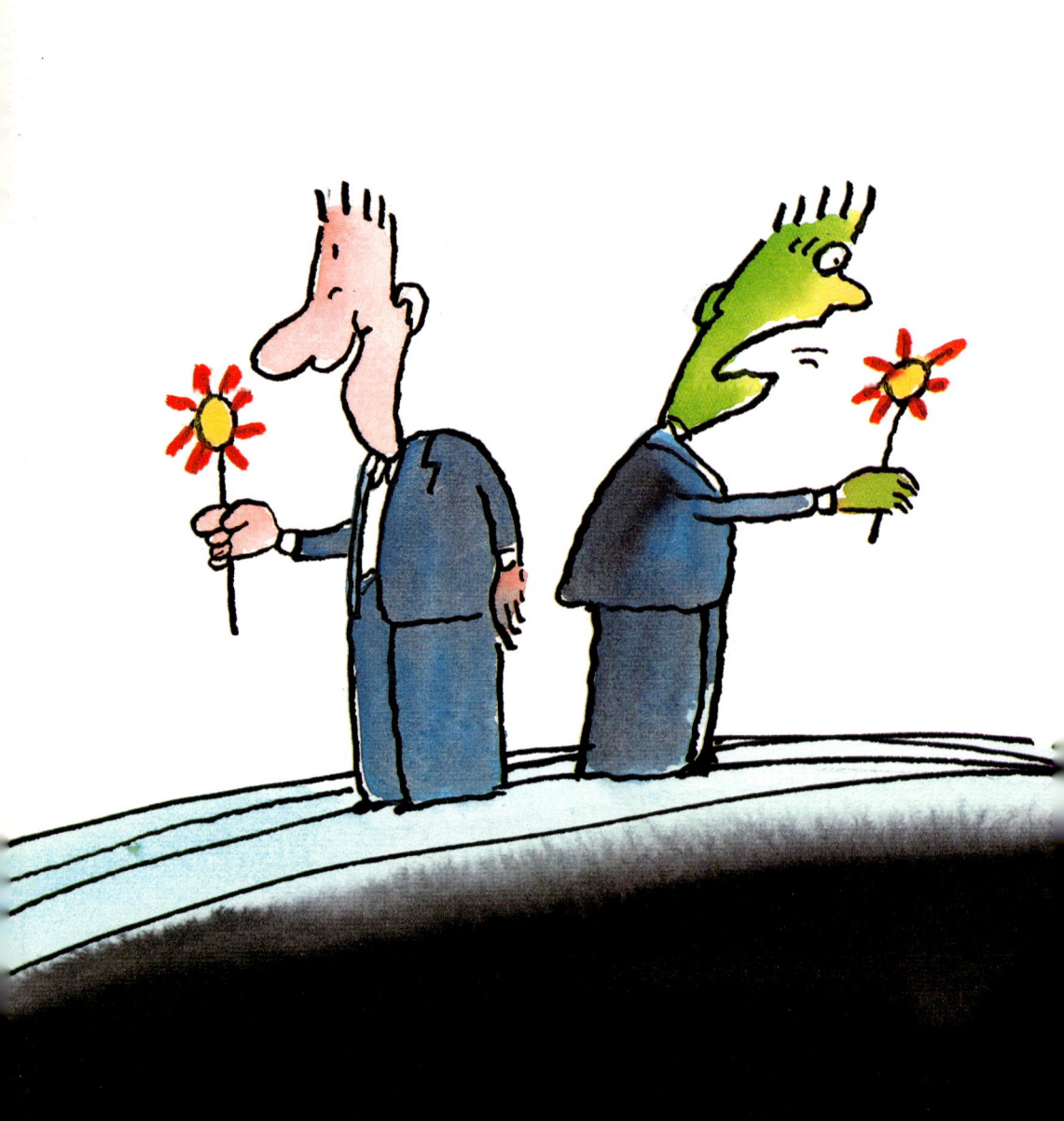

SINNESFREUDEN

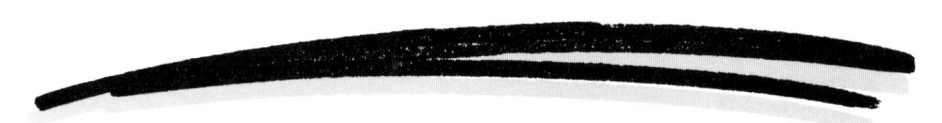

Die Reizüberflutung stumpft ab

Das Essen ist immer mehr als eine blosse Aufnahme von Substanzen, um unseren Körper und Geist in Betrieb zu halten, Gewichtsverluste auszugleichen oder das Gewicht zu mehren. Ein nett zubereitetes Gericht, so einfach es auch sein möge, vermittelt an einer gemeinsamen Tafel eine feierliche Stimmung und einen Bezug zur Natur und zur Welt.

«Nur durch das Tor der Sinne zieht die Welt in das Gemüt des Menschen ein», heisst es in einem vor rund 100 Jahren erschienenen Aufsatz von W. Preyer in bildkräftiger Sprache. Dieses «Tor der

Sinne» steht aber nicht automatisch offen. Es muss manchmal gewaltsam geöffnet werden. Das ist durch eine Christusklage von bleibender Aktualität bestätigt: «Sie haben Augen zu sehen und sehen nicht; sie haben Ohren zu hören und hören nicht.» Man könnte das Bibelzitat erweitern: «Sie haben eine Zunge zu schmecken und schmecken nicht; sie haben eine Nase zu riechen und riechen nicht.»
Wahrscheinlich ist die Abstumpfung der Sinne bei der gegenwärtigen Reizüberflutung ausgeprägter denn je: Ein Platzregen von Bildern prasselt auf die heutigen Menschen nieder. Diese Hypertrophie des Optischen wird durch das unablässige Getöse der Maschinenwelt untermalt. Intensive Gerüche begleiten uns auf Schritt und Tritt. Die Industrienahrung ist mit künstlichen Aromen angereichert, um uns dazu zu verleiten, von einem Produkt mehr zu essen, als wir eigentlich wollen.
Was in der Tiermast gilt, wo der Fütterungserfolg eine Frage des richtigen Geschmacks ist, trifft auch auf die Mästung der Gesellschaft von Übergewichtigen zu; nur spricht man hier von «Gaumenkitzel». Wenn eine banale Kartoffelscheibe in ein Chip verwandelt wird, imprägniert man sie mit 2-Methoxi-3-ethylpyrazin, das den intensiven Bratkartoffelgeschmack beizutragen hat. Die eigentliche «Chipsnote» liefert dann das 2-Ethyl-3,6-dimethylpyrazin. Das umstrittene Glutamat hat diese Geschmäcker zu verstärken und gleichzeitig allfällige Produktionsfehler zu verschleiern.
Genau wie die exotischen pflanzlichen «Feuerwerkskörper» aus der Gärtnerei die zarten Erscheinungen von wildwachsenden einheimischen Blumen übertrumpfen und das Auge für die dezenten Schönheiten allmählich unempfänglich machen, verderben auch die knalligen Industriearomen das Empfinden für das Zarte, Wahre, Unverfälschte. Die Gewöhnung an die chemisch aufgemöbelte Fertigkost, eine Anpassung, die im Fachjargon «Futterprägung» heisst (Fixierung auf eine bestimmte Nahrung), zementiert den gesundheitlich verhängnisvollen Irrweg, der Manipulationen Tür und Tor offen lässt*. Bereits Kleinkinder reagieren mit Geschrei, wenn von einer Fertignahrung auf eine andere gewechselt wird. Schon deshalb ist eine laufend frisch zubereitete Nahrung wichtig, die keinen uniformen Geschmack

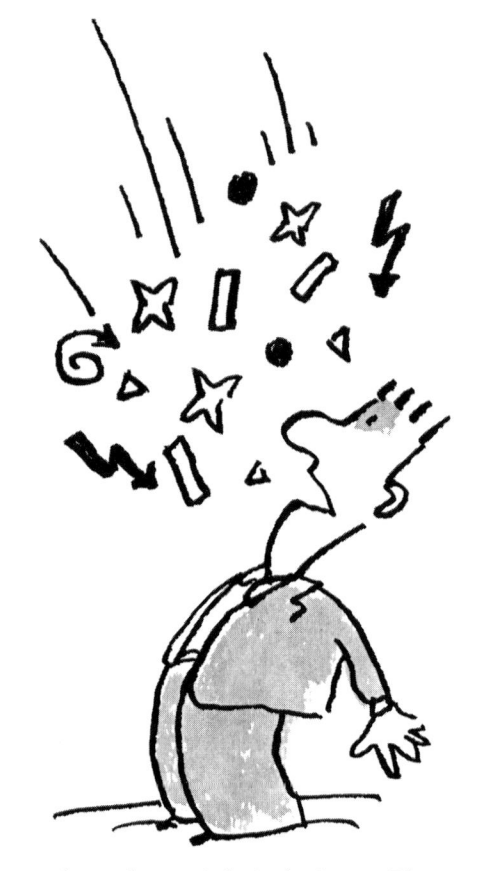

---

* 1985 hat der Weltmarkt für Aroma- und Duftstoffe aus biotechnischer Produktion einen Umsatz von rund 10 Milliarden Dollar erreicht.

hat und die Sinnesorgane belebt, statt sie der Verkümmerung entgegenzuführen.

Im Prinzip sind der Geruchs- und der Geschmackssinn in gleichem Masse wesentlich wie die Augen und das Gehör. Es sind Brücken vom Unfassbaren zum Fassbaren. Nase und Zunge können gewissermassen als natürliche Analytiklaboratorien bezeichnet werden, als Instrumente zum Bestimmen der Nahrungsqualität.

Der Gesamteindruck, den ein (festes oder flüssiges) Lebensmittel hervorruft, beruht auf den Eindrücken von Sehen (Augen), Riechen (Nase) und Schmecken (Zunge und Mundhöhle) und ihren gegenseitigen Wechselwirkungen. Eine untergeordnete Rolle können auch der Tastsinn und das Gehör (Krachen beim Apfel- oder Chipsessen) spielen.

Die Sinneseindrücke Geschmack und Geruch können nicht exakt voneinander getrennt werden. Diese vernetzten Wahrnehmungen beeinflussen über das Nervensystem den Verdauungsvorgang. Das Aussehen, der Geruch und der Geschmack einer Nahrung wirken sich somit auf das Wohlbefinden aus. Solche Zusammenhänge waren seit je bekannt. Die Aromatherapie, die Behandlung von (seelischen) Krankheiten mit Duftstoffen, nützt den Zusammenhang zwischen Wohlbefinden und Wohlgeruch geschickt aus.

Salz und Gewürze sind seit Jahrhunderten bedeutende Welthandelsgüter. Edle Aromen sind im Altertum wie Kleinode behandelt worden. Parallelen gibt es heute in Gestalt von teuren Parfüms, die auf der warmen Haut ihre Duftstoffe nacheinander entfalten, immer aber eine angenehme Duftmelodie wahren, wenn sie aufgetupft und nicht verrieben wurden. Dazu lieferte die Natur bestenfalls noch die Inspiration. Den Rest besorgten die Forschung und der Parfümeur.

Die Pflanzen halten eine praktisch unerschöpfliche Fülle an Aromen bereit, und die menschliche Nase kann dementsprechend eine beinahe unbegrenzte Zahl von Düften feststellen. Sie ist das feinste Sinnesorgan überhaupt. Im Normalfall vermag bereits ein Billionstelgramm eines Riechstoffes in einem Liter Luft eine Geruchsempfindung auszulösen. Bei einzelnen Makrosmaten (Tiere mit besonders gut entwickeltem Geruchssinn wie Hund, Katze und Insekten, wo die Düfte die Rolle der Sprache übernehmen) ist das Unterscheidungsvermögen noch wesentlich besser entwickelt. So gibt es Schmetterlinge, die den Duft ihrer Weibchen noch in 11 Kilometer Entfernung wahrnehmen können.

Die Nase des Menschen ist eine tiefe Höhle mit labyrinthischen Gängen, vielen Seitenhöhlen und etwa 50 Millionen Sinneszellen. Die einströmende Luft wird darin einer siebenfachen Kontrolle oder Behandlung unterworfen, weshalb man immer durch die Nase und nicht durch den Mund einatmen sollte. Zuvorderst ist der Staubfilter, der aus kräftigen Haaren besteht. Auf diese Trocken- folgt die Feuchtreinigung an den Schleimhäuten. An diesen feuchten Stellen bleiben die Staubteilchen hängen; beim gegenwärtigen Stand der Luftverschmutzung sind sie hinreichend beschäftigt. Die Luft wird durch die warmen Nasenwände angeheizt und befeuchtet. Überdies hilft die Nase mit, die Luft zu entkeimen. Die Duftstoffe werden ganz oben in der Nase, unmittelbar unter dem Dach der Nasenhöhle, analysiert, wo die Geruchsnerven in den Geruchskörperchen angesiedelt sind. Schliesslich dienen die Nasenräume auch als Resonanzboden für Töne, weshalb man beim Schnupfen «durch die Nase» spricht.

Wie man sich Zeit nehmen müsste, dem Gesang der Vögel und dem Summen der Insekten zu lauschen und die Wohltat einer wetter- oder tageszeitbedingten Stimmung in sich aufzunehmen, sollte man sich ausserhalb unserer desodorierten Wohnwelt auch den Düften der Pflanzenwelt in Geduld zuwenden, sie geniessen und so den Sinn für das Gültige entwickeln. Die normale Einatmung genügt meistens nicht. Erst durch das Schnuppern oder Schnüffeln bilden sich in der Nasenhöhle Luftwirbel, die mit der Riechzone in Kontakt treten und dort die Riechfunktion ermöglichen.

Beim Essen und Trinken genügt der Vorgang des Aufnehmens von Düften mit der Nase zur Erfassung des vollen Aromas nicht. Zusätzlich müssen die Riechstoffe aus Mund und mittlerem Rachen im Strom der Ausatmungsluft durch Wirbelbildung in die hinteren und oberen Abschnitte der Nase und damit zur Riechzone gelangen [37]. Das kann als Rückgeruch (Retroolfaktion oder «arrière-goût») bezeichnet werden. Der Raucher spricht vom «Aroma» des Tabaks; denn der Rauch wirkt auf Nase, Zunge und Gaumen zugleich.

Bei der Ernährung und beim Trinken haben die Düfte nicht allein einen Genusswert, sondern sie ermöglichen die Kontrolle der Esswaren und Tranksame. Durch konzentriertere, naturidentische und rein synthetische Dufthämmer wird dieser Mechanismus überlistet und ausser Betrieb gesetzt. Bei der Dauerreizung durch einen immer gleichen Geruchsstoff unterliegt der Geruchssinn einer ausgeprägten Adaption, das heisst, die Geruchsempfindung für diesen spezifischen Reiz erlischt. Eine Erhöhung der Konzentration desselben Stoffes löst eine neue Geruchsempfindung aus. Schweissgeruch* beispielsweise wirkt in winzigen Dosen erotisierend, in grösserer Menge aber abstossend.

Es gibt wirklich verschiedene Geschmäcker

Die Sinneseindrücke wirken über unser Nervensystem auf den Verdauungsvorgang ein. Zu einer Zeit, in der die Nahrungsmittelindustrie in zunehmendem Masse das individuelle Kochen verdrängt, ist ein kritischer Gedanke an die damit einhergehende Zerstörung unserer Sinneswelt wohl angezeigt. Denn der gleiche Prozess findet nicht allein im Bereich des Geruchs, sondern auch in bezug auf den Geschmack statt. Sinneserfahrungen, die zu einem eigenen sicheren Urteil führen könnten, werden durch geschmacksbildende Übertreibungen wie durch den masslosen Einsatz von billigem Industriezucker, anderen Süssstoffen und Salz irregeleitet.

Im Prinzip gibt es nur vier Grundgeschmackseindrücke: süss, sauer, salzig und bitter. Es ist eine Ermessensfrage, ob man dazu noch adstringierend (zusammenziehend), metallisch, scharf,

---

* Im männlichen Schweiss ist das Keimdrüsenhormon Androstenon enthalten. Dieses benutzen Schweinezüchter bereits in Spray-Form, um ihre Tiere zur künstlichen Besamung in eine «Duldungsstarre» zu versetzen.

** Die Pharmakodynamik befasst sich als Teilgebiet der Arzneimittelkunde mit den spezifischen Wirkungen der Arzneimittel und Gifte.

kannt sind diesbezüglich auch das Tausendgüldenkraut, der Enzian, die Kalmuswurzel, die Schafgarbe und das Wermutkraut. Bitterstoffe können zur Abrundung eines Gesamtgeschmacks beitragen. Wichtige Vertreter davon gehören zu den Alkaloiden, die zwar in hoher Dosis giftig sind, in kleineren Dosen aber pharmakodynamische** Wirkungen haben, und zu den Glykosiden, die unter anderem als Farbstoffe weit verbreitet sind und vielfältig heilende Eigenschaften aufweisen [38]. Das Adjektiv «bitter» hat im Sprachgebrauch einen bitteren Beigeschmack: bittere Enttäuschung, verbittert, bitteres Los. Dabei ist der herbe Geschmack für den Geniesser eine Bereicherung. Chacun à son goût.

Der Geschmackseindruck «sauer» lässt sich meistens auf die organischen Säuren* zurückführen, die in pflanzlichen und tierischen Lebensmitteln vorhanden sind. Das Saure ist offenbar auch nicht sonderlich beliebt, ansonsten man nicht mit saurer Miene in den sauren Apfel beissen müsste... Ein abgerundeter saurer Geschmack – und nicht etwa eine stechende, spitze Säure – ist für Früchte, Salate und viele Getränke tragend, ein unverzichtbarer Bestandteil eines reichen, harmonischen Geschmackserlebnisses. Zudem ruft eine frische Säure einen mundwässernden (speichelerzeugenden) Effekt hervor.

Beim Eindruck «salzig» denkt man mit gutem Grund zuerst ans Kochsalz (Natriumchlorid). Der Kochsalzgeschmack ist für sich allein unangenehm. Er entfaltet seine Wirkung erst in Verbindung mit anderen Lebensmittelinhaltsstoffen und wirkt somit als Synergist oder Geschmacksverstärker wie das gesundheitlich bedenkliche Natriumglutamat (E 621).

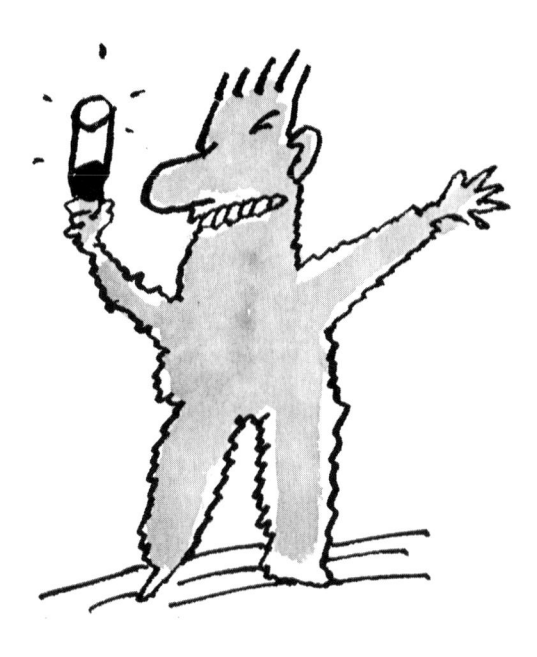

laugig (bei Alkalien), nass (Wassergeschmack) und «elektrisch» zählen will; der «elektrische Geschmack» entsteht, wenn ein elektrischer Gleichstrom durch die Zunge geleitet wird.

Unter den Grundgeschmackseindrücken nimmt der süsse eine Vorrangstellung ein. Es ist der erste Geschmack, den Säuglinge wahrnehmen können. Die übrigen drei Hauptgeschmackseindrücke entwickeln sich erst mit der Zeit. Den süssen Geschmack liefern zur Hauptsache die verschiedenen Zuckerarten und die künstlichen Süssstoffe mit einer oft mehrhundertfach stärkeren Süsskraft.

Bitter ist eine weniger beliebte und zu Unrecht verpönte Geschmacksrichtung. Sie ist im Pflanzenreich weit verbreitet, vielleicht als Schutzmittel gegen das Gefressenwerden. Bitterstoffe wie auch das Tannin (Gallusgerbsäure) im Rotwein haben eine positive, verdauungsfördernde Magenwirkung. Be-

Die Zunge mit Bedacht einsetzen

Für jeden der vier Grundgeschmackseindrücke hat die Zunge eine mehr oder weniger klar definierte Zone reserviert. So wird «süss» hauptsächlich von den Pilzpapillen der Zungenspitze wahrgenommen. Legt man ein Stück Würfelzucker auf den hinteren Teil der Zunge, wird man nichts Süsses feststellen, bis sich etwas Zucker gelöst hat und mit dem Speichel zur Zungenspitze transportiert worden ist. Den Eindruck «salzig» nehmen die seitlichen vorderen Ränder über die dortigen Pilzpapillen wahr. Die Blattpapillen an den mittleren Zungenrändern reagieren auf «sauer», und die Wallpapillen am Zungengrund sind für «bitter» zuständig. Daraus ergibt sich die folgende Erkenntnis: Ein komplettes Geschmacks-

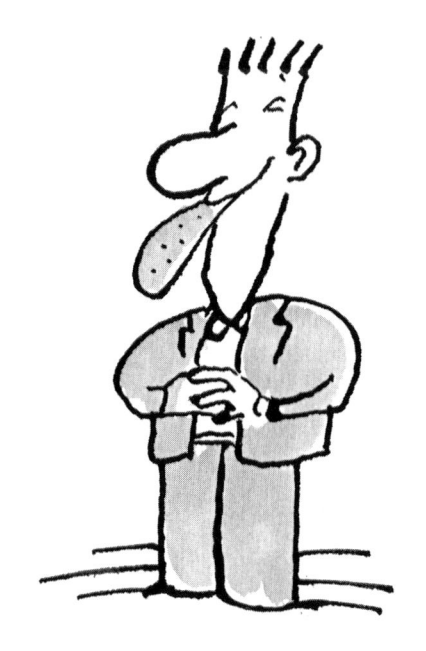

Überbordende Lust auf Süsses

Bei den Zucker-Ersatzstoffen handelt es sich zum Teil um problematische, naturfremde Verbindungen oder aber um naturgleiche, synthetisch hergestellte Chemikalien. «Xylit», «Mannit» und «Sorbit» werden in zuckerfreiem Kaugummi verwendet. Das «Xylit» (Zuckeralkohol) wird aus Holzzucker (Xylose) gewonnen. Die Rohstoffe sind Birkenholz, Kokosschalen, Maiskolben und landwirtschaftliche Abfälle. «Saccharin» («Hermesetas», «M-Saccharin») ist ein Steinteerstoff, der 300- bis 500mal süsser als Zucker ist und aus dem Körper unverändert ausgeschieden wird. «Cyclamat» («Assugrin», «Natreen», «Zucrinet») ist 35mal süsser als Zucker, und es wird in einem begrenzten Mass von einigen Menschen im Magen-Darm-Kanal abgebaut. «Saccharin + Cyclamat» («Assugrin», «Sucramid», «Zucrino») ist ein Multi-Süssstoff, wobei das Saccharin die Süsskraft des weniger leistungsfähigen Cyclamats erhöht. Die Süsskraft der Kombination ist grösser als die Summe der beiden Komponenten. Der «Saccharin»-Nachgeschmack ist hier etwas unterbunden. «Aspartam» («Assugrin Gold», «Canderel», «Sucramid extra», «Zucritam») besteht aus 2 Aminosäuren, die im Körper wie gewöhnliche Eiweissstoffe abgebaut werden. Dieser Süssstoff sollte nicht von Personen eingenommen werden, die an Phenylketonurie (PKU, eine seltene genetische Störung) leiden. Die Gewohnheit des (Über-)Süssens sollte abgebaut werden. Dann kommen andere Geschmackskomponenten zum Vorschein.

erlebnis ist nur dann zu erreichen, wenn der gut zerkaute Nahrungsbrei und auch die Getränke über die ganze Zunge und die gesamte Mundregion verteilt werden, damit alle Geschmacksrezeptoren, die relativ hohe Reizschwellen haben, erreicht werden. Nur dann können die gegen 3000 kleinen Sinneszellen eine umfassende Meldung über das Ergebnis der Sensorik-Analyse erstatten und die Verdauung in Gang setzen. Beim Degustieren von Wein muss dementsprechend der Mund so voll genommen werden, dass der Schluck für die Benetzung der gesamten Zungenoberfläche reicht. Dabei ist das Schlürfen zu empfehlen; denn die gleichzeitige Zufuhr von Sauerstoff verdeutlicht die Sinneseindrükke.

Dieses bewusste Degustieren braucht jahrelange Übung, wobei es Jugendliche und Damen zu einer höheren Meisterschaft als ältere Herren bringen; mit Training lässt sich das Wahrnehmungsvermögen in jedem Fall verbessern. Es führt zu zeitlichen Verzögerungen beim Essen und Trinken, verlangt ein gründliches Kauen und wirkt so dem Hinunterschlingen und -schütten, dem Fressen und Saufen, entgegen, was eine begrüssenswerte Begleiterscheinung ist. Der Bezug zur Welt wird intensiver.

WAS

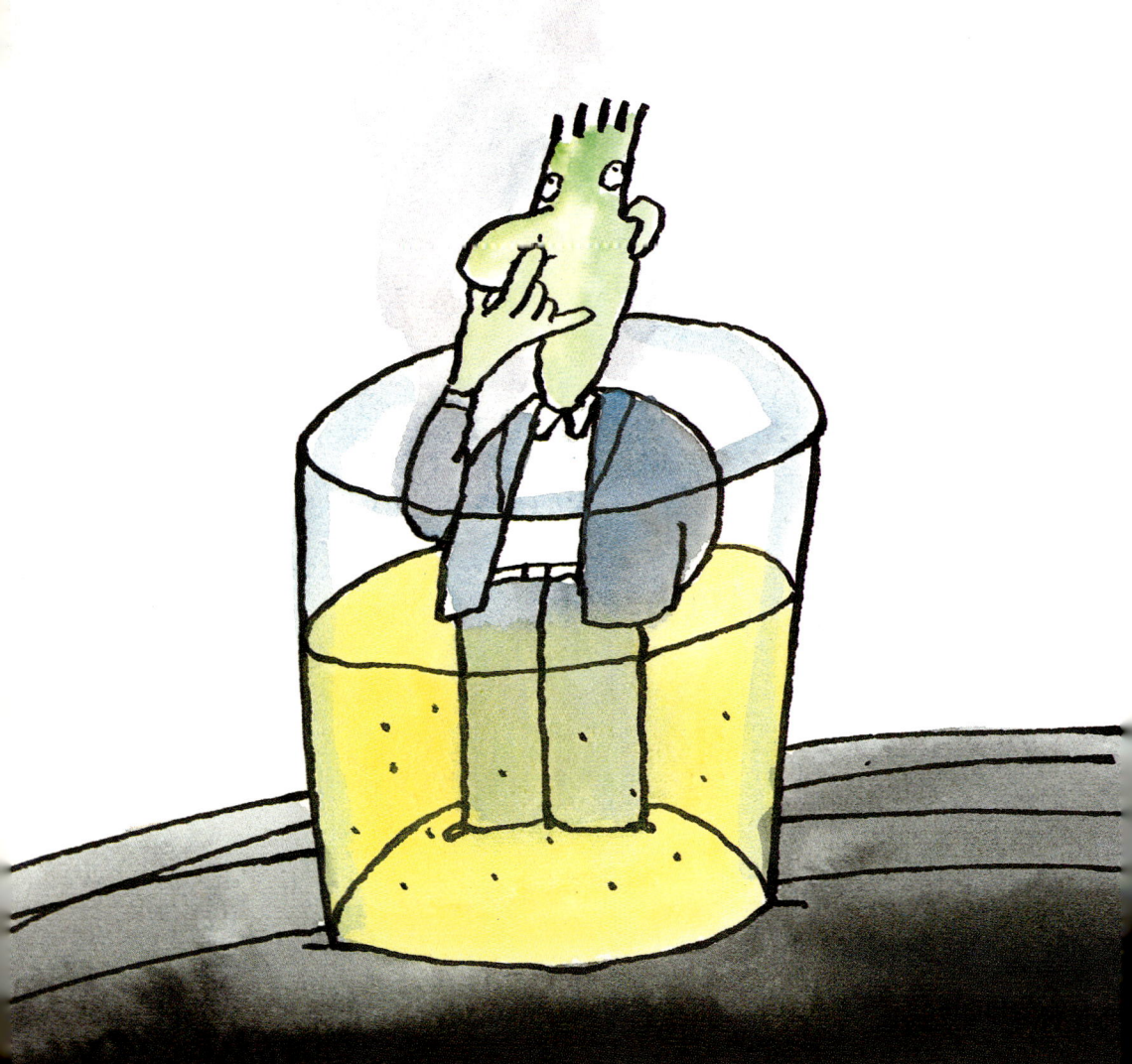

KANN MAN NOCH TRINKEN ?

Moderne Brunnenvergifter

Das Erfahren von Geruch und Geschmack, aber auch von Form und Farbe der Umweltbereiche, Lebewesen und Lebensmittel bleibt auch dann eine Tatsache, wenn es nicht vollumfänglich in mathematischen, physikalischen und chemischen Formeln und Gleichungen darzustellen ist. Diese Psychologie des Erlebens hat sich insbesondere die Getränkeindustrie zunutze gemacht. Sie kann auf einen gesicherten Absatz zählen; denn der erwachsene Mensch muss täglich mit Getränken und Nahrung etwa 2,5 Liter Wasser aufnehmen. Ebensoviel gibt er via Harn, Atemluft, Schweiss und Kot wieder ab. Wasser ist das Milieu, in dem sich die meisten Stoffwechselvorgänge abspielen.

Es geht dabei also um Wasser und nicht um irgendwelche aufgezuckerte, gefärbte und aromatisierte Limonaden. Den Durstigen werden allerdings vor allem schön verpackte Illusionen verkauft, die Abfallberge hinterlassen. Dabei wäre reines Trinkwasser, dieses naturbelassene Lebensmittel, genau, was wir brauchen, was uns gut tut. In eine zeitgemässe Werbesprache gefasst: «Water is it!»

Neben ihren gesundheitlichen Vorzügen haben naturbelassene Lebensmittel immer das günstigste Preis-Inhalts-Verhältnis; jede verteuernde Wertminderung durch Weiterverarbeitung entfällt.

Gewerbe und Industrie, wozu auch die Intensivlandwirtschaft zu zählen ist, haben das Trinkwasser in den letzten Jahren mit Nitraten, kaum analysierbaren Pestiziden, die zu unbekannten Abbauprodukten (Metaboliten) sonder Zahl führen, ferner mit chlorierten Kohlenwasserstoffen* aus chemischen Reinigungen und Metallverarbeitungsbetrieben usw. vielerorts bis zur Ungeniessbarkeit vergiftet. Diese bald einmal zum Normalfall gewordene Brunnenvergiftung aus fahrlässiger Gedankenlosigkeit und mangelndem Umweltbewusstsein hat immer mehr Leute gezwungen, auf teures Mineralwasser umzusteigen. Wenn wegen der landwirtschaftlichen Dünger- und Jauchefluten der Nitratwert ansteigt, wenn wegen der sich daraus bildenden Nitrosamine erhöhte Krebsgefahr besteht und Kleinkinder die Blausucht (Sauerstoffmangelsyndrom) erhalten, dann muss man notgedrungen beim Mode- und Notstandsgetränk «Mineralwasser aus der Flasche» Zuflucht suchen.

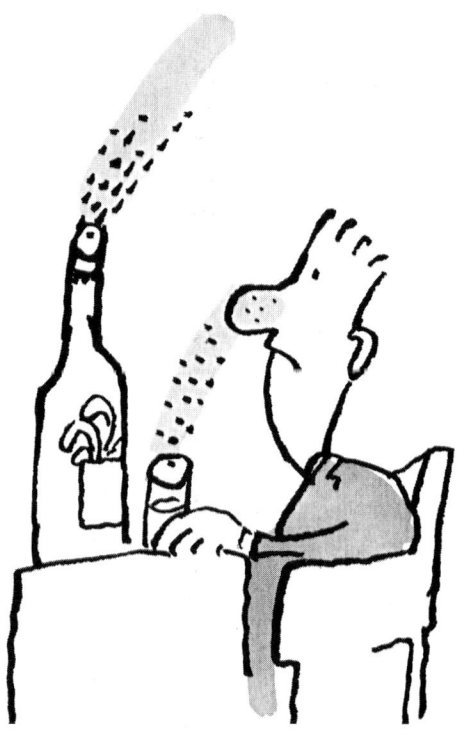

Gegenüber dem normalen Leitungswasser, falls dieses noch konsumfähig ist, bringt das Mineralwasser aus ernährungsphysiologischer Sicht oft kaum Vorteile [39]. Einzig der Kohlendioxidgehalt (CO_2) und der damit verbundene erfrischende, prickelnde Ein-

---

* In der Schweiz werden jährlich über 25 000 Tonnen allein der beiden Kohlenwasserstoff-Verbindungen Tri- und Tetrachlorethylen verbraucht. Fachstellen wie die Aargauer Abteilung Umweltschutz schätzen die direkten und indirekten Verluste über Verdampfung, Versickerung und Abschwemmung auf über 90 % ein. Dabei muss ein Wasser, das davon mehr als 25 Milliardstel Gramm enthält, gereinigt oder als Trinkwasser verboten werden. Ein Kilo chlorierter Lösungsmittel vergiftet demzufolge 40 000 Kubikmeter (Tonnen) Wasser.

druck trennt in vielen Fällen das Wasser aus dem Leitungshahn vom teuren Nass aus der Flasche. Dabei sind «stille», kohlendioxidfreie Wasser vorzuziehen, da sie den CO_2-Haushalt des Körpers nicht stören. Grössere Mengen von Kohlensäure erhöhen den Blutdruck.

Eine deutsche Mineralwasseruntersuchung [40] hat ergeben, dass die Hälfte der 240 getesteten Mineralwässer nicht als Trinkwasser in die Leitung kommen dürften, weil meistens ihr Fluor-, Natrium- oder Nitratwert zu hoch war...

Für den Schutz von Trinkwasservorkommen lohnt sich jeder Einsatz. Wer sich reichlich Flüssigkeit zuführen will, findet nichts Geeigneteres. Obst- und Gemüsesäfte sind nur eine Teilnahrung. «Die Vitamine brauchen zu ihrer vollen Wirksamkeit auch die anderen Vitalstoffe, die in den Trestern, den Rückständen, enthalten sind und bei der Saftzubereitung wegfallen [41].» Obst und Gemüse verzehrt man am besten vollständig. Zudem müssen Auszüge zum Beispiel durch Erhitzung haltbar gemacht werden, wenn sie in den Handel kommen. Oft werden auch Konzentrate hergestellt und dann zurückverdünnt.

Obstsäfte müssen in der Getränkeindustrie für unglaubliche Panschereien hinhalten. Was zum Beispiel unter dem Begriff «Nektar» im Handel sein und an den unsterblich machenden Trank im hellenistischen Götterhimmel erinnern darf, ist ein Skandal. Dieser Billigkonkurrenz zu den unverfälschten Fruchtsäften bereitete die Europäische Gemeinschaft (EG) den Weg; dort ist der «Nektar» salonfähig gemacht worden. Es handelt sich um massiv aufgezuckertes Leitungswasser mit kleinen Fruchtsaftmengen.

Noch schlimmer sind die Limonaden, inklusive die Colagetränke, wo Fruchtsaft verwendet werden «kann» (aber nicht muss). Das Coca-Cola-Geheimnis besteht zu 99% aus nichts als Zucker und Wasser. Der Zuckeranteil macht 11% aus, 110 g oder 40 Stück Würfelzucker pro Liter; bei Pepsi Cola beträgt er sogar 12%. Den Rest bilden bei Limonaden Aromen, Farbstoffe, Stabilisatoren, Antioxidantien, Genuss-Säuren wie die Orthophosphorsäure und weitere Zusätze. Colagetränke sind im Prinzip nur zur Behandlung des akuten Brechdurchfalls bei Kindern empfehlenswert.

Noch dünneres, eingesperrtes Zuckerwasser findet sich im «Ice Tea», diesem letzten kühlen Hit für ein durch Werbepsychologen irregeführtes Publikum, das sich zu keiner kritischen Beurteilung mehr aufraffen mag und grosszügig darüber hinwegsieht, dass die Einliter-Tetrabrik-Packung Eistee etwa gleich teuer wie der «coole» Inhalt ist [42].

Kaffee – eine aufregende Sache

Was soll man denn überhaupt noch trinken? Ein Zollbeamter beugte sich ins geöffnete Fenster des Autos und fragte den Fahrer: «Alkohol?» – «Nein, bitte einen Kaffee.»

Die Europäer sind die grössten Kaffeetrinker, allen voran die Schweden mit einem durchschnittlichen Kaffeeverbrauch von 12 kg pro Kopf und Jahr. Die Schweizer bringen es in derselben Zeit auf 6 kg, was etwa 1000 Tassen entspricht.

Die Feststellung, wonach der Kaffeekonsum stattliche Dimensionen angenommen hat, ist zwar «kalter Kaffee». Sie sollte jedoch Anlass zu einigen Ge-

danken über die Zuträglichkeit des Kaffees sein. Ist er jene «glückliche Revolution», als die ihn der französische Geschichtsschreiber Michelet bezeichnet hat? In der Fülle der Inhaltsstoffe, die in der Kaffeebohne neben etwa 400 bekannten Röststoffen enthalten sind, dominiert wirkungs- und nicht etwa mengenmässig das Koffein (1 bis 1,5%). Dieses Koffein, auch Thein genannt (chemisch: Trimethylxanthin), das die manchmal erwünschten und manchmal unerwünschten physiologischen Wirkungen hervorbringt, ist nicht nur im Samen der Kaffeepflanze enthalten. Es befindet sich auch in den Blättern des Teestrauches, der Matepflanze (einer südamerikanischen Stechpalmenart) sowie in den Früchten des Kakao- und Kolabaumes; man trifft es somit auch in Colagetränken und in der Schokolade an.
Das Koffein fördert die Tätigkeit der Grosshirnrinde (klarerer Gedankenfluss), regt das Nervensystem an und verbessert den Fettstoffwechsel, indem es mehrere Enzyme aktiviert, ein Effekt, der übrigens billiger durch eine körperliche Aktivität zu erreichen wäre...
Es aktiviert das Atem- und Gefässzentrum, erweitert die Gefässe und wirkt harntreibend. Die stimulierende und euphorisierende Wirkung war neben dem angenehmen Röstaroma zweifellos der Grund dafür, dass der Kaffee die Welt erobert hat und zum Volksgetränk geworden ist.
Kaffee hat vor allem eine praktisch sofortige Erstwirkung von bescheidener Dauer, und nachher stellt sich eine Gegenreaktion ein. Auf Kosten der Leistungsreserven ist eine augenblickliche Mehrleistung möglich, und wenn sich die Gegenreaktion einstellt, wird die nächste Tasse fällig... bis sich am Ende sogenannte «Nervenzusammenbrüche», häufig ein Versagen der Ausgleichsmechanismen, einstellen. Und «bei etwa zwei Dritteln aller Migränekranken liegt ein chronisches Überlastungssyndrom vor, das ohne Kaffee gar nicht zu einem solchen Masse hätte anwachsen können [43].»
Es geht beim Kaffee- und Schwarzteekonsum also um die Einhaltung vernünftiger Mengen zur richtigen Zeit, auch damit der gesunde Schlaf nicht beeinträchtigt wird und keine Sucht eintritt. In diesem Fall gibt es keine Anhaltspunkte dafür, dass sich dadurch irgendwelche giftigen, mutagenen oder krebserregenden Wirkungen einstellen. Ein häufiger Kaffeekonsum sollte immer von einem Glas frischem Trinkwasser begleitet sein, wie das im Orient üblich ist. Dadurch wird das Leber-Galle-System entlastet.
Bei der Herstellung von koffeinfreiem Kaffee verwendet man heute zum Her-

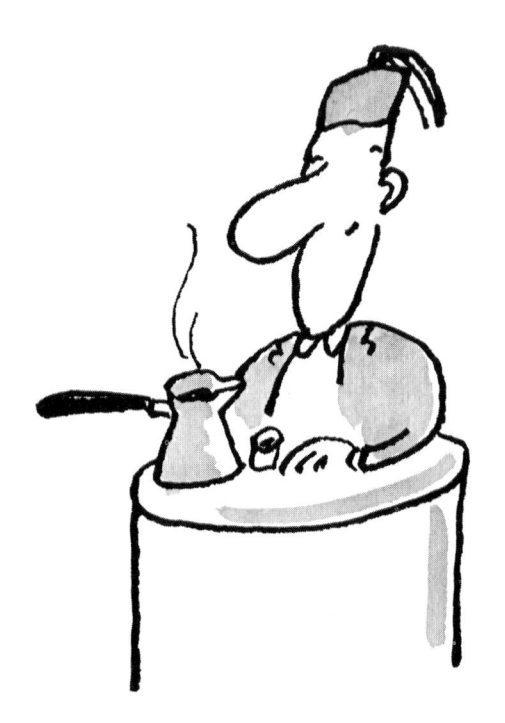

auslösen der Xanthin-Alkaloide nicht mehr die chlorierten organischen Lösungsmittel, sondern Wasser und Pflanzenöle.

Eine bemerkenswerte Idee hat mir der Schweizer Naturheilarzt Alfred Vogel im Herbst 1987 verraten: Er befürwortet die Kaffeezubereitung nach türkischer und arabischer Art, wobei der Satz in die Tassen kommt. Im Orient wird der Kaffeesatz nach sorgfältigem Geniessen in der Tasse zurückgelassen. Durch Umdrehen der Tasse lässt man den Satz anschliessend auf die Untertasse gleiten, damit man die Zukunft aus dem Kaffeesatz ablesen oder Botschaften aus der Vergangenheit empfangen kann, je nach der Form des Satzgebildes...

Alfred Vogel aber schlürft den Satz tapfer mit, weil damit seinen Feststellungen zufolge die Schädlichkeit des Kaffees abgeschwächt wird. Die Bestandteile des Satzes neutralisieren seiner Ansicht nach die negativen Wirkungen. Das wäre auch gleich eine Art Bestätigung für die Redensart, wonach Kaffeesatz schön macht.

Kaffee wird meistens als Genuss- und nur selten als ein Heilmittel verwendet. Sein Geschmack kann durch Zugabe von etwas frischem Rahm und frisch gemahlenem oder im Mörser zerstossenem Kardamom (etwa ein Samenkorn pro Tasse) verbessert werden; ein Hauch von Morgenland. Der Geniesser wird die Kaffeemischung sorgfältig aussuchen: Costa-Rica-Bohnen liefern viel Aroma, arabischer Kaffee eine dunkle Farbe und kolumbianischer einen guten Geschmack. Mit dem Zukker sollte man eher zurückhaltend umgehen oder überhaupt darauf verzichten, selbst wenn einem Johann Sebastian Bachs «Kaffeekantate» («Ei, wie schmeckt der Kaffee süsse!») noch so

Wie man Kräutertees zubereitet

Das Heiss-Angiessen von frischen oder getrockneten Kräutern, Blättern, Blüten oder Wurzeln ist die schnellste Auszugsmethode. Je nach Dauer des Ziehenlassens erhält man stärkere oder schwächere Tees. Man erreicht damit nicht immer die beste Ausbeute. Aber es ist sinnvoller, das Zubereiten einfach zu gestalten als aufs Teetrinken zu verzichten.

Beim Aufsetzen mit kaltem Wasser und langsamem Erhitzen bis zum Siedepunkt (dann stehen lassen) durchläuft der Tee alle Temperaturstadien, und das verbessert die Extraktion.

Ein Ausziehen mit allen Schikanen geht wie folgt vor sich: Abends wird die halbe Kräuterdosis in kaltes Wasser gelegt und zugedeckt. Am anderen Morgen siebe man ab. Was im Sieb zurückblieb, wird mit der anderen Kräuterhälfte zum Kochen gebracht, 3 bis 10 Minuten gekocht, mit dem Kaltauszug vermischt und warm getrunken. Der Spagiriker (Alchimist bzw. Hersteller von Arzneimitteln auf mineralisch-chemischer Basis) würde den Siebinhalt noch verkohlen, einen Auszug machen und alles zusammen vermischt erst trinken [44].

gut gefällt: Das Koffein hemmt die Glukoseverwertung.

Wer nervös ist, von den Röstprodukten im Kaffee Magenbrennen erhält oder dem Kaffee aus anderen Gründen nichts abgewinnen kann, mag sich gegebenenfalls mit «Kaffee» aus Ersatzprodukten wie Zichorien, Feigen, Eicheln, gemälzter Gerste und dergleichen behelfen, einem Getränk, das die Nachtruhe nicht stört. Oder aber er mag sich den Kräutertees zuwenden. Die zartesten und vielfältigsten Erlebnisse bieten Aufgüsse mit vorzugsweise frischen oder aber getrockneten Kräutern, die alle ebenso heilwirksam wie sträflich vernachlässigt sind. Die Fülle der Duft- und Geschmacksnoten, die unsere Pflanzen (wie Bärentraube, Beifuss, Brennessel, Frauenmantel, Gänsefingerkraut, Goldrute, Hirtentäschel, Kamille, Schafgarbe, Taubnessel, Wegerich usw.) liefern, haben mich davon abgehalten, ein regelmässiger Kaffeetrinker zu werden.

Welches kann noch «mein Bier» sein?

Ob die kulturgeschichtliche Bedeutung des Biers zur stolzen Schaumkrone beigetragen hat, bleibe dahingestellt... Die Turmbauer zu Babel haben ihre Götter bereits mit dem Gerstentrank besänftigt. Das Bierbrauen galt bis ins letzte Jahrhundert als Kunst. Zudem ist die Geschichte des Biers eng mit jener des Brotes verbunden. Für beides wird der gleiche Rohstoff verwendet: Weizen, Gerste, Mais oder Reis, je nach Gegend.

Nach dem deutschen Reinheitsgebot, das auf den bayerischen Herzog Wilhelm IV. zurückgeht (1516), dürfen zur Bierherstellung grundsätzlich nur Hopfen (die Fruchtzapfen), Malz (aufgeweichte, gekeimte und anschliessend gedarrte Gerste), Hefe und frisches Wasser verwendet werden. Das Reinheitsgebot hat nicht verhindern können, dass das Brauwasser vielerorts durch Nitrate und chlorierte Kohlenwasserstoffe verschmutzt worden ist. Der Hopfen wird während seines Wachstums zehn- bis achtzehnmal gespritzt, beim Darren geschwefelt und vielfach mit Methylenchlorid oder Kohlensäure zu einem Extrakt gekocht. Es gibt nur noch wenige Brauereien, die Naturhopfen verwenden.

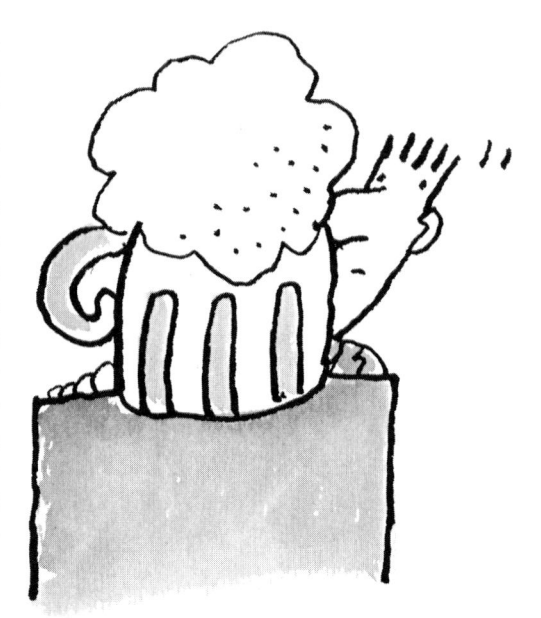

Die Verschlechterung der Rohstoffe bringt dem Bierbrauer zunehmend Probleme. So klärt sich das Bier bei der Nachgärung nicht mehr selbst, wie das früher der Fall war, als die Rohstoffe aus einem naturnahen Anbau kamen. Deshalb muss geklärt und stabilisiert werden. Vorsicht ist bei Bieren mit besonders ausgeprägten Haltbarkeitsanforderungen wie Export- und Lagerqualitäten am Platze. Biere, die nicht speziell stabilisiert worden sind, werden wegen des Ausscheidens von Eiweiss-Gerbstoffverbindungen mit der Zeit trübe. Es muss also nach dem Gären mit einem Eiweissstabilisierungsmittel wie Polyvinylpolypyrrolidon, einer Eiweissattrappe, im besseren Fall mit Kieselgel(atine)- oder Kieselsolpräparaten, geklärt werden. Dann werden die Biere durch feine Filter ge-

presst, wie das bei der Weinherstellung geschieht.
Eine Tendenz, zu natürlichen Rohstoffen zurückzukehren, ist nicht festzustellen. Statt dessen wird neuerdings versucht, auf gentechnologischem Weg anthocyanogenfreie* Braugerstensorten heranzuzüchten. Aus derartig verändertem Malz und Hopfenextrakt soll es gelingen, kolloidal haltbare Biere zu erzeugen [49].
Warum eigentlich darf ein Bier nicht trübe sein? Nie wieder habe ich ein so mildes, angenehmes Bier aus einer Champagnerflasche mit einem festen Schaum getrunken wie das von «Biofranc» kontrollierte Natur-Bier «Jade». Was störte mich da die Eiweiss-Trübung?
Beim Bier spielen sich dieselben degenerativen Prozesse wie überall in der Lebensmittelerzeugung ab. Dabei hätte ein reines Bier aus gesunden, normal gewachsenen Rohstoffen seine guten Seiten: Es ist verdauungsfördernd, bekömmlich und beruhigend. Es liefert aber, wenn es als Durstlöscher in grösseren Quantitäten eingesetzt wird, viele Kalorien (Joules), so dass die Bierfässer, denen es entströmt, mit der Zeit in bezug auf ihre Rundungen Konkurrenz bekommen... Es wäre deshalb angezeigt, die bedächtige Genussfähigkeit auch beim Biertrinken zu üben. Darüber hinaus empfiehlt sich, weniger häufig auf die Gesundheit anderer zu trinken, um nicht seine eigene zu zerstören. Dann wird man auch kein «Biertrinkerherz» (krankhaft vergrössertes Herz) bekommen.

Sucht: Suche nach Ersatzbefriedigung

Wo die persönlichen, auch beruflichen Entfaltungsmöglichkeiten eingeschränkt sind, wird oft nach alkoholischen Getränken, Zigaretten und Drogen gegriffen. Das kann auf der Suche nach Ersatzbefriedigungen zu einem süchtigen Verhalten führen. Damit sei nichts gegen einen massvollen Genuss des Pfeifentabak- oder Zigarrenaromas am gegebenen Ort, eines reellen Weines oder Bieres gesagt; dies kann ein Stück Kultur und beflügelnde Lebensfreude sein.
Der freiheitliche Erziehungsstil, der zu einer verminderten Frustrationstoleranz führt, bereitet den Boden für die Suchtanfälligkeit vor. Die Fähigkeit, Spannungen zu ertragen, ohne Schäden an der Persönlichkeit zu erleiden, nimmt ab. Zum gleichen Resultat kann aber auch die autoritäre Erziehung führen, wenn damit jede Eigenständigkeit, Urteils- und Kritikfähigkeit unterbunden werden, was zu einem reduzierten Selbstwertgefühl führt [50].
Die seelische und körperliche Gesundheit ist immer ein Ausdruck günstiger Einflüsse und/oder der erfolgreichen Auseinandersetzung mit der Umwelt. Die ununterbrochene kritische Neubeurteilung seiner aktuellen Lebenslage muss zum ständigen Prozess werden. In der Umwelt und in unserem Befinden stellen sich die Veränderungen so schleichend ein, dass sie normalerweise unserer Wahrnehmung weitgehend entzogen sind.

---

* Anthocyanogene sind trübungsaktive Gerbstoffe, die in der Gerste enthalten sind.

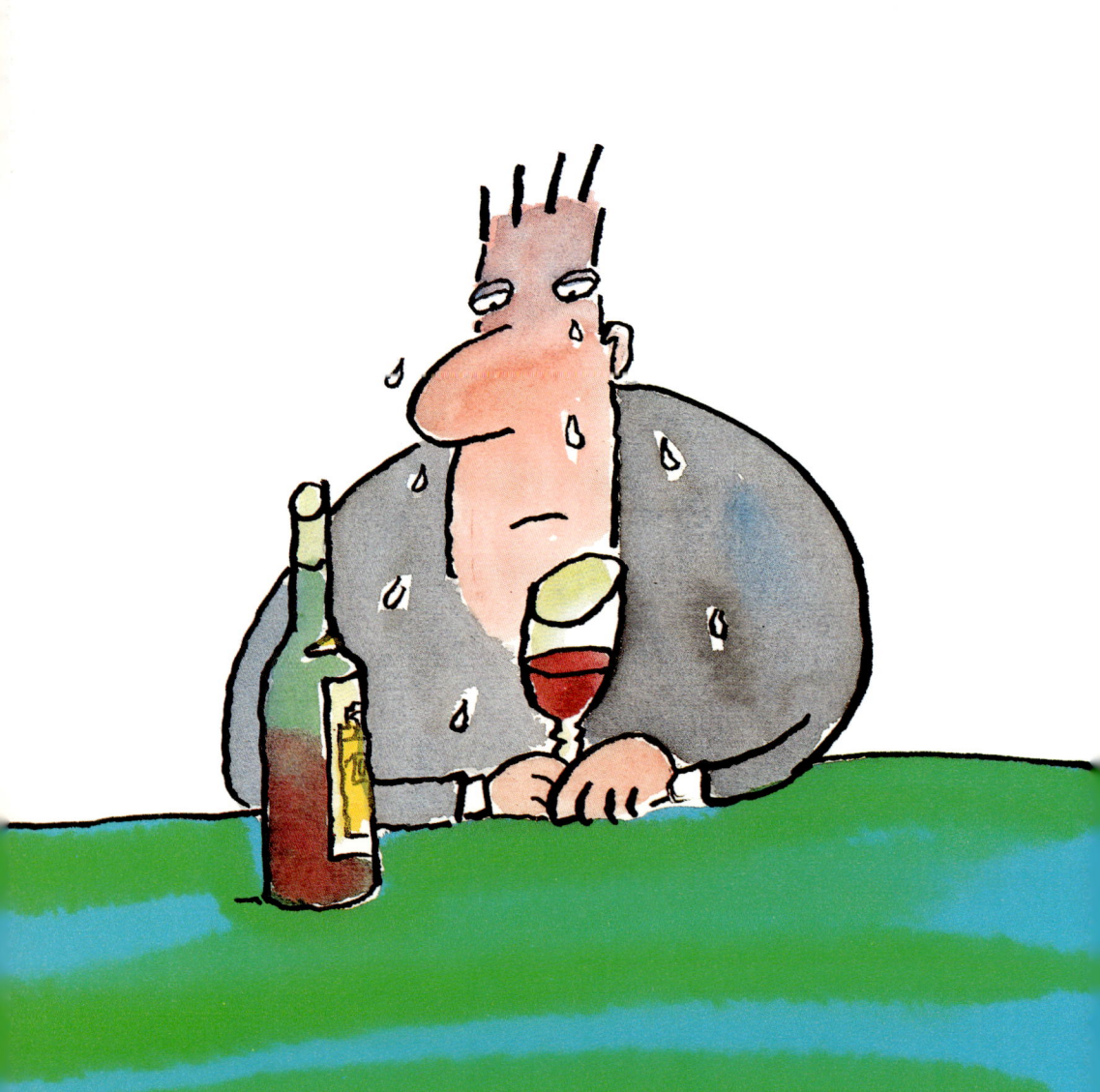

WEIN

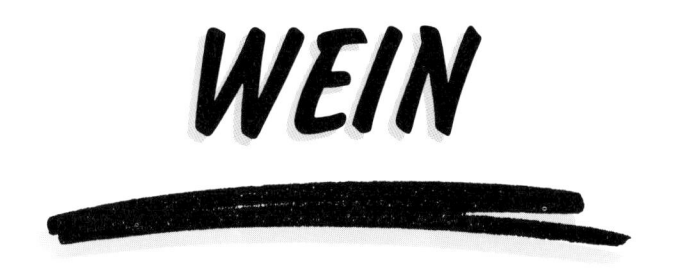

Zum Weinen

Unter den Getränken das nützlichste, unter den Arzneien die schmackhafteste und unter den Nahrungsmitteln das angenehmste ist nach Ansicht des griechischen Schriftsteller-Philosophen Plutarch der Wein. Dieses oft besungene Getränk ist seit der Antike vor allem mit der Geschichte der mediterranen Kulturvölker innig verbunden. Der Wein ist ein Naturprodukt von höchstem Ansehen; er gilt als Spender von Kraft und Lebensfreude. Wie das Getreide und das daraus gebackene Brot, sind die Traube und der aus ihr gekelterte Wein Symbole des Lebens,

Dinge, die Geltung haben. Bei Brot und Wein reagiert die Konsumentenschaft zu Recht empfindlich und empört auf unerlaubte Manipulationen. Doch selbst was an offenbar noch erlaubten Eingriffen in den Rebbergen und in den immer mehr vom Chemiker beherrschten Kellereien passiert, ist mehr, als einem Naturprodukt, das den Namen verdient, zuzumuten ist. Wohl in keinem anderen landwirtschaftlichen Bereich wird mit so vielen Chemikalien gearbeitet wie in Rebbergen.

Selbstverständlich kommt der Rebbau nie ohne lenkende Eingriffe aus. Die wilde Rebe, die als kaum zu bändigende, wuchskräftige Pflanze in ihrem Übermut gern auf die Bäume klettert, produziert ihre Beeren eigentlich nicht zum Zwecke der anschliessenden Weinbereitung. Innerhalb des biologischen Kreislaufs ist die Traube in südlichen Ländern ein geschätztes Futter für Vögel und Wespen. Zudem haben auch bestimmte Raupen, wie der Sauerwurm (2. Generation des Traubenwicklers), ein gewisses Anrecht auf die Beeren. Pilze wie die Schlauchpilzgattung «Botrytis» verursachen den Grauschimmel oder die Edelfäule (bei der Produktion des süssen Sauternes erwünscht). Weitere Lebewesen wurden aus Amerika nach Europa importiert: Die Reblaus sowie der Echte und der Falsche Mehltau. Wenn am Ende eine Gärung des allenfalls übriggebliebenen Traubensaftes stattfinden könnte, würde sich die Natur nach der alkoholischen für die Essiggärung entscheiden.

Will man Wein nach den Ansprüchen eines verwöhnten Publikums produzieren, sind wohl Steuerungen, nicht aber rein technokratische Methoden, nötig. Die Eingriffe müssen sich an den Gesetzen der Natur statt an den Prospekten der Agrochemie orientieren. Es ist ein Vergehen an der Umwelt, wenn die Begleitflora und -fauna in den Rebbergen mit giftigen Spritzbrühen praktisch ausradiert werden.

Im Chemiekrieg gegen wildwachsende Kräuter kommen auch die Insekten um; entweder werden sie direkt tödlich getroffen oder aber sie verlieren ihren Lebensraum. Damit brechen alle natürlichen Regulationsmechanismen zusammen. Deshalb und infolge von Resistenzbildungen bedarf es eines immer ausgeprägteren Einsatzes von Fungiziden (gegen Pilze), Herbiziden (gegen Pflanzen), Insektiziden (gegen Insekten) und Akariziden (gegen Milben). Das verarmte Leben im vergifteten Boden macht Düngergaben selbst bei der Rebe erforderlich, die sonst in der Lage ist, sich ihre Nährstoffe aus grösseren Tiefen zu beschaffen. Leichtlösliche Mineraldünger beschleunigen Stiellähme und Graufäule, die ihrerseits wieder bekämpft werden müssen. Inzwischen ist in der Schweiz wissenschaftlich bewiesen worden, dass in einem vielfältig belebten Rebberg, in dem die Reben die einzigen exotischen Pflanzen sind, kaum Schädlingsprobleme auftreten oder auftreten können. Ulrich Remund und Urs Niggli von der Eidgenössischen Forschungsanstalt für Obst-, Wein- und Gartenbau, Wädenswil, zeigten und erläuterten mir 1987 den 2 Hektaren grossen Versuchsrebberg am Walensee.

Wegen des Verzichts auf Herbizide haben sich dort über 80 verschiedene Blütenpflanzen und Gräser sowie mehrere hundert verschiedener Insekten und Vögel eingefunden. Der antike Spruch «In vite vita» (In der Rebe das Leben) ist dort Wirklichkeit. Das Resultat: «Vielfalt ist nicht gleichbedeutend mit einer grossen Gefahr für die

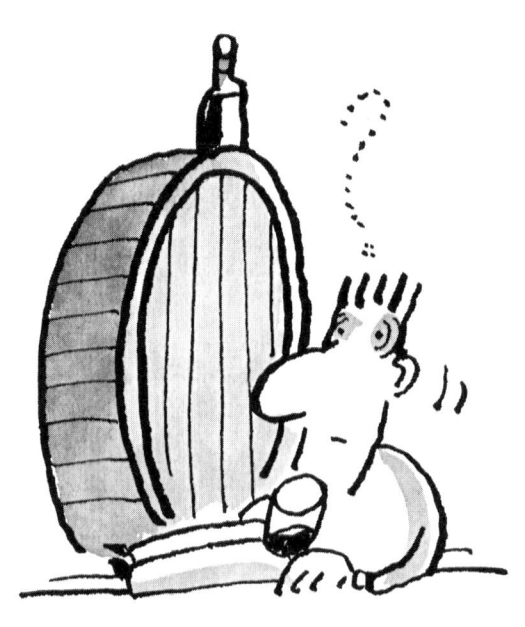

Nutzpflanze (Rebe). Wenigen potentiellen Schädlingen steht eine enorme Vielfalt an Räubern sowie Parasiten gegenüber, was einseitige Massenvermehrungen weitgehend verhindert.» (Remund) Nebst der natürlichen Begrünung trägt auch das Umfeld (Hekken, Waldränder, Natursteinmauern) zur Stabilisierung des Ökosystems bei. Die Reben sind in eine natürliche Umgebung eingebettet. Die Begleitpflanzen werden alternierend (jede 2. Reihe) geschnitten, damit für die artenreiche Insektenwelt Blütenpflanzen vorhanden sind. Diese Art des Rebbaus hat lauter günstige Auswirkungen auf Ertrag, Qualität, Nitratzurückhaltung, Erosion, Chlorose, ökologisches Gleichgewicht usw. Dieses «Zurück zur Natur» bedingt allerdings den Abschied von den modernen, überzüchteten, krankheits- und schädlingsanfälligen Hochertragssorten.

Die Kellerwirtschaft muss dazu übergehen, von den Winzern gesunde und reife Früchte zu verlangen. Sie darf nicht einfach mit Hilfe von Chemikalien die zunehmenden Schwierigkeiten bei der Weinbereitung zu beheben versuchen. Zugegebenermassen gab es hier Verbesserungen. So ist es gelungen, die Anteile an leberschädigenden höheren Alkoholen (Fuselölen wie Amylalkohol, Isopropanol und Butanol) und deren Ester im Wein zu reduzieren. Mit Bentonit werden beschwerdenverursachende Amine wie Histamin entfernt. Auch von der Weinbergchemie ist im trinkfertigen Wein nicht mehr viel anzutreffen, da toxische Metalle und Pestizide in den Trestern hängengeblieben sind; sie ist aber ein gravierendes ökologisches Problem.

Doch auch bei der Weinbereitung gab es Fehlentwicklungen: Die Trauben werden vor dem Pressen immer häufiger abgebeert (vom Stielgerüst befreit), und der kurante Wein sieht kaum noch ein Holzfass. Der Gerbsäuregehalt und damit die Haltbarkeit sind verringert. Das müssen zusätzliche Dosen an schwefliger Säure wettmachen. Mit Aktivkohle werden auch zu viele der wertvollen Komponenten aus dem Wein herausgeholt. Weine mit Depot (Bodensatz), die eine schonende Behandlung erfuhren, sind rar. Mit Kalkpräparaten wird die Säure reduziert. Da bleibt dann nicht mehr viel übrig. Untadelige Klarheit geht oft auf Kosten anderer Eigenschaften [45]. Die Weine sind auf den Geschmack eines anspruchslosen Publikums zurechtgestylt. Wenn sie in den Handel kommen, sind sie trinkfertig, weil in modernen Wohnkäfigen ein Keller, der diesen Namen verdient, keinen Platz mehr fand. Diese Weine haben bei der Lagerung nichts zu gewinnen und nichts zu verlieren.

Bei solch einer verfahrenen Lage ist es für den Konsumenten wichtig, sich

Weine aus naturnaher Produktion* zu beschaffen, auch wenn diese manchmal etwas trübe, erdig, ungehobelt und währschaft sind, den letzten Schliff vermissen lassen. Sie bieten meistens ein urtümliches, komplettes Weinerlebnis. Sie widerspiegeln die Individualität der Trauben, des Bodens, des Jahrgangs, des Klimas, ohne dass die Zuckerindustrie lauter strahlend heisse Sommer vortäuscht. Man muss deshalb auch tolerant genug sein, einen schwächeren Wein zu akzeptieren: ein Zeichen für Ehrlichkeit.

Doppelgesichtige Verkörperung des Naturgeistes

Wenn auch mehr Menschen im Wein als im Wasser ertrinken, so verhilft ein massvoller Weinkonsum (höchstens 5 bis 7 Deziliter pro Tag) doch zu unverkennbaren gesundheitlichen Vorteilen. Die Heilkräfte des Weins auf Körper und Seele sind seit Urzeiten bekannt. Und auch dessen Reinheit war schon von Plinius im 23. Buch seiner «Naturgeschichte» als der grösste Wert des «Blutes der Erde» identifiziert worden. Die Wirkung des doppelgesichtigen Weins hängt von der Quantität und von der Qualität ab. Seit Jahrhunderten wurde er zur Behandlung von Schmerzen aller Art, Verdauungsstörungen und zur Entwässerung verordnet. Für viele Philosophen und Dichter war Wein ein Symbol der Lebenskraft, der Schlüssel zur Entfaltung der schöpferischen Kräfte: für Goethe, Gustave Flaubert, Alexandre Dumas, Ernest Hemingway, Scott Fitzgerald u. a. m.

«Der Wein ist die edelste Verkörperung des Naturgeistes», erkannte Friedrich Hebbel. Auch hier gilt die Arndt-Schulz-Regel, ein biologisches Grundgesetz, demzufolge die Lebenstätigkeit durch schwache Reize angeregt, durch mittlere Reize gefördert, durch starke gehemmt und überstarke aufgehoben wird. Ein Wein-Übermass bedeutet eine Zerstörung der Gesundheit (Veränderungen der Leber und des Nervensystems), Minderung der Vernunft, Verlust der Selbstkritik, Zerrüttung und schliesslich Auslöschen der Persönlichkeit. Wo das passiert, sind in der Regel «harte» Getränke (Spirituosen) im Spiel. Bei einem überdosierten Alkoholkonsum ist es meistens nicht die reine Wirkung des Ethylalkohols, des Weingeists, die zu Leber- und Nervenschädigungen führt, sondern auch der Mangel an spezifischen Leber-

---

* Die Biowein-Herstellung ist noch in den Anfängen. In Frankreich ist «Nature et Progrès» die angesehenste Organisation auf dem Gebiet des Land- und Weinbaus. Die französische Organisation «Lemaire-Boucher» verkauft ihre Bioweine mit der Marke «Terre et Vie». Zudem gibt es dort die Organisation «Biofranc/FANB». In Italien dominiert die Bio-Organisation «Suole e Salute». In der Schweiz werden Bioweine unter dem Namen «Delica-Natura» in Reute AR vertrieben; sie müssen strengen Anbaurichtlinien entsprechen. In Deutschland existieren seit 1985 Richtlinien für den ökologischen Weinbau, die von mehreren Bio-Organisationen gemeinsam erarbeitet worden sind [46].

** Die 7 Vitamine der B-Gruppe (B_1, B_2, Nicotinamid, B_6, Pantothensäure, Biotin und B_{12}) sollten nach übermässigem Alkoholkonsum, einseitiger Ernährung und bei Resorptionsstörungen als Folge von Behandlungen mit Antibiotika eingenommen werden. Das Vitamin B_6 sollte die Einnahme der Antibabypille begleiten. Eine zusätzliche Vitamin-B_1-Zufuhr legitimiert selbstverständlich nicht zu Alkoholexzessen, da diese Vitamintherapie nur den kleinsten Teil der durch den Alkoholmissbrauch verursachten Schäden beheben kann. – Die B-Vitamine finden sich in der schönsten Form in Vollkorngetreide, frischer Milch, Leber von gesunden Tieren usw.

*** Flavone und Anthozyane sind strukturell verwandt. Es sind Pflanzenfarbstoffe; die Flavone sind gelb, die Anthozyane blau, violett oder rot. Die Farbe wird durch den pH-Wert und das Vorhandensein von Metallionen beeinflusst.

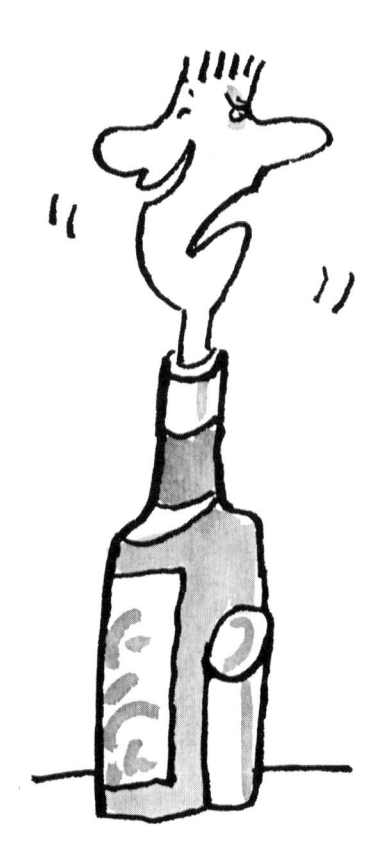

schutzstoffen trägt dazu bei. Die Aufnahme von wichtigen Vitaminen des B-Komplexes**, insbesondere B_1 (Thiamin), und hochwertigen Eiweisses ist bei Alkoholikern gestört. Durch den alkoholbedingten Reizzustand der Magenschleimhaut, die sogenannte Alkoholgastritis, ist keine normale Nahrungszufuhr mehr möglich [45].

Im Wein ist der Alkohol neben dem Wasser mengenmässig der wichtigste Inhaltsstoff. Doch den Wein einfach als «Alkohol» zu bezeichnen, wäre etwa gleichbedeutend, wie wenn man den Menschen ein «Wirbeltier» nennen wollte. Da ist schon noch mehr dran. Die mehreren hundert Inhaltsstoffe des Weins sind in einer kunstvollen Kombination zugegen. Nur darauf sind die vielseitigen positiven Wirkungen zurückzuführen.

Für ältere Menschen ist ein Glas Wein während des Essens beinahe unerlässlich. Mit zunehmendem Alter nimmt die Salzsäureproduktion im Magen laufend ab; bei einem 85jährigen ist sie nur noch zu etwa 15% vorhanden. Dies kann zu einer Entmineralisierung aufgrund von Verdauungsschwäche führen. Der Wein verbessert durch den Ethylalkohol und andere Bestandteile sowie auch reflektorisch (über die Geruchs- und Geschmacksempfindung) die Bildung von Magen- und Darmsaft. Dabei kommt es auch zu einer erhöhten Aufnahme von Vitamin B_{12}, das die Blutbildung unterstützt. Zudem wirkt der Wein, zusammen mit der Magensäure, bakterientötend, und er beugt ansteckenden Magen- und Darmkrankheiten vor. Zudem neigen Weintrinker wegen der Flavone und Anthozyane*** weniger zu Gefässverkalkungen als Abstinenzler [47], [48]. Die Funktionen der Atmungsorgane sowie von Herz und Kreislauf können durch kleine Weinmengen ebenfalls unterstützt werden; die Atmung wird beschleunigt und vertieft. Bei asthmatischen Zuständen haben sie einen krampflösenden Effekt. «Für das Herz ist der vielleicht wertvollste Effekt die Durchblutungsverbesserung durch Erweiterung der Herzkranzgefässe. Eine solche hat nicht nur einen rein organischen Mechanismus, sondern wird auch entscheidend von der psychischen Seite her durch den Abbau von seelischen Spannungen und Schmerzzuständen unterstützt, die verengend auf die Herzkranzgefässe wirken... Die psychische Enthemmung und das Wohlbefinden, das schon mit sehr kleinen Weindosen erreicht wird, lösen Angst und Beklemmungszustände sowie verschiedene nervliche Störungen. Damit werden aber wieder, die richtige

Dosis vorausgesetzt, über eine verbesserte Gehirndurchblutung das Assoziationsvermögen, die schöpferischen Seiten der Persönlichkeit und die Kontaktfreudigkeit gefördert. Eine Steigerung des Geschlechtstriebes kann nur bei kleinen und mittleren Weinmengen auftreten. Grössere Mengen bewirken jedoch wieder ein vollkommenes sexuelles Desinteresse [45].»

Der Wein offenbart dementsprechend als «Milch des Alters» seine schönsten Eigenschaften. Er kann auch die verstärkt auftretenden Kontaktschwierigkeiten abbauen helfen. Dabei gebührt extraktreichen Rotweinen, die bei höherer Temperatur als die Weissen genossen werden, eine bevorzugte Stellung. Wegen ihres Tanningehaltes (adstringierend) wird die Alkoholaufnahme etwas verzögert, und die Kontrolle über die Dosierung fällt leichter.

Die Duftwelt schöner Weine

Bemerkenswerterweise entstehen die gleichen Duftstoffe wie in der Pflanzenwelt (vgl. Kap. «Sinnesfreuden») in schönen, reifen Weinen, die traditionell gekeltert worden und für eine längere Lagerung bestimmt sind. In der Massenware für den Schnellkonsum, zu der immer mehr Weine geworden sind, können sie sich nicht mehr ausbilden. Diese Düfte im Wein sind chemisch Alkohole, Ester (Verbindung von Säuren mit Alkoholen), flüchtige Säuren und Carbonyle (komplexe Verbindungen mit einer CO-Gruppe). In der Traube und im Traubensaft sind solche Aromen noch nicht oder nur in Spuren vorhanden. Sie entstehen erst bei der alkoholischen Gärung. Dabei bildet sich allmählich, zum Teil erst nach Jahren, ein Geruchskomplex, der an Blumen, Früchte, Körner, Hölzer, Kräuter und Gewürze erinnern kann. In jungen Weinen entfalten sich vor allem Blumenaromen. Eine bemerkenswerte Übereinstimmung zeigt sich darin, dass die Düfte von weissen und gelben Blumen (Weissdorn, Geissblatt, Liguster, Akazie, Resede, Holunderblüte u. a.) in den Weissweinen vorherrschen. Bei diesen bildet der Duft des Apfels meistens den Hintergrund, weil die Traube und der Apfel dieselbe organische Säure haben (Apfelsäure) und auch aus diesem Grund der gelegentliche Ersatz des Weins durch Apfelsaft durchaus denkbar ist. In den Rotweinen sind die Düfte von roten und violetten Blumen wie Veilchen (im Gamay) und wilden Rosen (im Burgunder und Brunello) anzutreffen. Im Blauburgunder (Pinot noir) und vielen anderen Rotweinen findet man gelegentlich auch Anklänge an die Johannisbeere. Bei ausgereiften Weinen treten die Aromen getrockneter Früchte hervor. Reife Burgunder duften nach Kreosot (dem Holzteer), und dieser Duft verbindet sich manchmal mit anderen. Die edelsten Gewächse, die mehrere Jahre im Fass auf den Hefen gelegen haben, entwickeln das Trüffelaroma. Durch das Schwenken des Weins im Glas, wobei die Innenwände benetzt werden, tritt das Bukett besser hervor.

Je reifer ein Wein ist, um so reicher ist die Auswahl an Geruchsnuancen und um so grössere Bedeutung kommt dem Bukett und dem Beurteilungsfaktor «Nase» zu. Das gilt zumindest für die traditionell gekelterten Weine. Bei den modernen, standardisierten, konsumfertigen Weinen, die keine Kellerlagerung brauchen und auch kaum noch ertragen, findet man wohl noch eine gewisse, schwer definierbare Frucht, aber kaum einen ausgeprägten Duft. Die Weine, die durch meterlange Filtrationsungetüme gepresst worden sind und keinen Kontakt mit einem Holzfass erleben durften, das ihnen den bereichernden Holzton mitgegeben hätte, sind steril und langweilig wie ein moderner, mit Herbizid behandelter Rebberg geworden, der eher an einen Soldatenfriedhof als an eine gesunde Lebensgemeinschaft aus Pflanzen und Tieren erinnert.

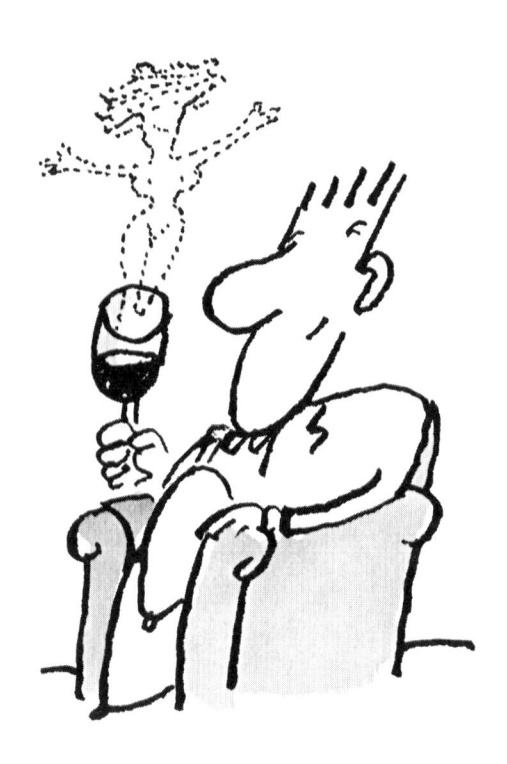

GESUNDHEITS
GESUND

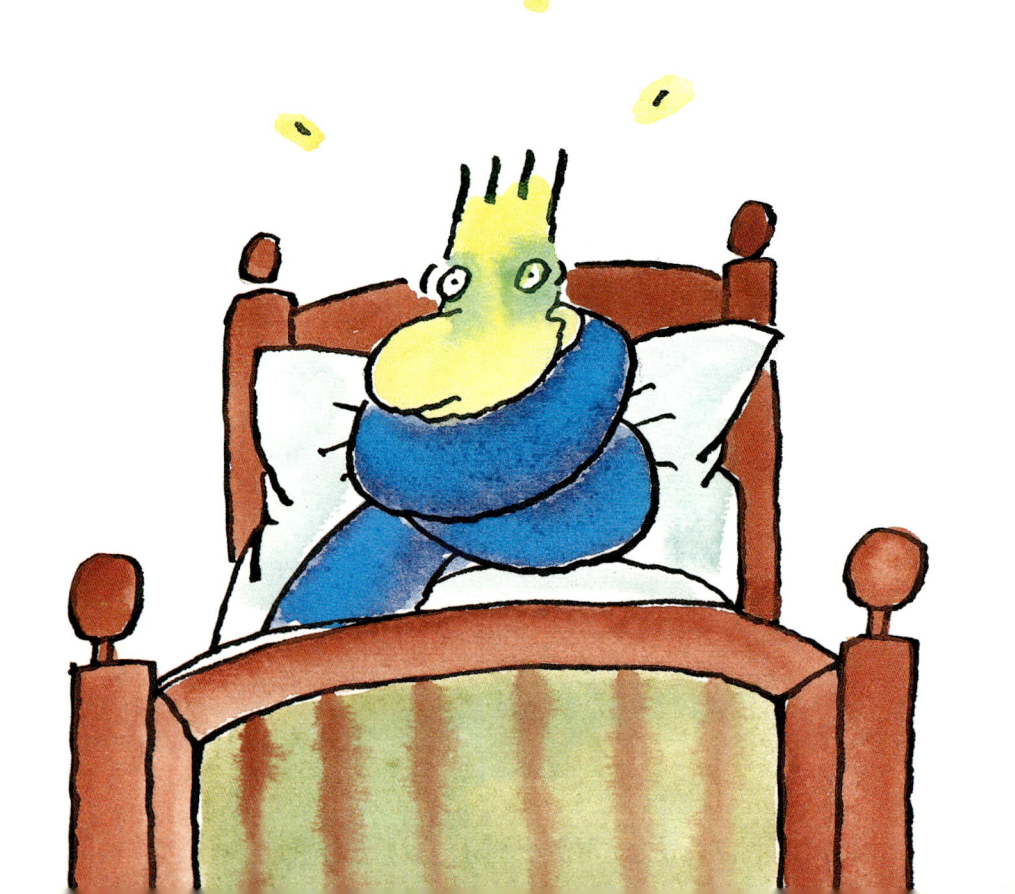

PFLEGE UND GESUNDHEITSERZIEHUNG

Kettenreaktionen, die zum (Un-)Glück führen

Wo durch eine bewusste Ernährung, die allein schon das Lebensgefühl steigert, die Grundlagen für die Gesundheit gelegt sind, kommt eine Kettenreaktion zustande, die zum Glück führt. Das geistige und körperliche Wohlbefinden wird verbessert – und damit auch die Intelligenz, die sich nach einer Definition von Esther Vilar im Computerzeitalter als Phantasie und Sensibilität zeigt. Die Leistungsfähigkeit vergrössert sich: der Beginn von Zufriedenheit, Erfolg, Selbstgefühl, Stolz, Freude. Das Gegengewicht zur harten Arbeit, das Ausspannen, das Geniessen von Freizeit und Freiheit, erhält seine Rechtfertigung.

«Gesundheit ist nichts anderes als überschüssige Kraft, über die wir zeitweise verfügen, um sie nach aussen zu leiten, auf andere zu übertragen [51].»

Das Geschlechtsleben wird intensiver, erfüllender, eheliche Reibungen, Schiffbrüche und reine Möbelgemeinschaften werden vermieden.

Gefühle, die das Leben in seiner Vielgestaltigkeit akzeptieren, wie Achtung, Ehrfurcht, Bewunderung und Mitleid, sind der Gesundheit zuträglich. Zum gegenseitigen Effekt führen negative Empfindungen: Angst, Sorgen, Ärger, Zorn, Neid, Eifersucht, Verzweiflung. Dabei verlangsamt sich der Stoffwechsel, was sich am augenfälligsten in der Appetitlosigkeit manifestiert. Die Drüsenfunktionen schwächen sich ab, und die Abwehrkräfte lassen nach. Wer dauernd negative Gefühle mit sich herumschleppt, kann das später auch gesundheitlich zu spüren bekommen: Magengeschwüre, Migräne, hoher Blutdruck, Nervosität, Krebs.

Da muss jedermann höchstpersönlich kraftvoll eingreifen, um eine Änderung zum besseren Lebensstil herbeizuführen. Beispielsweise sollte man sich über zwei Dinge nicht ärgern: Dinge, die nicht mehr zu ändern sind, und Dinge, die sich noch ändern lassen. Ein einfaches Rezept zur Steigerung seiner Lebensfreude hat der Wiener Psychiater Alfred Adler (1880–1937) entdeckt: «Man bemühe sich, anderen Leuten eine Freude zu bereiten.»

Wo ein Wille und damit auch ein Weg zum positiven Denken und Handeln vorhanden sind, lässt sich manches ändern. Man muss das Steuer selber in die Hand nehmen, seine Grenzen akzeptieren, aber Vertrauen in seine Fähigkeiten haben.

Wo immer etwas nicht mehr reibungslos funktioniert, geht es darum, die Ursachen der Störung zu beseitigen. Es wirkt sich verhängnisvoll aus, wenn bequemlichkeitshalber mit künstlichen Medikamenten dreingefahren wird, weil diese meistens neue iatrogene (durch medizinische Behandlung verursachte) Krankheiten hervorrufen. Zusätzliche Störungen können nicht das erstrebenswerteste der Ziele für jene Menschen sein, die sich selbstverantwortlich fühlen und nichts von einer ohnmächtigen Ergebenheit in die Macht des Schicksals halten.

Die verdrängte Gesundheitserziehung

Für gesundheitsschädigende Verhaltensweisen gibt es mehr Anreize als Bremsmechanismen. Die Werbung verführt mit tiefenpsychologisch untermauerten Frontalangriffen zu einer nicht über jeden Zweifel erhabenen Konsumhaltung: zum Kauf von Süssigkeiten, von toter, mumienähnlicher Industrienahrung, von Gemüse, das mit Kunstdünger zu schwammigem Riesenwuchs aufgeblasen wurde, von Genussgiften und von Maschinen, die uns vor körperlicher Anstrengung bewahren. Und so weiter. Selbstverständlich würde uns die Werbebranche mit der gleichen Inbrunst, wie sie uns zum Eislecken und zum Abbau von Fleischbergen verführt, auch Gesundheitserziehung vermitteln, wenn ihr bloss jemand den entsprechenden Auftrag erteilen würde. Das ist erst in Ansätzen üblich (Antiraucher-Werbung der Stiftung «Aarau – eusi gsund Stadt»:

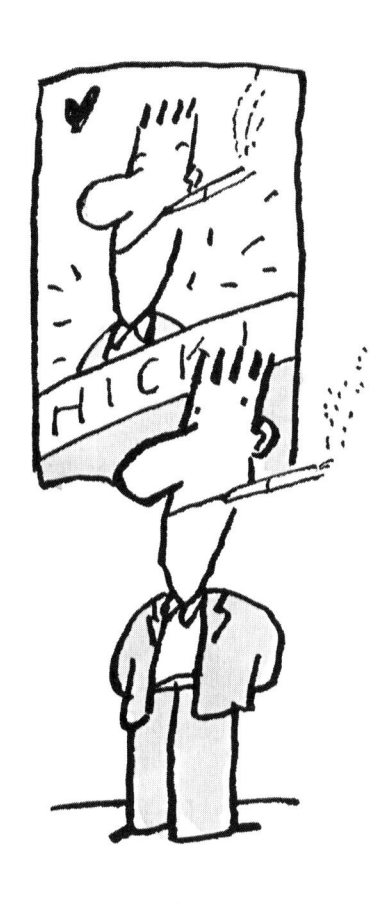

«Wer raucht, hat mehr vom Doktor»). Präventivmedizinische Anstrengungen nach Aarauer und norwegischem Vorbild sind Ausnahmen. Die Gründe für den Verzicht auf alles, was über gesundheitserzieherische Alibiaktionen hinausgeht, ist erklärbar: Ein älter werdendes Volk belastet nur die Sozialwerke. Wer am Tage nach seinem Eintritt in den Ruhestand das Zeitliche segnet, ist aus volkswirtschaftlicher Sicht der Idealfall. Das wird zwar nicht offen ausgesprochen, was nichts daran ändert, dass dem so ist.

Es gibt neben dem Manko an Gesundheitserziehung auch ein solches an guten Beispielen: Selbst die meisten Spitäler, einer Wachstumsbranche sondergleichen angehörend, sehen im Normalfall von einer Kost, die auf ernährungsphysiologische Erkenntnisse ausgerichtet ist, ab. In der Regel wird im Krankenhaus die übliche Industrienahrung mit den dominanten Fleischportionen und viel Süssem aus der Patisserieabteilung serviert, die gleiche Verpflegung also, die in wohl mehr als der Hälfte der Fälle die Ursache einer Erkrankung war. Diese Spitäler verpassen die Demonstration, dass vollwertige, frisch und phantasievoll zubereitete Gerichte mit schonend gegartem oder rohem Gemüse sowie viel Obst besser schmecken und einen höheren Lustgewinn beim Essen bringen und dass der alte Spruch «Nach der Gesundheit leben, ist ein elend Leben» auf einen Einfaltspinsel zurückgeht.

Warum funktioniert es mit der Gesundheitserziehung nicht? Kranke und Gebrechliche sind umsatzträchtigere Wirtschaftsfaktoren; an ihnen lässt sich mehr Geld verdienen als an Gesunden. Und die Leistungen von Politikern und Behörden werden nicht am Gesundheitszustand der Bevölkerung gemessen. Da sich Erfolge in Form von verhinderten Krankheiten höchstens statistisch erfassen lassen, sind damit keine Lorbeeren zu ernten. Es ist attraktiver, luxuriös ausstaffierte Spitaldenkmäler mit skurrilen Blüten im medizintechnischen Bereich in die Landschaft zu stellen und mit öffentlichen Geldern zu finanzieren, als den Leuten Informationen über die Gesundheitspflege im weitesten Sinne – nicht allein über die Zahnhygiene – zu verschaffen und ihnen damit die Richtung zu einer verbesserten Lebensqualität zu weisen. Zudem gibt es allzu viele Leute, denen das unterwürfige Spielen der Patientenrolle gefällt und die anweisungsgemäss chemische Medikamente à discrétion schlucken.

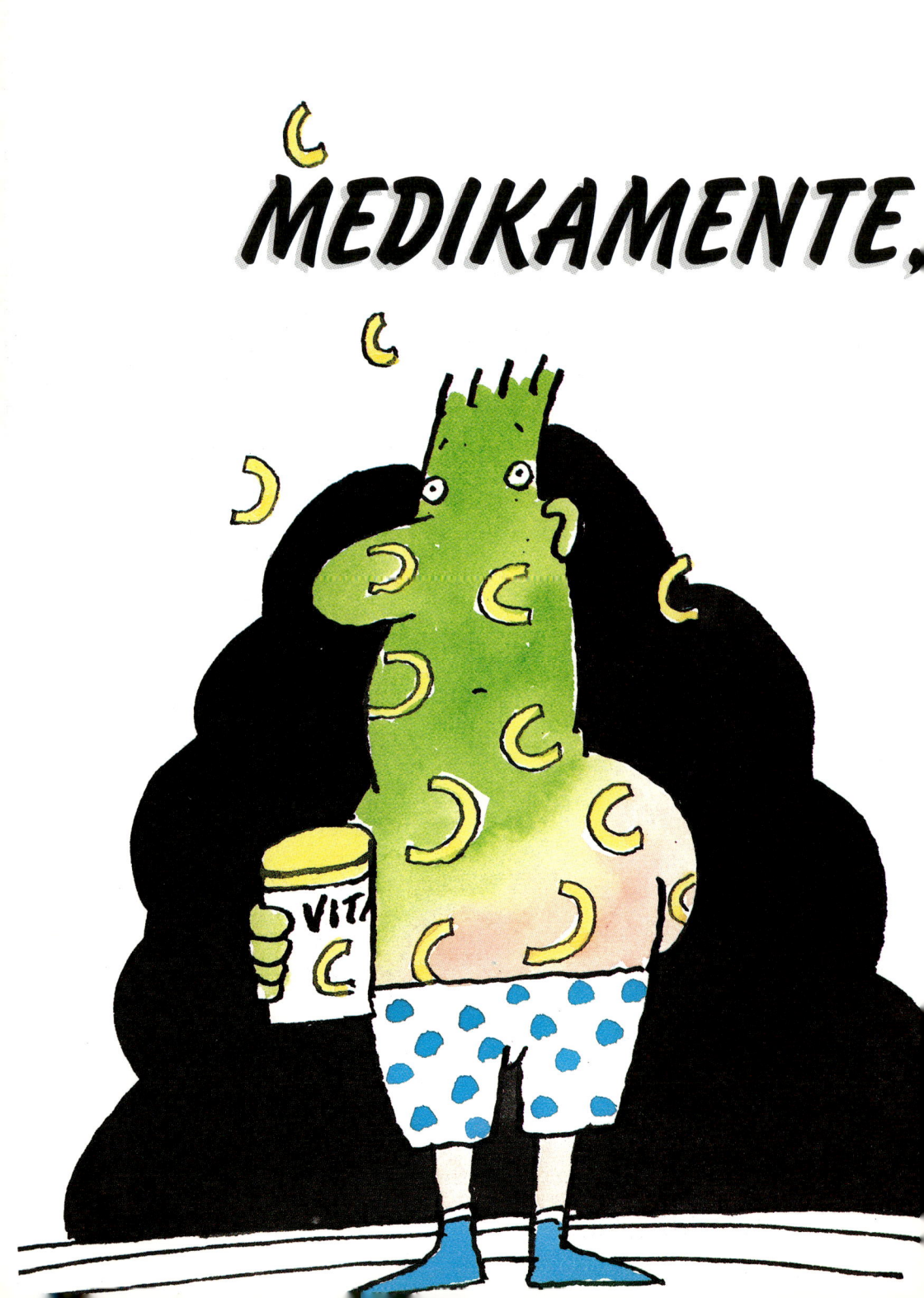

MEDIKAMENTE,

VITAMINE UND SPURENELEMENTE

Heimtückische synthetische Medikamente

Krankheiten sind sinnvolle Äusserungen des Körpers, die uns auf eine falsche Lebensweise, schädliche Umwelteinflüsse usw. aufmerksam machen; das Schlimme tut oft nur nicht schnell genug weh. Unterdrückt man diese Äusserungen mit den üblichen symptomatisch wirkenden Medikamenten, verlagert und verzögert sich der Prozess, und eines Tages tritt anstelle einer kleinen Störung eine schwere Krankheit auf.

Die fabrikmässig hergestellten Arzneimittel sind wegen ihrer Zuverlässigkeit, Wirksamkeit und den Möglichkeiten zu Abwandlungen, wie sie die ausgeklügelten Syntheseverfahren bieten, zu Artikeln des Massenkonsums geworden, die nützlichen, nutzlosen und schädlichen gleichermassen: «Kein Wunder, dass Hersteller und Ärzte über diese neuen Möglichkeiten begeistert waren und es zumeist heute noch sind. Schliesslich leben wir ja in einem Zeitalter, in dem der Schnellste als der Beste gilt – was jeder sportliche Wettkampf zeigt, und in dem der Mächtigste auch als der Bedeutendste angesehen wird. Insofern handelt die medizinische Forschungsrichtung ganz im Sinne der Zeit (...). Die Geschwindigkeit einer Wirkung ist aber kein Massstab für die biologische Zweckmässigkeit einer Behandlung. Das gilt auch für die Intensität. Gewiss ist die stärkste Bombe die bessere, wenn man die Vernichtung des Lebens als Ziel hat, nicht jedoch bei der Heilung und Wiederherstellung, wenn es um Aufbau geht. Schliesslich ist auch die Musik nicht um so besser, je lauter sie ist [52].»

Die auf Isolierung, Anreicherung und Kombination beruhenden Medikamente bringen keine Heilung hervor und müssen demnach, wenn die Ursache des Übels nicht beseitigt wird, immer wieder geschluckt werden, in immer höheren Dosen. Die Zahl der Patienten wächst, die auf eines oder mehrere der etwa 70 000 Fabrikmedikamente* angewiesen sind. Somit werden Krankheiten auf Rezept verschrieben.

Die Verschreibung von Medikamenten ist mit Abstand zur häufigsten Behandlungsart geworden, obschon auch Ärzte den Überblick über den Pharmamarkt längst verloren haben. Auf der Strecke blieben Heilkunde und Heilkunst sowie die Orientierung der Medizin am Nutzen für den Patienten. Die grundlegende Frage «Cui bono?» (Was nützt es dem Kranken?) wird kaum noch gestellt.

«Die Erfolge der modernen Medizin bei der Bekämpfung akuter Krankheiten haben zum Beispiel dazu geführt, dass die Zahl der chronisch Kranken ständig zunimmt. Die chronischen Krankheiten lassen sich definieren als Versagen des medizinisch-technischen Fortschritts; denn der kann das Schicksal chronischen Krankseins nicht verhindern [53].»

Unterschied zwischen chemischen und pflanzlichen Arzneimitteln

Was ist denn das Verhängnisvolle an isolierten Wirkstoffen? Worin unterscheiden sie sich von pflanzlichen Heilmitteln? Im Gegensatz zu den synthetisierten Medikamenten, die aus einer einzigen oder einigen wenigen Wirkstoffen bestehen, sind pflanzliche Heilmittel Vielkomponentengemische. Die Wirkungen einer gesamten Pflanze oder eines Auszuges sind vielschichtig, breit, umfassend, während ein reiner

---

* Nach Auffassung der Weltgesundheitsorganisation sind 234 Arzneimittel wirklich nötig. In Norwegen sind 1500, in den Niederlanden 3500, in Österreich 7000, in der Schweiz über 18 000 und in der Bundesrepublik Deutschland 70 000 Medikamente im Handel.

** Beim Opium handelt es sich um den Milchsaft des Schlafmohns, der durch Anritzen der unreifen Fruchtkapsel z. B. in Thailand, Laos und Burma gewonnen wird. Er wird an der Luft zu einer plastischen Masse getrocknet.

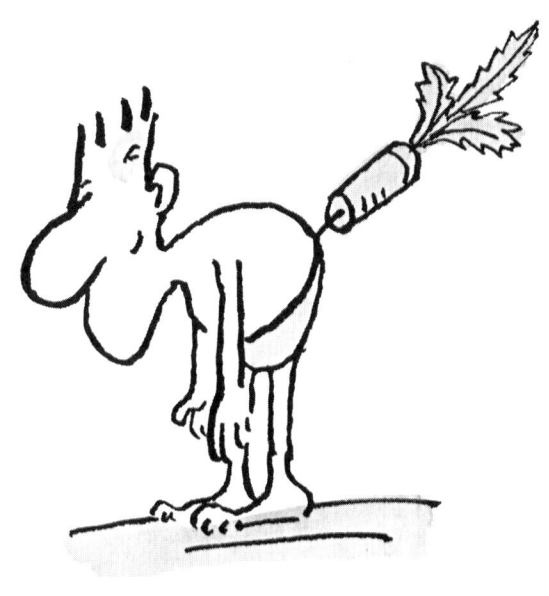

Wirkstoff eng begrenzt, spezifisch wirkt.

Das breite Wirkungsspektrum einer ganzen Pflanze kann am Beispiel des Opiums** veranschaulicht werden, das allerdings häufig als Rauschmittel missbraucht wird. In der Heilkunst wurde es früher in zweckdienlicher Dosierung als schmerzstillendes Mittel und unter anderem zur Ruhigstellung des Darms bei schweren Durchfällen eingesetzt.

Das Opium enthält mehr als 25 verschiedene Alkaloide, vor allem Morphin, das mit einem Anteil von 10 bis 12% mengenmässig vorherrscht. Dessen Wirkung ist schmerzmildernd, schlaffördernd und atmungsdämpfend. Thebain, ein weiteres Opium-Alkaloid, regt an, entfaltet also eine Wirkung, die dem Morphin zum Teil entgegengesetzt ist. Das weitere Alkaloid Papaverin mildert den dämpfenden Einfluss des Morphins auf die Atmung, ebenfalls eine konträre Wirkung. Opium als kompletter Stoff ist demnach in seiner Gesamtheit wesentlich weniger giftig als jeder seiner Inhaltsstoffe in reiner Form. Das gilt für alle als Gesamtextrakte vorliegenden Wirkstoffe; sie sind immer besser verträglich als isolierte Stoffe [54].

Es ist naheliegend, an dieser Stelle einen Bezug zu den Nahrungspflanzen herzustellen; der Unterschied liegt allein in den Eigenschaften der Funktions- und Wirkstoffe begründet. Für beide Fälle gilt, dass ausschliesslich in der Ganzheit des essbaren oder therapeutisch angewandten Teils einer Pflanze alle Wirkstoffe und Kräfte enthalten sind, die Mensch und Tier für die langfristige Erhaltung der Gesundheit benötigen. Jede extreme Konzentration irgendeiner einzelnen Substanz, ob es nun Zucker, Auszugsmehl oder eine Wirksubstanz zur Krankheitsbehandlung sei, jede Herauslösung aus dem naturgegebenen Zusammenhang führt nach kürzerer oder längerer Zeit zu einem gesundheitlichen Schaden. Werden die Inhaltsstoffe nicht im naturgegebenen Verhältnis zugeführt, stellen sich Funktionsstörungen ein, die sich vorerst in einer leichten Ermüdbarkeit, in Verdauungsbeschwerden, in allgemeiner Verstimmung usw. äussern. Enzymatische Vorgänge werden gestört oder unterbunden. Es kommt zu einer unerwünschten Gegen- und Nebenreaktion. Isolierungen von einzelnen Stoffen führen zur Einseitigkeit; Funktionsstörungen sind die Folge.

Sämtliche physikalischen, chemischen, biologischen, psychologischen und sozialen Abläufe sind durch bipolare Gesetzmässigkeit beherrscht. Dabei gilt das 3. Newtonsche Axiom «acito = reactio», das heisst, die Wirkung ist stets die gleich der Gegenwirkung.

Alle Lebensvorgänge stehen in einem Spannungsverhältnis zwischen Aktivierung und Hemmung. Denn nur dadurch sind Bewegung, Wachstum und Leben möglich, genauso wie nur durch die Spannung zwischen positiver und negativer Ladung ein elektrischer Strom fliessen kann. «In einem biologischen Organismus bestehen vielfältige Regelmechanismen, um dieses Spannungsverhältnis aufrechtzuerhalten, indem Aktivierung und Hemmung immer um einen Gleichgewichtszustand pendeln. Je zahlreicher solche Regelmechanismen sind, desto stabiler ist ein Organismus gegenüber äusseren Einflüssen [54].»

Mit einem Phytotherapeutikum (einem pflanzlichen Heilmittel) wird eine schwächere unmittelbare Wirkung als mit einem synthetischen Medikament erzielt, da im Gesamtextrakt eben auch ausgleichend wirkende Stoffe vorhanden sind. Aber dadurch wird ein Reiz gesetzt, der die Regulationsfähigkeit des Organismus und dementsprechend die Selbstheilungskräfte anregt. Eine Heilung kann ausschliesslich auf diese Art erfolgen.

In der Homöopathie (Homöotherapie) spielen ebenso wie in der Pflanzenheilkunde schwache, gezielt auf gestörte Körperfunktionen einwirkende Reize die wesentlichste Rolle. Hier wird nach der von Samuel Hahnemann begründeten Ähnlichkeitsregel behandelt: Ein Mittel, das, in grösseren Mengen eingenommen, beim Gesunden Krankheitserscheinungen erzeugt, kann bei minimaler Dosierung eine Krankheit, die in ähnlichen Erscheinungen verläuft, heilen. Dieses Ähnlichkeitsprinzip war schon in der Antike bekannt. So lehrte der Begründer der Heilkunde, der griechisch-römische Arzt Hippokrates, vor mehr als 2000 Jahren: «Durch Ähnliches wird eine Krankheit hervorgebracht, und durch Anwendung des Ähnlichen wird sie geheilt.» Eine gleichlautende Feststellung machte auch Paracelsus, einer der grössten Ärzte des Mittelalters. Die Ähnlichkeitsregel wird auch in der Schulmedizin angewandt: Bei Schutzimpfungen und bei Desensibilisierungsbehandlungen von Allergien.

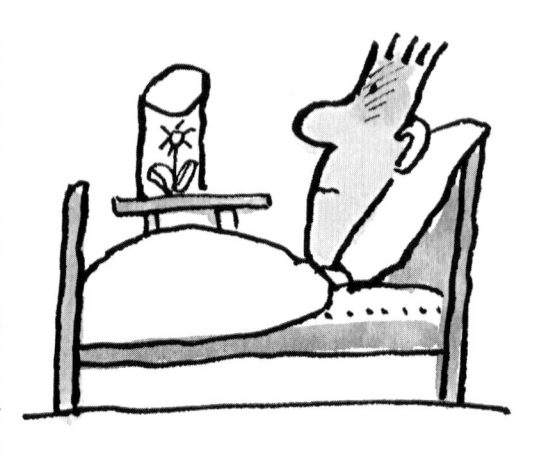

Bemerkenswerterweise findet aber die Homöopathie auf schulmedizinischer Seite nur zögernd Anerkennung. Sie ist eine sehr anspruchsvolle, subtile arzneiliche Behandlungsart. Heute sind etwa 2500 Arzneimittelbilder von naturgegebenen Substanzen genau bekannt. Der Homöotherapeut hat die schwierige Aufgabe, aus den Beschwerden und Krankheitserscheinungen des Patienten dasjenige Arzneimittelbild herauszufinden, das diesem am ähnlichsten ist. Der entsprechende Wirkstoff wird dann in Potenzen verdünnt und durch Schüttelschläge, die nach unten gerichtet werden, in seiner Heilwirksamkeit erhöht, eine aus der homöopathischen Praxis hervorgegangene Zubereitungsart. So wird zum Beispiel die Kohle erst durch diese Art der Verarbeitung zu einem homöopathischen Heilmittel; als Ursubstanz erzielt sie kaum einen Effekt.

Ein unschätzbarer Vorzug der Pflanzenheilkunde ist der Umstand, dass hier – im Gegensatz zur (Hoch-)Schulmedizin – die therapeutische Wirksamkeit nie aus den Augen verloren worden ist und man sich also nicht auf die pharmakologische Wirkung beschränkt. Das Ziel ist nicht die Behandlung, sondern die Heilung; so sollte es, jedenfalls vom Patienten betrachtet, auch sein. Ein Dauererfolg kann sich bei diesen sanften und tiefgreifenden Behandlungsarten nur dann einstellen, wenn die krankmachenden Einwirkungen vollständig beseitigt werden. Es gehört deshalb die Behandlung des gesamten Menschen (bestehend aus Körper, Geist und Seele) dazu.

Die chemische Industrie verharrt in der gleichen, von der Isolierung geprägten Denkweise wie die Schulmedizin, wenn sie nicht müde wird, in ihren Werbebotschaften darauf hinzuweisen, dass in bezug auf giftige Inhaltsstoffe in der Nahrung die grösste Gefahr von der Natur selber droht: «Zu den eindeutigen Krebserzeugern gehören zum Beispiel Estragol (p-Allylanisol in Basilikum), Symphitin (ein Crotonsäureester in Beinwell-/Comfrey-Tee), Psoralene (Furocumarin in Petersilie und Sellerie), Hydrazine (in Pilzen) und Allylisothicyanat (in Senf). Berechnungen der Krebsgefährdung durch diese Stoffe zeigen, dass sie die Spuren von Pflanzenbehandlungsmitteln, die man in der Nahrung findet, völlig in den Schatten stellen [55].» Der kleine Unterschied, der in solchen Ablenkungsmanövern unterschlagen wird, besteht darin, dass die pflanzlichen Gifte in ein ausgleichendes Umfeld eingebettet sind, währenddem die Industriechemikalien – ob als Nahrungsmittelzusätze oder Medikamente – ungepuffert auf die biologischen Systeme losgelassen werden.

Nach dem Überborden des Agrochemikalieneinsatzes sowie der massenweisen Verschreibung all der Antirheumatika, der Antidiabetika, Antihypertonika (gegen Bluthochdruck), Laxantien (Abführmittel), Antibiotika (gegen bakterielle Infektionen), Benzodiazepine (Beruhigungsmittel) und Hypnotika (Schlafmittel) ist jetzt das böse Erwachen langsam im Gange. Der Preis dafür ist weit höher, als er auf den Arzt- und Apothekerrechnungen nachzulesen ist.

Soll man zusätzliches Vitamin C schlucken?

«Niemand kann besser auf Deine Gesundheit achten als Du selber», verkündet ein Kalenderblatt: Ein zutreffender Spruch. Doch wir alle sind unvollkommen, haben unsere schwachen Stellen und sind eben dadurch erst menschlich. Dazu kommen die äusseren Einflüsse, auf die wir kaum oder überhaupt nicht einwirken können.

Bei der unablässig weiter fortschreitenden Denaturierung der Nahrungsmittel, von der bodenunabhängigen Produktion über die Veränderung und Anreicherung mit Chemikalien bis zur Behandlung mit ionisierenden Strahlen und der Nahrungsmittelherstellung aus Abfällen, wird es zunehmend schwieriger, an echte, naturreine Produkte heranzukommen. Dieser Zustand ist in eine sich ausbreitende Umweltverschmutzung eingebettet, die vor allem über Atemluft und Nahrung den Weg auch in den menschlichen Organismus findet, zum Beispiel in Form von Blei aus Verkehrsabgasen, Cadmium aus Kehrichtverbrennungsanlagen usw.

Bei diesem offenbar unabwendbaren Sachverhalt hat das Vitamin C an Ansehen gewonnen. Es ist nämlich in der Lage, zahlreiche Umweltgifte und Schadstoffe wie Schwermetalle, die in unseren Körper gelangt sind, unschädlich und ausscheidungsfähig zu machen*. Ich bin mir sehr wohl bewusst, dass ich mich hier dem Verdacht, inkonsequent zu sein, aussetze; so werden Symptome statt Ursachen bekämpft. Und das Aufzeigen einer Gelegenheit zur Neutralisierung eines Teils der schädigenden Umwelteinflüsse mit einem synthetischen Präparat (chemisch: Ascorbinsäure) könnte zu einem fatalen Fatalismus verleiten. Doch muss man schweren Herzens das Folgende zur Kenntnis nehmen: Bei der heute vorhandenen Giftstoffbelastung ist es kaum noch möglich, genügend Vitamin C aus natürlichen Quellen zu sich zu nehmen. Im Interesse des bestmöglichen Nutzwertes dieses Buches ist die Darstellung des Vitamin-C-Haushaltes aufgrund des aktuellen Kenntnisstandes deshalb unumgänglich.

Der Skorbut**, der mit den grossen Seereisen im 15. Jahrhundert aufkam, war eine Vitamin-C-Mangelkrankheit und konnte durch einen reichlichen Genuss von frischem Gemüse und Zitrusfrüchten verhindert werden. An Skorbutkranken wurde beobachtet, wie sich der Vitamin-C-Mangel negativ auf Wachstumsvorgänge auswirkt, wobei auch die Zähne betroffen sind. Die Schädigungen erstrecken sich zudem auf die Masse zwischen den Zellen (Interzellularsubstanz) und das Bindegewebe; deshalb nimmt man an, dass das Vitamin C wie ein Klebstoff wirkt, der die Zellen zusammenhält.

Die Ascorbinsäure treibt ferner die Nebenniere zu höheren Leistungen an. Die Nebenniere hat die verschiedenen Hormongruppen zu produzieren, und sie erholt sich nach jedem stressbedingten Absinken des Vitamin-C-Gehaltes um so schneller, je mehr ihr von diesem wichtigen Stoff zugeführt wird. Fundamental ist das Vitamin C auch für den Eisenstoffwechsel. Es ist bei der Aufnahme von jenem Eisen nötig, das nicht im Blut gebunden ist; dieses Macht immerhin 90% des Eisens im

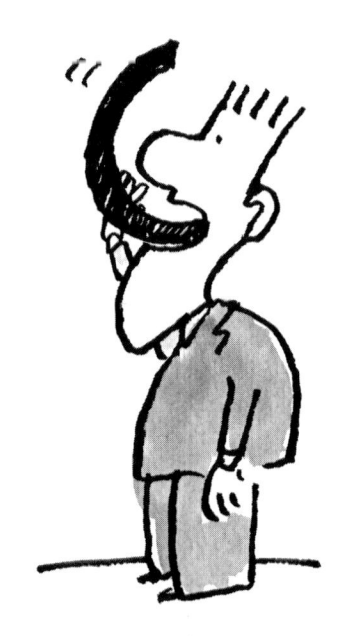

---

* Das Vitamin C kann sich mit Schwermetallen wie Blei, welches Gehirn, Nerven, Verdauung, Blut und Nieren schädigt, verbinden und damit die Ausscheidung mit dem Urin ermöglichen. So wirkt das Vitamin C als Chelatbildner. Chelate (von «Krebsschere») sind ringförmige Koordinationsverbindungen. Die Wirksamkeit von Vitamin C als Chelatbildner kann gesteigert werden, wenn man es mit anderen Chelatbildnern wie Zink oder Kalzium, zum Beispiel als Kalziumascorbat, einnimmt [56].

** Skorbut äussert sich nach 4 bis 6 Wochen bei eingestellter Vitamin-C-Zufuhr mit Zahnfleischbluten, Zahnausfall, Blutungen unter der Haut, Zerbrechlichkeit der Knochen, Störung der Herztätigkeit und verzögerter Wundheilung.

menschlichen Organismus aus. Vitamin C ist sodann ein starkes Antioxidans, wobei noch ungesichert ist, ob es auch die Zellalterung verlangsamen kann.

«Das Vitamin C behindert mit grösster Wahrscheinlichkeit das Wachstum wuchernder Krebszellen, und das erklärt vielleicht einige der krebshemmenden Wirkungen, von denen berichtet wird [57].» Da sich die Ascorbinsäure auch in verschiedenen Teilen des Auges ansammelt, hält es Prof. Shambu D. Varma von der Universität Maryland für möglich, dass es die Entstehung des grauen Stars verhindert oder wenigstens verzögert; er glaubt, dass die Kristallinse geschützt wird, so lange die Zellwände nicht zusammengebrochen sind.

Die vielfältigen Wirkungen der Ascorbinsäure, die 1928 von Albert Szent-Györgyi von Nagy-Rapolt entdeckt und in kristalliner Form isoliert worden ist, sind bis heute nicht restlos aufgeklärt. Dementsprechend ist auch noch wenig über den täglichen Bedarf des Menschen bekannt. An einer Sitzung der New Yorker Akademie der Wissenschaften sind Mengen von 45 Milligramm (mg) bis 10 und in besonderen Fällen 20 Gramm (also 20 000 mg) genannt worden.

Der Mensch kann (wie die Affen, die Meerschweinchen sowie einige Vogel- und Fledermausarten) das Vitamin C nicht mehr selber synthetisieren. Er muss es in genügender Menge über die Nahrung zuführen. Das Minimum wird er über eine einigermassen abwechslungsreiche Ernährung ohne weiteres beschaffen können. In einer gekochten Kartoffel sind noch etwa 30 mg, in einer Orange etwa 60 mg und in einer Tomate 30 mg Vitamin C enthalten (ungefähre Grössenordnungen), wobei allerdings Erhitzung, Trocknung, Lagerung und Kontakt mit Sauerstoff erhebliche Verminderungen bewirken können. Ein frisch gepresster Orangensaft (200 mg Vitamin C pro halben Liter) verliert binnen einer Stunde einen Drittel seines Vitamin-C-Gehaltes, und Kopfsalat ist drei Tage nach der Ernte vitaminfrei. Künstliche Ascorbinsäure ist, wie mir ein Chemiker der F. Hoffmann-La Roche & Co. AG, Basel, erklärte, demgegenüber etwa fünf Jahre lang haltbar, wenn sie vor Licht, Wärme und Feuchtigkeit geschützt ist. In reiner Form ist sie nicht den Interaktionen unterworfen, wie das in lebendigen biologischen Systemen der Fall ist.

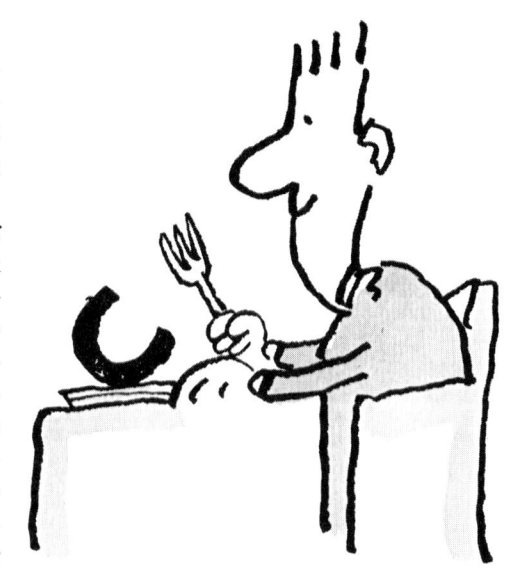

Auch Kalziumascorbat, das seines Kalziumgehaltes wegen oft anstelle von Ascorbinsäure eingenommen wird, ist einige Jahre haltbar; eine leichte Verfärbung ins Gelbliche, die auf geringste Spuren an metallischen Verunreinigungen zurückzuführen ist, hat laut dem Hoffroche-Sprecher keine Bedeutung.

Hervorragende natürliche Vitamin-C-Lieferanten sind unsere Hagebutte, die

Sanddornbeere, Johannisbeeren, Erdbeeren, die tropischen Azerolakirschen und Camu-Camu sowie Zitrusfrüchte, Paprika, Kohl usw. In Naturprodukten sind alle Vitamine und Spurenelemente in der denkbar günstigsten Form und Umgebung vorhanden. Was wir tagsüber essen, besonders wenn es viele Früchte und viel Gemüse sind, bringt eine ansehnliche Vitamin-C-Menge zusammen. Genügt sie aber?

Mit dem Einfluss des Vitamins C auf die Nebennierenrinde, die leistungssteigernde Hormone zu produzieren hat, ist ein gesteigerter Vitaminverbrauch bei überdurchschnittlichen Belastungen (Stress) zu erklären. Der im Herbst 1987 verstorbene Förderer der orthomulekularen Medizin*, Lothar Burgerstein, Rapperswil, schrieb: «Eine Ziege von etwa 70 kg wird bei geringem Stress etwa 10 bis 20 Gramm Ascorbinsäure selbst erzeugen, um den physiologischen Bedarf zu decken, und bei physischem und seelischem Stress ein drei- bis fünffaches Quantum erzeugen» [58]. Obschon der Mensch keine Ziege ist, dürften beide Lebewesen unter starken Belastungen einen zusätzlichen Vitamin-C-Bedarf haben. Dieses Vitamin ist ausserdem ein natürliches Mittel zur Bekämpfung von Histaminen und ihren Auswirkungen. Auch Geisteskranke, die meistens unter einer permanenten Stress-Situation stehen, reagieren auf Ascorbinsäuregaben mit Beruhigung und Entspannung. Vitamin C («Sleep Vitamin», Schlafvitamin) regt nicht auf; es beruhigt.

Ein weiterer Umstand kommt hinzu, der wahrscheinlich zuerst bei starken Rauchern beobachtet worden ist: Der Ascorbinsäurebedarf steigt, wenn der Körper viele Gifte auszuscheiden hat. Laut Burgerstein werden neben den Schwermetallen auch andere giftige Substanzen wie Pharmaka, Suchtmittel, Lebensmitteladditive usw. zum Teil unschädlich gemacht, indem das Vitamin C eine Reihe von Hydroxilierungsreaktionen (die Moleküle erhalten –OH-Gruppen) aktiviert und die Stoffe dadurch ausscheidungsfähig macht. Die Metabolisierungen (Veränderungen) finden in der Leber statt. Etwa 50 organische und anorganische, teilweise zellschädigende Schadstoffe von Schwermetallen bis zu Polychlorierten Biphenylen sollen durch Vitamin C ausgeschieden oder aber in ihren giftigen Auswirkungen abgeschwächt werden.

Die Giftgase aus einer einzigen Zigarette verbrauchen etwa 25 mg Vitamin C. Wer ein ganzes Päckchen pro Tag raucht, dem werden bereits etwa 500 mg Vitamin C gestohlen. Auch fremde Antibiotika, die über Medikamente und den Fleischkonsum (Wachstumsbeschleuniger) vom Menschen aufgenommen werden, zehren

---

* Der Begriff «orthomolekular» erschien 1968 erstmals in einer Überschrift eines Referates «Orthomolecular Psychiatry» von Linus Carl Pauling, amerikanischer Chemiker, Nobelpreisträger und Vitamin-C-Förderer in der Zeitschrift «Science». Pauling definiert «orthomolekular» wie folgt: «Die richtigen Moleküle der normalerweise im Körper vorhandenen Substanzen in den richtigen Mengen.» Und weiter: «Erst die optimale Konzentration dieser Substanzen schafft die Voraussetzungen für organische Stabilität, die Homöostase (Gleichgewicht der physiologischen Funktion) des Körpers [59].» Der wichtigste Grundpfeiler der orthomolekularen Medizin ist eine vollwertige Ernährung.

** Bei den Schweizer Rekruten, die mit Bezug auf den Gesundheitszustand als eine positive Auswahl aus der Bevölkerung zu betrachten sind, wurde eine defizitäre Versorgung mit Vitaminen wie B_1, B_2, Folsäure und anderen sowie Eisen nachgewiesen (Stransky u. a., 1982). Hamilton und Whitney (1979) sowie verschiedene andere Studien konnten in den USA ebenfalls ein Defizit für Vitamine des B-Komplexes, A und Eisen belegen.

die Vitamin-C-Reserven im Körper auf; Antibiotika können ferner die Darmflora zerstören und dadurch die gesamte Vitaminverwertung beeinträchtigen.

Aufgrund der unausweichlichen Umweltbelastungen könnte man in dieser Zeit der Unruhe folgern, heute komme man ohne zusätzliche Ascorbinsäuregaben im Megadosenbereich (einige Gramm pro Tag) nicht mehr aus. Dies war die Meinung des Vitamin-C-Förderers und Prophylaxe-Pioniers Linus Carl Pauling, Chemie- und Friedensnobelpreisträger. Es liegt mir fern, solche «Jumbodosen» ebenfalls zu empfehlen, obschon kaum Nachteile von grossen Vitamin-C-Konsumationen bekannt sind.

Mit der Ascorbinsäure, die pro Kilo für etwa 25 Franken produziert werden kann und in Milligrammdosen abgegeben wird, werden hohe Gewinne erzielt. Am preiswertesten ist die offene Ascorbinsäure. Burgerstein vertrat bei einem unserer Gespräche dazu allerdings die Auffassung, ohne einen zusätzlichen Vitamin-C-Konsum wären die Geschäfte der pharmazeutischen Industrie, die heute ebenso geliebt wie geprügelt wird, viel grösser, da dann viele Krankheiten nicht verhindert würden; deshalb wird Vitamin C seines Erachtens nur ungenügend propagiert.

Das ist für die gegenwärtige Lage bezeichnend. Selbst ein der Zeit vorauseilender Denker wie Hans A. Pestalozzi ist durch neue Umstände überholt worden: «Ich will nicht eine Pharmaindustrie, die ‹gedeiht›. Ich will, dass wir gesund sind. Dann kann die Pharmaindustrie nicht ‹blühen›» [60]. Der Zustand der Biosphäre und unserer Nahrung ist derart desolat, dass auf eine blühende Pharmaindustrie mit ihren Nahrungsergänzungsmitteln jedoch kaum mehr verzichtet werden kann.

In den USA, wo zivilisatorische Degenerationserscheinungen immer einigen Vorsprung haben, sind Vitamine und Spurenelemente feste Sortimentsbestandteile in praktisch jedem grösseren Geschäft mit Artikeln für den täglichen Bedarf. In der Schweiz musste 1971 ein langer Kampf um Bewilligung des freien Vitamin-C-Verkaufs geführt werden, was im Rückblick unverständlich bis lächerlich wirkt. Die Desorientierung hat Methode: Die Behörden leisteten, beispielsweise durch überspitzte und wirklichkeitsfremde bakteriologische Vorschriften, der technischen Nahrungsmittelverarbeitung Vorschub. Ubiquitäre (überall vorhandene) Mikroorganismen werden kaum toleriert. Im Handel bleiben dürfen aber Nahrungsmittel, die man aus gesundheitspolitischer Verantwortung zurückbinden müsste: Zucker, Weissbrot, polierter Reis und raffinierte Fette und Öle. Gesundheitszerfall und Mangelerscheinungen sind die logischen Folgen: Bei der Cola-Pommesfrites-Hamburger-Generation sind Vitamindefizite nachgewiesen**.

Auch bei Sportlern sind die Menüpläne offensichtlich entgleist. Bei Sportarten mit einem hohen Energieumsatz wie (Ski-)Langlaufen, Radrennfahren und Bergsteigen muss eine entsprechend hohe Menge an Nährstoffen aufgenommen werden, so dass bei einer zweckmässigen Lebensmittelwahl genügend Vitamine und Spurenelemente vorhanden wären. Dennoch empfehlen ungefähr 70% aller Trainer ihren Athleten, Vitamine einzunehmen. 84% der Olympiateilnehmer schlucken Vitamintabletten; bevorzugt sind Multivitamine, Vitamin B_{12}, E und C [61].

Defizite auch bei den Spurenelementen

Mangelerscheinungen existieren nicht allein hinsichtlich der Vitaminversorgung. Wegen der intensiven Landbaumethoden kommt es in der heutigen Nahrung ebenfalls zu einem Defizit an Spurenelementen, diesen Bausteinen der Gesundheit. Die einseitige, starke Mineraldüngung und die Übersäuerung der Böden durch Niederschläge verdrängen die Spurenelemente, die nur in allerkleinsten Mengen vorhanden sind [62]. In Böden, die mit leicht verfügbaren Kunstdüngern im Überfluss ausgestattet sind, können es sich die Pflanzen ersparen, ein weitreichendes, kräftiges Wurzelwerk auszubilden. Das wiederum schränkt die Erreichbarkeit von Spurenelementen ein. Die im Wachstum beschleunigten Pflanzen verarmen an Inhaltsstoffen, so dass es selbst bei einer ausgewogenen Ernährung mit unraffinierten Lebensmitteln beim Konsumenten zu Mineralstoff- und Spurenelemente-Mangelsituationen kommen kann. Denselben Effekt hat der saure Regen. Er reduziert die Verfügbarkeit der Spurenelemente in den Ackerböden und Gärten. Sie werden mobiler und versickern in gelöster Form in tiefere Schichten oder können als Säuresalze nicht aufgenommen werden. Die Folgen solcher Vorgänge sollen hier am Beispiel des Selens, diesem Musterbeispiel für ein erst in den letzten Jahren entdecktes Spurenelement, erläutert werden: Es hat eine herausragende Eigenschaft als biologisches Antioxidans*, das in dieser Ei-

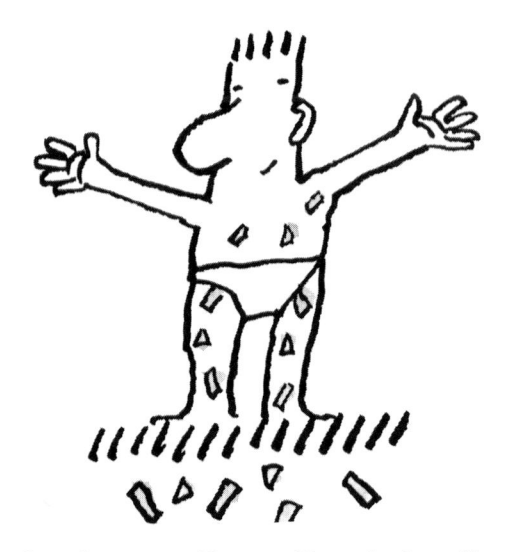

---

* Antioxidantien schützen die durch Sauerstoffeinwirkungen gefährdeten Stellen. Die Oxidationsvorgänge (Reaktionen von chemischen Elementen oder Verbindungen mit Sauerstoffpartikeln in Gestalt von freien Radikalen) werden in den Zellorganellen durch ein subtiles Zusammenspiel zahlreicher Enzyme und Antioxidantien in geordnete Bahnen gelenkt.

** Vitamin E stabilisiert Fettsäuren und schützt biologisch wichtige Zellstrukturen vor einer Zerstörung durch Sauerstoff.

*** Der menschliche Körper enthält 16 bis 20 Milligramm Selen. Die mittlere Zufuhr zur Erhaltung der Gesundheit sollte für Erwachsene zwischen 0,05 und 0,2 Milligramm pro Tag liegen. Der tägliche Mindestbedarf beträgt rund 1 Mikrogramm Selen pro Kilogramm Körpergewicht. Eine geringere Zufuhr bewirkt Mangelkrankheiten; 0,1 bis 0,8 Milligramm pro Tag sind der gefahrlose Bereich. Bei 2 bis 3 mg pro Tag beginnt der chronische Giftigkeitsbereich. 10 bis 20 mg führen zu einer akuten Vergiftung. Einzeldosen ab 200 mg in löslicher Form sind für den Menschen tödlich [64].

**** Zur Bestimmung der Mineralienentgleisungen im Körper (Mangel an Mineralien und Spurenelementen und Überschüsse an giftigen Metallen wie Aluminium, Blei, Cadmium und Quecksilber) eignet sich die Haarmineralanalyse. Die Haare sind biologische Speicher, eine Art «biochemisches Haushaltungsbuch des Körpers». Sie wachsen ziemlich gleichmässig und bauen die Substanzen ein, die ihnen vom Blut angeliefert werden. Blutuntersuchungen sind eine Bestandesaufnahme, die den augenblicklichen Zustand zeigen. Die Resultate der Haarmineralanalysen, die mit Atomabsorptionsspektralgeräten durchgeführt werden, müssen mit Normalanalysen verglichen und fachmännisch interpretiert werden. Solche Analysen machen u. a. die Firma Medea, Spectromed, Pettenkoferstrasse 20–22, München, die Mineratest, Im Sydefädeli 27, 8037 Zürich, das Institut für Isotopenanwendung des Österreichischen Forschungszentrums in Seibersdorf und Analytical Research Labs, Inc. in Phoenix USA.

genschaft rund tausendmal wirksamer als das Vitamin E sein soll [63]. Es ist u. a. als Bestandteil des Enzyms «Glutathionperoxidase» (vier identische Eiweiss-Ureinheiten mit je einem Selenatom) vorhanden, als solcher wasserlöslich und mobil. Der Alterungsprozess des Menschen wird dadurch verlangsamt. Aber genau im Alter geht der Selengehalt im Vollblut um 25 bis 40% zurück, ein Indiz für die Unterversorgung mit diesem 34. Element des Periodensystems. «Vermutlich werden Krebskrankheiten ungerechterweise als unausweichliche Alterserscheinung betrachtet; die Selenverarmung alter Menschen könnte zu dieser Korrelation auf signifikante (bedeutsame), wenn nicht entscheidende Weise beitragen [64].» Auch die Brustkrebsgefahr wird durch Selen reduziert, da es das Vitamin E in seiner Wirkung** unterstützt. Selen aktiviert ferner das Immunsystem, das bei einem Mangel an diesem Spurenelement völlig darniederliegen kann.

Zu den wichtigsten Selenlieferanten*** gehört das Getreide (Weizen, Hafer), wenn die Böden nicht von Natur aus selenarm sind (wie das in weiten Gebieten Chinas, im US-Staat Oregon, Finnland usw. der Fall ist) und die Selenaufnahme nicht durch eine Düngung mit schwefelhaltigen Produkten wie Ammoniumsulfat behindert ist. Es ist anzunehmen, dass der Schwefel das Selen zum unlöslichen Selenoxid reduziert, so dass es nicht mehr aufgenommen werden kann [65]. Selenreich sind ferner Fische, Melasse, Schweinsnieren, Sesamsamen, Nüsse (vor allem Paranüsse) und Steinpilze. Alkohol hemmt die Selenabsorption. Die Bedeutung des Selens ist in der Tiermast schon längst erkannt worden; dort bedeutet «Gesundheit» Geld. Bei Selenmangel stellt sich beim Geflügel ein Wachstumsstillstand ein; das Gefieder fällt aus, und bei Schafen, Ziegen, Kälbern sowie Rindern kommt es zu Muskeldegenerationen, Herzversagen und zur Weissmuskelkrankheit.

Es ist noch heute kaum erkannt, welche katastrophalen Folgen die moderne landwirtschaftliche Intensiv- und Überproduktion im Dünge-Rausch für die Gesundheit jener bedauernswerten Leute hat, die auf Produkte aus dem High-Tech-Anbau angewiesen sind. Innere Qualitäten sind dort zugunsten der verpackungstechnischen Eigenschaften fallengelassen worden. Woher denn soll eine stapelfreundliche Würfeltomate rare Spurenelemente beziehen, wenn Humus und Mutterboden durch Basaltsteinwolle, mit Wasser und Nährlösung nach Laborrezept durchtränkt, ersetzt worden ist? Neuerdings verschwindet auch noch die Steinwolle aus den Treibhäusern; an sich genügen beim Hors-sol-(Ohne-Boden-)Verfahren Wasser und Nährstoffe...

Nach den Feststellungen des dänischen Arztes Bernt Eikard stellen der Selen- und Zinkmangel zwei der wesentlichsten Ernährungsprobleme unserer Zeit dar.****

Tatsächlich sind die intensiv bewirtschafteten Böden auch an Zink verarmt [66]. Ein Zinkmangel, der auch auf einen starken Alkoholgenuss und extremes Schwitzen zurückgehen kann, zeigt sich in weiss gefleckten Fingernägeln und einem vorzeitigen Ergrauen der Haare. Weitere Folgeerscheinungen können Prostataentzündung, chronische Furunkulose, schwere Akne, Ekzeme usw. sein [67]. Natürliches Zink findet sich in Sojabohnen, Kürbiskernen, Bierhefe, Spinat, Pilzen, Leber, Meeresfrüchten und Fisch.

SCHÖN

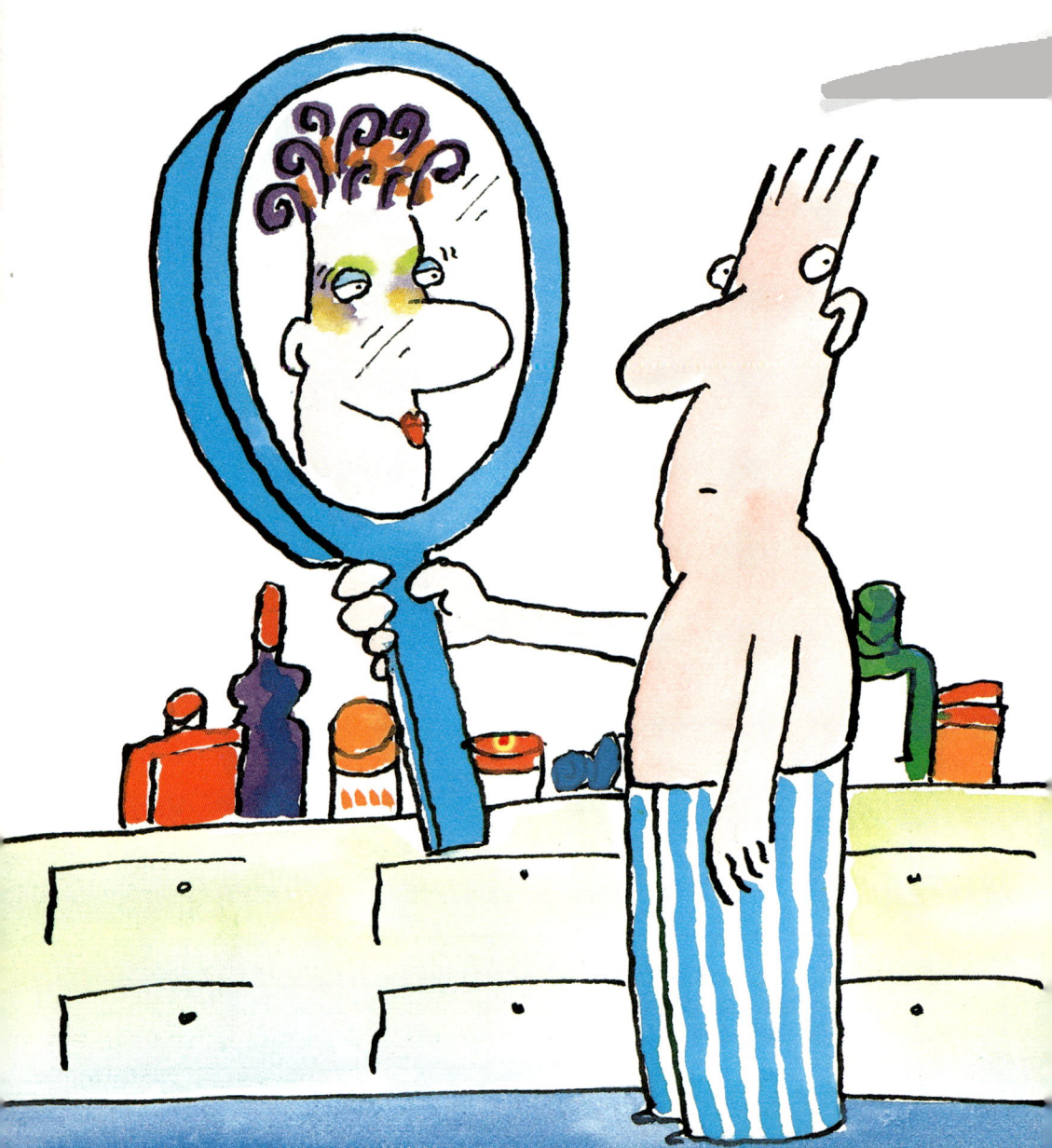

HEITSPFLEGE

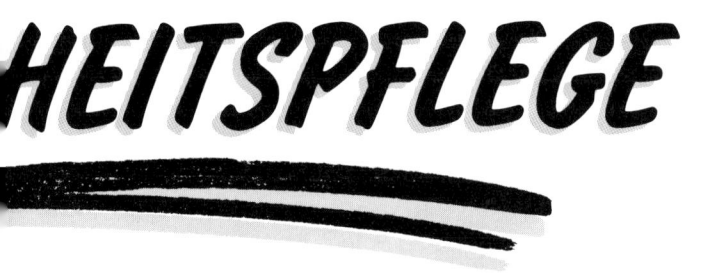

Die erste unserer drei Häute

Fehlernährung und Vitalstoffmängel wirken sich auf unsere Gesundheit, auf unsere Haut und damit auf unser Aussehen aus, bis man sich in seiner Haut nicht mehr wohl fühlt. Weil die Schönheit des Körpers laut Platon der Abglanz der Schönheit der Seele ist, hat das wiederum negative Rückwirkungen. «Schön sein heisst also in erster Linie: sich wohl fühlen in seiner Haut.» [68]

Die Haut, das grösste und vielseitige Sinnesorgan, ist wahrhaftig ein Abbild des körperlichen und seelisch-geistigen Lebens und noch viel mehr: Bei einem 1,7 m grossen Menschen bedeckt sie eine Fläche von 1,8 Quadratmetern. Rein anatomisch kann sie in drei Schichten unterteilt werden: Oberhaut (Epidermis), Lederhaut (Corium) und lockere Unterhaut (Subkutis), in die das Fettgewebe eingelagert ist. Diese kompliziert aufgebaute Hülle erfüllt eine Fülle wichtiger Aufgaben. Sie schützt vor Hitze und Kälte, Feuchtigkeit, Austrocknung; sie verhindert, «dass Sie sich in ihrer Umgebung auflösen», wie der britische Anatom John Zachary Young feststellte. Sie nimmt Temperaturen, Druck und Schmerz wahr, speichert Zucker, Fett und Mineralien, baut mit Hilfe des Sonnenlichtes das Antirachitis-Vitamin D_3, das den Kalzium-Haushalt reguliert, auf und aktiviert das Sexualhormon Testosteron, das in den Hoden erzeugt wird. Die Haut ist ein Biotop für viele Arten von Mikroorganismen, die zu Hunderttausenden jeden Quadratzentimeter bewohnen.

Diese Liste könnte beliebig verlängert werden – bis zur Mithilfe der Haut bei der Körpertemperatur- und Blutdruckregulierung sowie zu ihrer Schutzfunktion gegen bakterielle Angreifer und ihrer Eigenschaft als Stossdämpfer zum Schutz der inneren Organe. Die kräftige, elastische Lederhaut enthält zum Beispiel ein raffiniertes System von Nerven, Blutgefässen und Drüsen, dessen Zusammensetzung je nach Körperregion variiert. Im Durchschnitt befinden sich auf einem Quadratzentimeter bei einer Dicke von 3 Millimetern rund 100 Schweissdrüsen, 3,5 Meter Nerven, 10 Haarbälge oder Follikel, 15 Talgdrüsen und fast ein Meter Blutgefässe.

Eine gesunde Haut ist auch ein wichtiges Organ für die Ausscheidung, eine «dritte Niere» sozusagen. Sie kann einige Substanzen selbst aktiv umwandeln. Die Schweissdrüsen sind nicht nur bei grosser Hitze und bei körperlicher Anstrengung aktiv. Dauernd und unmerklich geben sie Flüssigkeit (etwa 1 Liter pro Tag) ab. Die Talgdrüsen treten bei Kälte vermehrt in Aktion. Sie scheiden so viel Talg aus, bis sich auf der Haut ein schützender Fettfilm gebildet hat. Zu diesem Film, der aus einem Gemisch aus wasser- und fettlöslichen Substanzen besteht, tragen allerdings auch die Schweissdrüsen und Hornlamellen bei. Der leicht saure Wasser-Fett-Film ist ein natürlicher Schutz gegen das Austrocknen der Haut.

Die Haut entlastet die Nieren und den Darm, indem sie den Abtransport eines Teils der Stoffwechselprodukte übernimmt. Mit der Absonderung der Schweissdrüsen werden Elektrolyte, vor allem Natrium sowie schwefelsaure und phosphorhaltige Stoffe, ausgeschieden. Die Ausscheidungen können durch Bewegungen an der frischen Luft und durch Schwitzen aktiviert werden. Meistens braucht man dazu keine der überdrehten und oft genug unfallträchtigen, krankmachenden Sportarten, bei denen es um Tore, Punkte, Ränge und Rekorde geht, auszuüben. Es ist zweckmässiger, alle die Bewegungsmöglichkeiten, die ein normaler Alltag vom Spurt zum öffentlichen Verkehrsmittel, dem Herumtragen von Kleinkindern bis zum Treppensteigen bietet, wahrzunehmen.

Wird dem Körper eine übermässige Zufuhr von Giften zugemutet (vor allem Rückstände von Agrochemikalien und Lebensmittelzusätze) und ist die Ausscheidung ungenügend, kommt es zu einer Selbstvergiftung. Diese ist eine Ursache für Haut- und Hautgewebeerkrankungen, für Ausschläge aller Art.

Allergien und Hautunverträglichkeiten haben in den letzten Jahren rapide zugenommen.

Fasten, wenn der Körper voller Schlacken ist

Wenn eine Entschlackung und Entgiftung des Organismus fällig wird, kann das Heilfasten bei allen Vorbehalten eine empfehlenswerte Massnahme sein. «Fasten ist eine jahrtausendealte Heil- und Regenerationsmethode. Ihr Ziel ist es, den Organismus von schädlichen Ablagerungen und Giften zu befreien und ihm gleichzeitig die Möglichkeit zu geben, chronische Entzündungen und Säureschäden auszuheilen. Das kommt zunächst einmal den Eingeweiden zugute, in der Folge aber dem gesamten Organismus. Heilfasten ist eine scharfe Waffe gegen chronische Krankheiten [69].»

Das Fasten ist vermutlich so alt wie die Menschheit. Schon Sokrates wusste: «Mässigkeit erhält, Fasten heilt. Hat Unmässigkeit erst Krankheit erzeugt, dann hilft nur Fasten.» Die grossen Religionsstifter und Gesetzgeber, die auch Ärzte und Hygieniker waren, machten Fastenzeiten auch aus Gesundheitsvorsorge zur Pflicht.

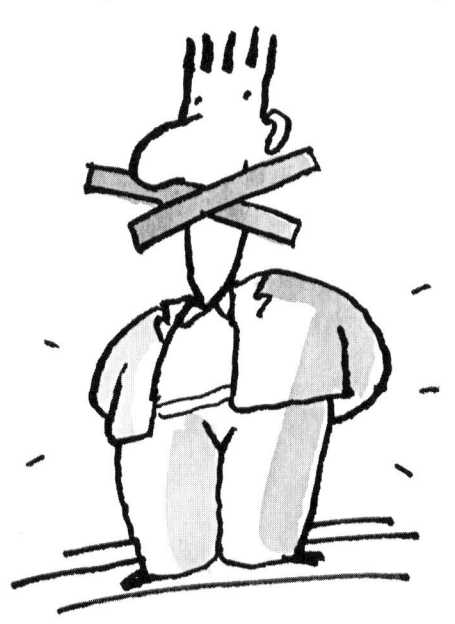

Es gibt verschiedene Arten von Fasten: radikale Methoden wie vier Wochen nur Wasser (Siegfried Möller, Dresden), oder drei Wochen nur Tee (Gustav Riedlin, Freiburg im Breisgau), oder zehn Tage Zitronensaft, Ahornsirup und Cayennepfeffer (Stanley Burroughs, Hawaii). Es existieren zudem differenzierte, fettarme und vollwertige Ernährungsprogramme in jeder Menge. Der Gag des Amerikaners Stanley Bing sei hier der Kuriosität halber erwähnt: Er hält an drei Mahlzeiten am Tage fest, um bei Kräften zu bleiben, vergisst sportliche Betätigungen, da es um die Bewegung der Kaumuskulatur und nichts anderes gehe, und mit Martinis und Gin tröstet er sich über das Wegfallen von Pommes frites aus dem Leben hinweg...

Die Aufzählung all der Fastenmethoden würde ein Buch allein füllen; es gibt unzählige Werke darüber. Vernünftig ist es sicher, wenn an einzelnen Tagen nur Rohkostsalate mit fettarmen Saucen und frisches Obst auf den Tisch kommen, zu denen Wasser getrunken wird. Obst und Gemüse liefern Vitamine, Mineralstoffe, Spurenelemente und Ballaststoffe. Sie sättigen gut und haben wenig Kalorien. Solch eine Reduktionsnahrung führt nicht zu den Nachteilen vieler einseitiger Fastenkuren, die manchmal zu Entmineralisierung und einem Mangel an wichtigen Nährstoffen führen: Haar- und Fingernagelausfall sowie allergische Hautkrankheiten können die Folge sein.

Wer den Körper gründlich reinigen muss, ist mit der von Otto Buchinger

Vergessen Sie den Sport!

Sportarten, die auf eine Spitzenleistung abzielen, bringen den in Litfasssäulen verwandelten Aktiven auf ihrer Jagd nach Erfolg und Top-Gagen mehr gesundheitlichen Schaden als Nutzen. Das Doping erfasst nach dem Spitzen- nun allmählich auch den Breitensport, da Spitzensportler auch diesbezüglich eine Leitbildfunktion haben. Bei den Kampfspielarten, wo Aggressionen abreagiert werden, kommt es in der Hitze des Gefechts häufig zu Verletzungen. Den zur Passivität verurteilten Zuschauern, denen die sonntägliche Fahrt zum Stadion den Kirchengang ersetzt hat, nützt der Sport schon gar nichts. Sie werden mit Show und Werbung abgespeist. Der Modetrends unterworfene Massensportbetrieb nützt das Geltungsbedürfnis aus und nimmt zuwenig Rücksicht auf Gesundheit und auf Landschaft. Beim Skifahren wäre die Anstrengung des Aufstieges das einzig Sinnvolle, wertvoller und weniger riskant als ein oft genug törichtes Hinunterrasen. Das mehr und mehr um sich greifende Varianten-Skifahren ist wegen seiner schädlichen Auswirkungen auf Pflanzen und Tiere ebenfalls höchst fragwürdig geworden.

Wenn Sie Ihre Muskeln und damit Ihre körperliche Leistungsfähigkeit erhalten wollen, finden Sie dafür im Alltag genügend Gelegenheiten:

- Suchen Sie während der Erledigung Ihrer täglichen Aufgaben die Anstrengung. Nutzen Sie jede Chance, sich zu bewegen. Entlasten Sie ältere oder bequeme Leute. Sie erhalten nebenbei noch den verdienten Ruf, hilfsbereit und fleissig zu sein.
- Bewegen Sie sich, wenn immer möglich, an der frischen Luft. Warum eigentlich muss sich der Fitnessbetrieb immer im Staub und den Ausgasungen von Turnhallen abspielen?
- Bewegen Sie sich weich und federnd. Vermeiden Sie brüske und abrupte Bewegungen.
- Vermeiden Sie Übertreibungen, vor allem beim Lastenheben und bei Laufsportarten.
- Puls und Atmung sollten täglich mindestens einmal erhöht werden. Dies lässt sich durch ein kräftiges Ausschreiten erreichen.
- Verschieben Sie sich wenn möglich zu Fuss. Lifts sind für Invalide und Waren bestimmt. Für weitere Strecken steht Ihnen ein Fahrrad zur Verfügung, für noch weitere gibt es öffentliche Verkehrsmittel. Das Auto dient Ihnen am besten, wenn es in der Garage steht. Setzen Sie sich nur in Notfällen hinein, wenn alle anderen Fortbewegungsarten nicht mehr in Frage kommen.

(1882–1970) entwickelten Methode des Heilfastens [70] gut beraten. Die Fastenkur wird durch einen Entlastungstag mit Reis oder Obst eingeleitet. Es folgen eine gründliche Darmreinigung mit Glaubersalz (chemisch: ein wasserhaltiges Natriumsulfat), dann Fastentage mit Gemüsebrühe, Wasser und Tee und zum Abschluss Aufbautage mit einer sorgfältig zusammengestellten Vollwertkost.

Fastenkuren zur Abmagerung bringen

meistens nur einen vorübergehenden Erfolg. Wird dem Organismus wiederholt Nahrung vorenthalten, erhöht er seine Überlebenschancen, indem er lernt, Nahrung dann wirksamer zu speichern, wenn sie zur Verfügung steht. Es ist also sinnvoller, den Fett- und Kohlenhydratekonsum im Alltag einzuschränken, zu lernen, das Gewicht unter Kontrolle zu bringen, ohne die körperliche Aktivität einzuschränken und dabei einfach Muskeln durch Fett zu ersetzen.

Wenn die Damen (und Herren) alles über Kosmetika wüssten...

Eine ausgewogene, nicht allzu üppige Vollwerternährung, Lebensfreude und genügend Schlaf sind die besten Voraussetzungen für eine gesunde Haut, zu der auch Haare, Finger- und Zehennägel gehören. Zum Thema «Hautzerstörung» wird das traurigste Kapitel zweifellos von jenem Teil der kosmetischen Industrie geschrieben, der rücksichtslos mit gesundheitsschädigenden Hilfsstoffen wie Formaldehyd, Hexachlorophen, Di- und Triethanolamin, Diaminophenol usw. arbeitet und auf eine ahnungslose weibliche und neuerdings auch männliche Kundschaft loslässt. Nachdem, ebenfalls modebedingt, immer häufiger zu einer Ersatzschönheit aus dem Warenhaus Zuflucht genommen wird, ist die Kosmetikbranche zur Blüte gelangt. Schönheit, ewige Jugend und erotische Ausstrahlung schienen für beide Geschlechter käuflich geworden zu sein. Erstklassige Rohstoffe, wie sie bei der Bedeutung der Haut zur Herstellung von kosmetischen Produkten angezeigt wären, sind durch synthetische Billigprodukte ersetzt worden. Darüber hinaus wurden giftige Chemikalien beigefügt und in Kauf genommen, dass sie krebsverursachend oder zumindest krebsverdächtig sind, beispielsweise Dioxan und Formaldehyd*. «Wenn

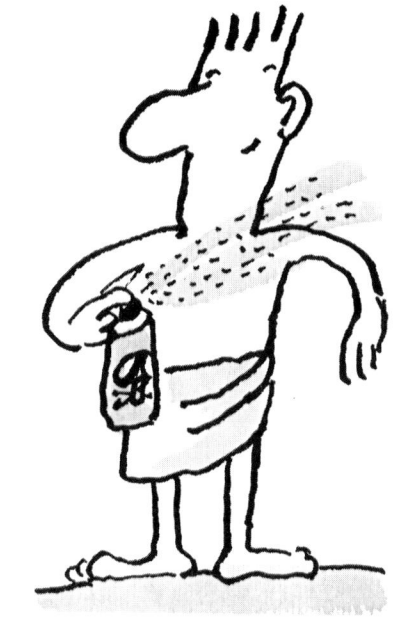

---

* Das Dioxan entsteht bei der Herstellung von Shampoos und Dusch-Gels aus Fettalkohol-Ethersulfaten und Ethylenoxid als Verunreinigungsprodukt. Moderne Shampoos basieren nicht mehr auf der Grundlage von Seife, sondern von Tensiden (synthetische waschaktive Substanzen). Aufgrund von Krebsstudien mussten Produkte mit Dioxanen in den USA schon in den siebziger Jahren aus dem Verkehr gezogen werden. – Das Formaldehyd seinerseits ist als Konservierungsmittel in vielen Kosmetika, deren Lagerdauer nicht beschränkt ist, gegenwärtig. Es ist schleimhautreizend, allergisierend, erbgutschädigend und in der deutschen MAK-Wert-Liste (maximale Arbeitsplatz-Konzentration) in der Gruppe der krebserzeugenden Arbeitsstoffe unter «Stoffe mit begründetem Verdacht auf krebserzeugendes Potential» eingereiht [71]. Die Natur bietet viele pflanzliche Stoffe mit ausgezeichneten Konservierungseigenschaften an: Thymian, Oregano, Blätter des Zimtstrauches, Öl der Gewürznelke. – Hexachlorophen (HCP), das Veränderungen im Gehirn und Rückenmark herbeiführt, wird in einigen Spitälern noch heute als Desinfektionsmittel eingesetzt. – Di- und Triethanolamin sind Vorläufer der krebserregenden Nitrosamine. – Diaminophenol (auch o-Phenyldiamin) ist laut «Consumers Guide to Cosmetics» ebenso krebserregend wie 2,4-Diaminoanisol, 2,4-Diaminotoluol und 4-Amino-2-Nitrophenol [72]. Die Folgen stellen sich Jahre oder Jahrzehnte später ein.

die Damen wüssten, was in vielen Kosmetika und Parfüms an Chemikalien drin ist, dann würden sie wahrscheinlich erschrecken», stellte der Chemiker H. Fischer an der österreichischen Baubiologietagung 1982 fest [72]. Das grosse Erschrecken hat längst begonnen. Es wird durch die Gewissheit intensiviert, dass zahllose Versuchstiere für die Schönheit leiden und sterben müssen, eine grausame und nutzlose Folter*, weil die Ergebnisse von Tierversuchen nicht auf den Menschen oder irgendwelche andere Lebewesen übertragbar sind. Das gilt für kosmetische Präparate und Medikamente gleichermassen.

Da Kosmetika, die nicht durch das Leiden wehrloser Tiere belastet sind, sondern aus natürlichen Quellen stammen, bessere Marktchancen haben, wurden immer mehr alternative Produkte auf den Markt gebracht. Doch nur 2 von 14 in der Schweiz erhältlichen «Naturkosmetika», die im Auftrag der «Aktion Gesünder essen» und der «Stiftung für Konsumentenschutz» im November 1987 getestet wurden, genügten den Anforderungen. Bloss in einem Produkt konnten keine synthetischen Stoffe nachgewiesen werden, im anderen lediglich synthetische Emulgatoren und geringe Pestizidrückstände. Von den übrigen 12 wurden in 11 Testprodukten das umstrittene Konservierungsmittel PHB-Ester (Ethyl- und Propylester der p-Hydroxybenzoesäure und deren Natriumverbindungen), gefunden, das als Allergen bekannt ist. Ebenfalls in 11 Präparaten fand sich Formaldehyd.

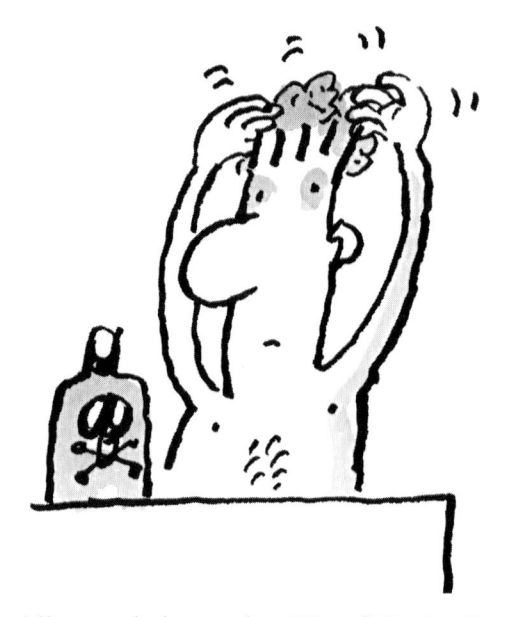

Ähnliche Meldungen könnten über die Chemikalien verbreitet werden, die in Coiffeursalons zum Einsatz gelangen. Eine Auswertung des dänischen Krebsregisters ergab, dass zwischen 1943 und 1972 in Dänemark fast doppelt soviele Coiffeusen an Krebs starben als aufgrund der durchschnittlichen Krebsrate zu erwarten war. Und der amerikanische Wissenschafter N. Shafer hat für die Benützerinnen von Haarfärbemitteln sogar ein fünffach höheres Brustkrebsrisiko ermittelt [73]. Das Tönen, das ohne Oxidationsmittel wie Wasserstoffsuperoxid auskommt, ist wohl kaum harmloser als das Färben, wie ein Blick auf die Zutatenliste und Warnhinweise wie «Nicht in die Kopfhaut einmassieren!» beweisen.

---

* Einer der verwerflichsten Tiertests für Kosmetika ist die Prüfung auf die Schleimhautverträglichkeit von Shampoos, Cremes, Seifen, Make-ups. Bei diesem Draizetest werden einem festgeklemmten, nicht betäubten Kaninchen im Bändigungsgerät mit Klammern die Augen offen gehalten. Das zu prüfende kosmetische Produkt wird in ein Auge geträufelt; das andere dient zum Vergleich. Die Reizwirkung wird nach 24, 48, 72 oder 168 Stunden gemessen. Dieser Versuch kann bis zur Zerstörung des Auges führen. Er liesse sich zwar auch mit Lidern und Bindehäuten toter Tiere machen, aber dann kämen die Kosten für einen Operateur hinzu. Allmählich wird diese unwürdige Tierquälerei durch alternative Methoden ersetzt. Es ist höchste Zeit dazu.

Schönheitsmittel aus der eigenen Küche

Verjüngungsbad

100 ml Avocadoöl
25 ml Weizenkeimöl
50 Tropfen ätherisches Lavendelöl

Dieses Lavendelbad duftet, erfrischt und verschönt zugleich. Es wirkt ausgleichend auf die Hautfunktion jedes Hauttyps. Für ein Bad nimmt man 1 Esslöffel voll.

Ei-Rum-Shampoo

2 Eigelb
2 Esslöffel reiner Rum

Geben Sie die Eigelb in eine Schale und tropfen Sie unter ständigem Schlagen mit dem Schwingbesen den Rum dazu. Wenn Sie sehr lange Haare besitzen, sind diese Zutaten zu verdoppeln. Es entsteht kein Schaum, aber das Haar ist nach dem gründlichen Spülen sauber und von seidigem Glanz. Dem letzten Spülwasser fügen Sie einen Löffel naturreinen Obstessig oder Zitronensaft bei.

Nährende Hautcreme «Calendula»

5 g gelbes Bienenwachs
10 g Lanolin
50 g Ringelblumen-Ölauszug (Calendula klärt unreine Haut)
40 cm^3 Rosenwasser
5 g Bienenhonig
einige Tropfen Melissenöl

Bienenwachs und Lanolin im Wasserbad schmelzen. In diese Fettschmelze gibt man den Ölauszug und erwärmt alles auf 60 °C. Inzwischen wird das Rosenwasser erwärmt und der Honig darin aufgelöst. Diese Mischung ebenfalls auf 60 °C erwärmen und dann portionenweise der ersteren Mischung zugeben. Langsam rühren, bis die Mischung abgekühlt ist, dann das Melissenöl dazugeben und kaltrühren [74].

Es ist für mich unerklärlich, weshalb etwa 20% der Frauen das Gefühl haben, eine künstliche Haarfarbe passe besser zu ihnen als die eigene. Ich habe Hochachtung für die reifen Damen, die zu ihrem natürlichen Grau im Haar stehen. Sie erscheinen dadurch ehrlicher, attraktiver und selbstbewusster als andere, die mit allen chemischen Tricks eine Jugendlichkeit vortäuschen, die unter dem Haaransatz abrupt aufhört.

Wieso wünschen sich die Schwarzen blondes und die Blondinen schwarzes Haar, auch wenn der Rest nicht dazu passt? Wer gerades Haar hat, möchte es eher lockig, und die Trägerin einer Lockenpracht liebäugelt mit dem rassigen männlichen Bubikopf. So werden die Haare wegen Unzufriedenheit und Mode mit Dauerwellenmitteln gequält, gestreckt, gebleicht, gefärbt, getönt und geschädigt. Die chemischen Mittel durchdringen die Kopfhaut und richten im Organismus Unheil an.

Unser Umgang mit Haut und Haar ist bedenklich. Sogar unser etwas übertriebenes Hygieneverhalten zehrt an unserer Hauthülle: Das tägliche Duschen oder Baden mit dem Abseifen zerstört die Schutzschicht der Haut, und sie wird immer empfindlicher.

Wir wollen nicht die Sauberkeit mit Schmutz bewerfen. Aber wenn sie in ein übertriebenes Hygiene-Verhalten ausartet, ist das eine anrüchige Lösung.

Haare ohne Chemie färben

Am schönsten sind ungefärbte, regelmässig mit einer sauberen Bürste mit Naturborsten und Horn- oder Holzkämmen gepflegte Haare. Wer das Haarefärben nicht lassen kann, sollte es mit natürlichen Färbemitteln versuchen. Damit wird zwar keine komplette Umfärbung erzielt, aber doch ein Aufhellen oder Vertiefen der Farbe.

So gibt es Präparate aus dem Hennastrauch (ägyptisches Färberkraut), einer ligusterähnlichen Pflanze. Je nachdem, ob ein hellerer oder dunklerer Farbton erzielt werden soll, enthalten die einzelnen Färbemittel zusätzlich Bestandteile von anderen Pflanzen wie Rhabarber-, Wal- bzw. Baumnuss- und Indigoblätter.

Kamille und Tausendschönchen verleihen dem Haar einen Goldschimmer: Bereiten Sie einen Aufguss aus 5 Köpfchen der echten Kamille und 5 Prisen einer ganzen Tausendschönchen-Pflanze auf 1 Liter Wasser zu und tränken Sie damit Ihr Haar. Trocknen Sie es, ohne nachzuspülen.

Wenn das Haar noch blonder werden soll, geben Sie eine Handvoll Kamillenblüten in eine Tasse reines Olivenöl. Das wird während 2 Stunden langsam im Wasserbad erwärmt. Dann lässt man abkühlen und reibt das Öl gründlich in die Kopfhaut ein. 10 Minuten einwirken lassen und das Haar waschen. Diese Prozedur kann an den folgenden Tagen so oft wiederholt werden, bis das gewünschte Blond erreicht ist.

Um Ihre Haare dunkler zu färben, baden Sie es in einem Spinataufguss. Übergiessen Sie dazu 3 Handvoll Spinat mit einem Liter kochendem Wasser. Eine Brauntönung erreichen Sie, indem Sie Ihr Haar mit einem Aufguss aus Schwarztee und Zwiebelschalen behandeln [74].

Die eindrücklichsten Erlebnisse zum Thema einer natürlichen Körperpflege hatte ich im Mai 1988 auf einer Studienreise durch Burma, einem Land in Südostasien, das eine konsequente Isolationspolitik betreibt und in dem die Zeit stillgestanden zu sein scheint. Auf der Fahrt von Maymyo zur früheren Königsstadt Mandalay in einem Jeep (Jahrgang 1942) passierten wir ein schattiges Dorf mit Häusern aus Bambusgeflecht. Es war eine Erinnerung an eines der schönsten Gedichte von Rudyard Kipling («The Road to Mandalay»), worin die exotische Anmut des Volkes und der Landschaft dargestellt ist. Im Zentrum des Ortes fiel ein okkerfarbener Bach über mehrere rund 2 Meter hohe Wasserfallstufen in die Tiefe. Mitten in diesem Wasserfall stand ein etwa 18jähriges Mädchen mit langem schwarzem Haar und grünem Kleid, liess das Wasser genüsslich über sich strömen, schrubbte den Körper wie auch das Kleid und begab sich triefend und erfrischt zu ihrem kleinen Haus. Da ich mich für ihre Art der Körperpflege so sehr interessiert hatte, lud mich Ma Tin Tin ein, zu ihrer Familie mitzukommen. Ihre Schwestern im Longyi, einem luftigen, vorne verknoteten, knöchellangen Rock in der Art der Sarongs, servierten Schwarztee, und die Familie gab mir zu verstehen, dass ich hier immer willkommen sei. Als ich bei der Tropenhitze meine schweissnasse Hand zum Dank und Abschied reichte, kam ich mir neben diesen Menschen, die kein Badezimmer nötig haben und kein ausgeprägtes Sterilitätsverhalten kennen, ausgesprochen schmutzig vor.

Die Burmesinnen benützen ein Naturprodukt als Make-up: Sie zerreiben das Holz des Sandelbaums auf einem feuchten Sandstein und erhalten so eine hellgelbe Paste, mit der sie ihr Gesicht kunst- und phantasievoll verzieren. Diese Paste, «Thanaka» genannt, dekoriert auf dem dunklen Untergrund der Haut wunderschön, schützt vor der Sonne, strafft die Haut und verströmt ein zartes Parfüm. Weil der Sandelbaum bei uns nicht vorkommt, haben wir eine ganze kosmetische Industrie aufbauen müssen...

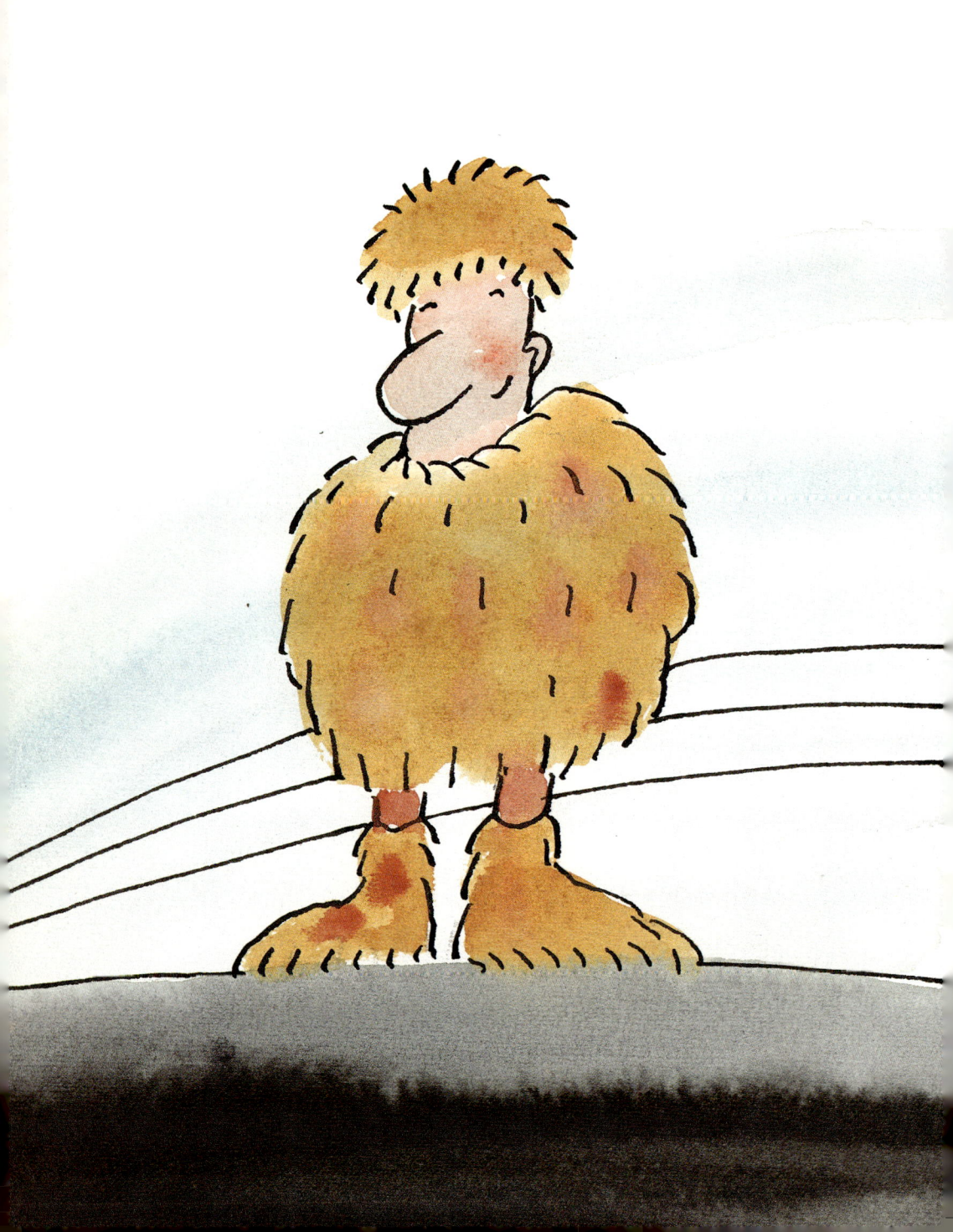

BEKLEIDUNG

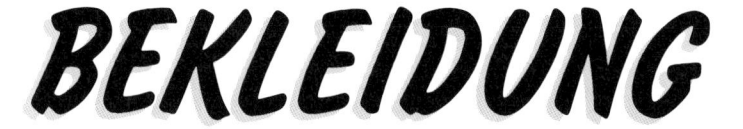

Auch die zweite Haut muss stimmen

Unsere misshandelte, empfindlicher gewordene Haut wird vielfach mit den falschen Kleidern bedeckt, mit Kunststoffkleidern, die an sich schon problematisch sind. Sie sind zudem noch mehreren Ausrüstungsverfahren unterworfen worden, damit sie antistatisch, antimikrobiell, mottenfest und knitterfrei wurden. Leicht brennbare Materialien sind mit Flammschutzmitteln behandelt. Sogar die Sportbekleidung, vor allem jene für die Modesportarten, wird grösstenteils aus synthetischen Textilien hergestellt. «99% aller Skihosen und Anoraks (Windblusen mit

Kapuzen) bestehen heute aus Chemiefasern oder aus Mischungen von Chemie- und Naturfasern. 99% aller Badehosen und -anzüge werden ebenfalls aus überwiegend synthetischen Fasern hergestellt. Diese Kleidung ist zwar farbenfroh, elastisch und hat eine sexy Passform; doch sie hält nicht warm, verhindert die Hautatmung, der Schweiss wird nicht abgesaugt, die Haut wird feucht und unterkühlt. Dies führt dann leicht zu Verkrampfungen, Verspannungen, Schmerzen, Muskel- und Sehnenrissen, aber nicht zu der erhofften Fitness und Erholung [75]».

Die Kleidung, diese zweite Haut, sollte die erste in ihrer Funktion unterstützen und nicht hemmen. Es ist naheliegend, dass diejenigen Fasern unserer Haut und unserem Körper am zuträglichsten sind, die in der Natur die gleichen Schutzfunktionen erfüllen, und das sind Seide und Wolle.*

Seide und Wolle

Die Seide ist der edelste Textilrohstoff. Sie galt seit je als Zeichen von Würde, Macht und Reichtum. Sie ist nicht einfach ein Statussymbol, sondern hat tatsächlich hervorragende Eigenschaften. Sie trägt sich deshalb ausserordentlich angenehm, weil sie temperaturausgleichend wirkt, also kühlen und wärmen kann. Sie ist das reissfesteste natürliche Material, das es gibt. Gleichzeitig ist sie elastisch, weich und geschmeidig. Sie leitet Elektrizität kaum und besitzt auch in feinsten Geweben ein hohes Wärmehaltungsvermögen. Zudem kann sie bis zu 30% ihres Eigengewichtes an Feuchtigkeit (wie Schweiss) aufnehmen, ohne dass sie sich feucht anfühlt.

Seide entsteht aus der unermüdlichen Arbeit vor allem des Maulbeerseidenspinners, dessen bis 9 cm lange Larven sich mit Hilfe ihrer Labialdrüsen in einen Kokon einhüllen, sich damit von der Aussenwelt abkapseln und die Metamorphose zum Schmetterling vollziehen. Der Kokon besteht aus dem Seidenbast (dem Fibroin, einem Eiweissstoff) und dem Sericin, eine Leimschicht, welche den gewickelten Faden zusammenhält. Die Gesamtlänge des Fadens, der von der Raupe für Aufhängung und Bau des Kokons gesponnen wird, beträgt bei der Maulbeerseide 2500 bis 3500 Meter. Davon können ungefähr 1200 Meter abgehaspelt werden; der Rest wird zu den wertvollen Nebenprodukten Schappe (Näh- und Knopflochseide, Webgarne) und Bourrette (noppige, rauhe Garne) weiterverarbeitet.

Neben der Zuchtseide gibt es die Wildseide, die von verschiedenen, in tropischen Zonen frei lebenden Falterarten stammt. Solche Arten werden heute auch in Zuchtgehegen gehalten.

Ähnlich positive Eigenschaften wie die Seide hat die echte Wolle, die Schafschurwolle (das Schurhaar von lebenden Schafen, jenen Tieren, die in der Bibel am häufigsten erwähnt sind). Auch sie wirkt, je nach Aussentemperatur, wärmend oder kühlend. Wolle kann sogar bis zu 40% Feuchtigkeit aufnehmen, ohne sich auf der Haut feucht anzufühlen. Sie saugt die Feuchtigkeit auf, speichert sie und gibt sie langsam an die Oberfläche ab. Beim Schwitzen entfernt sie die aus der

---

* Naturfasern für Bekleidungszwecke sind wieder vermehrt gefragt. So stieg in den Ländern der Europäischen Gemeinschaft (EG) der Naturfaserverbrauch zwischen 1975 und 1985 um 13%. Im gleichen Zeitraum sank der Absatz von Chemiefasern um 6%. (Schweiz: Naturfasern stiegen von 47 auf 58%, Chemiefasern sanken von 53 auf 42%.)

Haut austretenden Giftstoffe. Deshalb ist das Schwitzen in wollenen Kleidern gesundheitsfördernd. Die Entschlakkung wird intensiviert, die Leistungsfähigkeit gesteigert und die Wärmeregulierung des Körpers angeregt. Erstaunlicherweise hält Wolle die Wohlgerüche fest, vernichtet aber übelriechende Ausdünstungen, ein bis heute unerklärlich gebliebenes Phänomen [76].

Die aus Gerüsteiweiss (Keratin) bestehenden Wollfasern sind leicht gekräuselt und haben eine schuppenartige Struktur. Dadurch schwebt das Wollgewirk gewissermassen auf der Haut, und es übt ständig einen leichten Massagereiz aus, was die Durchblutung verbessert. Wolle ist zudem elastisch, knittert also nicht. Kleider aus Naturwolle und -seide werden frisch, wenn man sie über Nacht lüftet; schonend gewaschen werden sie nur, wenn sie wirklich verschmutzt sind.

Diese Eigenschaften treffen nur auf Naturfasern tierischen Ursprungs zu. Sobald sie gefärbt und anderen Verfahren unterworfen worden sind, ist ein Teil der hohen Qualitäten verloren. So wird bei der Verarbeitung beispielsweise das mit dem morphologischen Faseraufbau zusammenhängende Filzen unterbunden, indem die Hornschüppchen der Wollfaser mit einer synthetischen Hülle umgeben werden (Grenzflächenpolymerisation). Sie können sich dann nicht mehr ineinander verhaken. Es gibt etwa 300 Verfahren zur Filzfreiausrüstung. Dass unter solchen Prozeduren die Trageigenschaften leiden, versteht sich von selbst.

Die Schurwolle weist unterschiedliche Qualitäten auf, vom groben, kratzigen Grannenhaar bis zum weichsten, welligen Wollhaar. Und dann gibt es auch die verschiedenen Schafrassen.

Prof. Gustav Jaeger (1832–1917), der sich ein Leben lang mit der wissenschaftlichen Bekleidungslehre befasste, empfahl gesunden Menschen die übliche Schafschurwolle, empfindlichen und kranken aber Kamelhaar- oder Lamawolle, deren Belebungseffekte er als wesentlich höher einschätzte. Die feinste Wolle liefert das Merino-Wollschaf, das weltweit die grösste Bedeutung hat. Weltberühmt sind ebenfalls die Kaschmir- oder Tibetziege und die Mohair- oder Angoraziege als Lieferanten von hochwertiger Wolle. Und das Haar von Angorakaninchen, das wegen seines Hohlraums ein hohes Isolationsvermögen hat, wird zu Wäsche für Rheumatiker verarbeitet. Doch hat eigentliche jede reine Wolle eine antirheumatische, schmerzstillende Wirkung.

Baumwolle und Leinen

Neben den Eiweissfasern (Seide und Wolle) gibt es die kohlenhydrathaltigen Pflanzenfasern Baumwolle und Leinen. Somit kann man Naturtextilien in tierische und pflanzliche unterteilen.

Die Baumwolle ist unter den Naturtextilien heute am meisten verbreitet. Sie ist das Samenhaar aus der Fruchtkapsel des Baumwollstrauches oder -baumes, eines Hibiskusgewächses. Die Vorzüge der Baumwolle liegen in ihrer vielseitigen Verwendungs- und Verarbeitungsmöglichkeit. Sie ist preisgünstig, lässt sich kochen und bügeln, filzt nicht, ist angenehm zu tragen. Die Nachteile: Die Faser ist wenig elastisch, knittert und kann nur wenig Feuchtigkeit speichern. Sie hält auch kaum warm.

Gewebe aus Leinen sind zwei- bis dreimal dauerhafter als solche aus Baumwolle. Leinen eignet sich vor allem für Bett- und Tischwäsche, Handtücher, aber auch für rustikale Damenkleider, Blusen usw. Das Leinen wird aus den Stengelfasern des Flachses (auch «Lein» genannt) gewonnen. Neben seiner Strapazierfähigkeit ist es in der Lage, Feuchtigkeit schnell aufzusaugen. Zudem ist es antistatisch und kühlend.

Baumwolle (die Samenhaare von kultivierten Arten der Baumwollpflanze) und Leinen (Bastfasern aus dem Stengel von Gespinstlein, Flachs) sind von Natur aus kein Bekleidungsmaterial für Lebewesen, sondern sie dienen der

Reaktionen abseits des Üblichen: Allergien

Eine Allergie ist eine vom normalen Verhalten abweichende Reaktion des Organismus auf körperfremde Stoffe. Die häufigsten allergischen Reaktionen sind Beschwerden im Magen-Darm-Bereich, Schnupfen und Augentränen, Asthma oder Bronchitis, Hautausschläge (Nesselsucht), Ekzeme, Migräne usw. Je mehr künstlich erzeugte Stoffe in Umlauf gelangen, um so wahrscheinlicher und häufiger werden allergische Reaktionen. Heute sind bereits mehr als 80 000 chemische Stoffe in über 500 000 Produkten unterschiedlicher Herkunft im freien Handel. Pro Jahr kommen etwa 1500 neue chemische Substanzen in die Verwendung, ohne dass irgendwelche Gewähr für ihre Ungiftigkeit besteht [82]. Auch das ist ein Abweichen vom normalen Verhalten.

Zur Entgleisung des Immunsystems tragen wohl auch andere Faktoren bei: Die normalen Kinderkrankheiten, an denen das Immunsystem erstarken könnte, werden durch Impfungen unterdrückt. Antibiotika übernehmen den Abwehrkampf gegen Infektionen, mit denen der Körper selber fertig werden müsste. Der Nahrung sind die wertvollsten Inhaltsstoffe entzogen, was zu Mängeln im Stoffwechselsystem führt, und die Industrienahrung ist mit Chemikalien belastet, die oft Allergene sind: Azofarbstoffe, Benzoesäure und Abwandlungen davon (zur Konservierung), Glutamat, Sorbinsäure, Nitrit usw. In Mitteleuropa ist bereits jeder 4. bis 3. Mensch Allergiker. Sogar die Allergien auf natürliche Pollen haben laut Studien der Universität Zürich zugenommen: 1926 waren davon 1,2%, 1984 aber 10% der Schweizer Bevölkerung betroffen. Da in dieser Zeit die Natur verarmte, was auf Blütenpollen dezimierende Auswirkungen haben musste, kann die Ursache für die Zunahme nicht bei den Pflanzen liegen.

Schadstoffe in den Kleidern können zu Kontaktallergien führen, vor allem, wenn der schützende Talgüberzug der Haut durch intensives Waschen entfernt worden ist.

Speziell erwähnt seien hier die Azofarbstoffe (Teerfarben, meist mehrkernige Aryle), die oft für Strumpfhosen und Strümpfe verwendet werden (je dunkler desto mehr), sodann Formaldehyd in Baumwolle oder Viskose (vor dem Tragen waschen!), Nickel in Schmuck und Knöpfen (Jeans) sowie Leder, das im mineralischen Gerbverfahren mit Chromverbindungen hergestellt worden ist.

tionen (Verzierungen) wird fälschlicherweise oft mehr Bedeutung beigemessen als den Trageigenschaften, den gesundheitlichen Auswirkungen und der Natürlichkeit. Dieser Sachverhalt hat die Plastikzeit selbst in der Mode ermöglicht. Das Knistern und Elektroblitzen beim An- und Ausziehen und bei Berührungen gehören noch zur Tagesordnung. Vor allem in beheizten und klimaregulierten Räumen lädt sich das Material elektrostatisch auf. Damit wird eine Anziehungskraft auf den Staub ausgeübt. Die Träger von Plastikkleidern sind also wertvolle Abstaubungsequipen; ihre Kleider müssen sehr häufig gewaschen werden. Dafür entfällt das lästige Bügeln...

«Kunststoffkleidung ist allgemein der Gesundheit abträglich. Durch die Reibung des Stoffes an der Haut wird dieser nämlich positiv, die Haut aber negativ geladen. Die ebenfalls negativ geladenen Sauerstoffionen werden dadurch aber vom Zellengewebe des Körpers abgewehrt; der für eine gesunde Zelle wichtige Sauerstoff bleibt also aus beziehungsweise wird zu wesentlichen Teilen von der Negativladung zurückgewiesen. Unterstützt wird diese Ansicht durch die Häufigkeit des Auftretens von Krebs an bestimmten Körperpartien. So ziehen viele Menschen an freien Tagen hinaus in die Natur, um «Sauerstoff zu tanken»; dabei bauen sie aber mit ihrer Kunststoffkleidung quasi einen «Sauerstoffabwehrschild» auf. Es gelangt also kein oder kaum Sauerstoff an die Haut und in den Körper [75]». Zudem werden durch synthetische Unterkleider Pilz- und Unterleibserkrankungen, Muskelverspannungen, Allergien, Schlafstörungen und rheumatische Erkrankungen gefördert. Auch bei den künstlichen Fasern gibt es zwei Gruppen: sol-

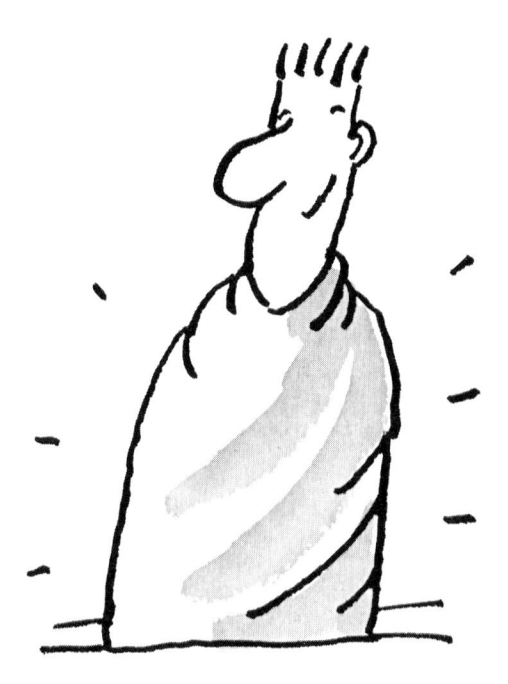

Verbreitung und Vermehrung beziehungsweise der Pflanzenstabilität und sind in letzter Konsequenz Nahrung für Mikroorganismen. Sie werden erst durch die Verarbeitung zu Textilien gemacht und dabei oft stark chemisch «veredelt». So werden Baumwollstoffe mit dem bereits im Kosmetika-Kapitel erwähnten Formaldehyd, das häufig durch blossen Hautkontakt Allergien hervorruft, pflegeleichter gemacht. Die Konsequenz für den Kunden: Neue Hemden sollten vor dem Tragen zuerst gründlich gewaschen werden. Textilien aus dem Fernen Osten (Ausnahme: Japan, wo die Formaldehyd-Grenzwerte ausserordentlich niedrig sind) haben oft sehr hohe Formaldehydgehalte, um die Textilien bei der Lagerung oder beim Transport im feuchtheissen Klima vor Bakterien, Keimen und Schimmelpilzen zu schützen.

Kunststoffkleider meiden!

Der leichten Pflegbarkeit, dem modischen Chic, den Farben und Applika-

reichen. Sie sind mit Schlacken* verunreinigt, sind völlig leblos, verursachen Wärmestaus und werden mit Gerüchen nicht fertig. Die Haut wird abgedichtet, und bei sensiblen Menschen können sie nervöse Störungen, Kopf- und Herzschmerzen verursachen.

Beim Kleiderkauf geben meistens modische, auf Äusserlichkeiten bezogene Überlegungen den Ausschlag, besonders wenn Materialkenntnisse fehlen – nach dem Beispiel jener Dame, die ein Kleidungsstück sucht, das zu ihrem Gesicht passt. Die Verkäuferin: «Faltenjupes finden Sie im 4. Stock.»

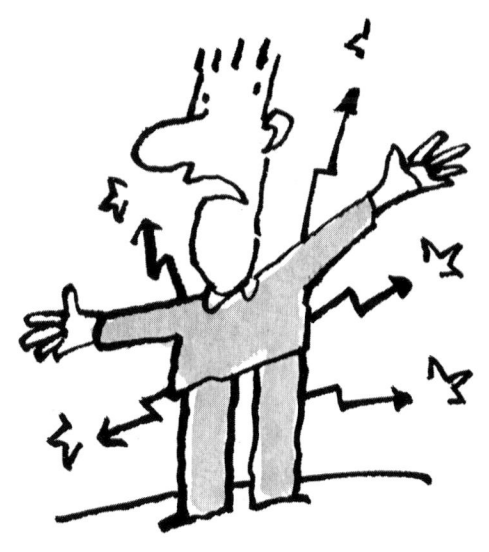

che aus dem Tier- und Pflanzenreich einerseits und solche aus dem Mineralienreich andererseits. Zur ersteren gehört die Regenerat-Zellulose (Viscose, Avisco, Colvera, Modal usw.). Der Zellstoff wird aus Holz und anderen zelluloschaltigen Pflanzenteilen chemisch herausgelöst und zu Chemiefasern («Kunstseide»)* verarbeitet. Dabei werden die auf Lebendigkeit beruhenden Eigenschaften des Ausgangsmaterials zwangsläufig zerstört.

Die vollsynthetischen Fasern wie Polyester, Polyvinyl, Polyacryl** und Polyamid sind makromolekulare Stoffe nach dem Vorbild von Nylon, einer reiss- und scheuerfesten Polyamidfaser, die 1938 auf den Markt kam und eine Revolution auf dem Textilsektor herbeiführte. Die Ausgangsprodukte für den Aufbau der Riesenmoleküle sind Erdöl und Kohle.

Die Chemiefasern, die inzwischen über zusätzliche Verarbeitungsschritte von den grössten Nachteilen befreit worden sind, können gleichwohl nie die hohen Qualitäten der Naturfasern er-

Die Schuhe den Füssen anpassen

Die Mode, Ausdruck des Nachahmungsstrebens und des merkwürdigen Dranges nach Normierung und Uniformierung, wird auch dann mitgemacht, wenn das Wohlbefinden darunter leidet. Das Musterbeispiel dafür sind zu enge Damenschuhe mit hohen Absätzen. Da werden die Füssen den Schuhen statt die Schuhe den Füssen angepasst. Die Mittelteilfussknochen und die Zehen deformieren sich. Das Ergebnis ist die zu Recht gefürchtete Hammerzehenbildung. Anschliessend ist das Tragen von vernünftigen flachen Schuhen kaum mehr möglich, weil es sofort zu Schmerzen in der verkürzten Wadenmuskulatur führt. Die Unbeweglichkeit dieser Muskeln regt die Krampfadernbildung an. Die Beindurchblutung ist gestört, und der Bildung der hässlichen Venenknoten sind Tür und Tor geöffnet. Es fängt meistens mit «Besenreisern» oder «Ge-

---

* «Kunstseide» ist eine alte Sammelbezeichnung für Chemiefäden aus chemisch behandeltem Zellstoff.

** Polyacrylfasern (Dolan, Dralon, Orlon) beispielsweise sind meistens mit dem Ausgangsprodukt Polyacrylnitril verunreinigt. Dieses gilt als krebserzeugend [75].

fässspinnen» an. Damit wird längerfristig genau das zunichte gemacht, was ursprünglich bezweckt wurde: ein schöneres Aussehen und mehr erotische Ausstrahlung. Beim Gehen auf hohen Absätzen kommt es zu einem Wackeln des Gesässes, einem Vorgang, der in der medizinischen Literatur als «Marilyn-Monroe-Gang» bezeichnet wird.

Das Barfusslaufen auf weichen Naturböden (Wiesen, Sand) ist für die Füsse und den gesamten Körper ideal. Dabei setzt der Fuss zuerst mit der Ferse auf, und das ganze Körpergewicht lastet für einen Moment auf dem Fersenbein, einem wuchtigen, kompakten Knochen. Dann rollt sich der Fuss entlang der Aussenfusskante nach vorne ab, und schliesslich besorgen die Zehen die Vorwärtsbewegung. Dabei werden die Beinmuskeln – die Beuge- und Streckmuskeln – rhythmisch bewegt.

Werden aber hohe Absätze getragen, wird der Fuss so aufgesetzt, dass das Gewicht auf die Fussspitze (auf den zarten, empfindlichen Mittelfussknochen und die Zehen) geworfen und erst dann auf die Ferse zurück verlagert wird. Mit jedem zusätzlichen Zentimeter Absatzhöhe werden die Knie stärker nach vorn gedrückt, und gleichzeitig streckt sich auch der Oberkörper mehr nach vorne und oben. Dadurch können Schäden im Bereich der Beckenmuskulatur auftreten, und diese wirken sich dann über die ganze Wirbelsäule aus. Einige Arten von Kopf- und Schulterschmerzen können auf falsche Schuhe zurückgeführt werden.

Das neuere Modediktat, das die Turnschuhgeneration hevorgebracht hat, ist weniger körperverstümmelnd. Meistens sind die Turnschuhe allerdings aus Kunststoffen hergestellt, welche die Schweissbildung fördern, aber die Atmung der Füsse nicht zulassen; Turnschuhe sollen schliesslich regenfest sein. Schlimmer sind meistens die dazu passenden hautengen Hosen, die den Abfluss des venösen Blutes in den Beinen behindern.

Wer aus Modegründen Schuhe tragen will, die den Körperbau schädigen, muss diesen schwerwiegenden Fehler durch gymnastische Übungen zu korrigieren suchen, welche die Rücken- und die ganze Körpermuskulatur stärken. Als entspannungsgymnastische Übungen empfehlen sich für die Beine Tretübungen und Streichmassagen vom Fuss zum Knie und hinauf zum Oberschenkel. Das führt zu einer Pumpwirkung in Richtung Herz, wozu ebenfalls kalte Schenkelgüsse von unten nach oben beitragen können. Man kann sich auch auf den Rücken legen und «radfahren». Das richtige Radfahren in der freien Natur draussen ist mindestens ebenso empfehlenswert, wie auch das Schwimmen, Kneippen, ein zügiges Wandern und andere Bewegungsmethoden aus unserem und dem asiatischen Kulturkreis. Die Reflexzonenmassage kann von den Füssen aus eine heilende Wirkung entfalten. Niemand muss sich für das eine oder andere entscheiden. Besser ist es, nach Lust und Laune abzuwechseln, damit den Blutkreislauf auf verschiedenartige Weise zu beleben, den Geist zu erfrischen und die Stimmung zu heben.

Die Kleider sollten immer eine ausreichende Belüftung des Körpers zulassen, damit kein Wärmestau entsteht. Ein zu enger Kragen erschwert die Blutzufuhr im Kopf, und ein zu enger Gürtel, der die gefährdete Schlankheit noch zu retten hat, schnürt das Zwerchfell ein und quetscht die inneren Organe, was zu Leberschädenführen kann.

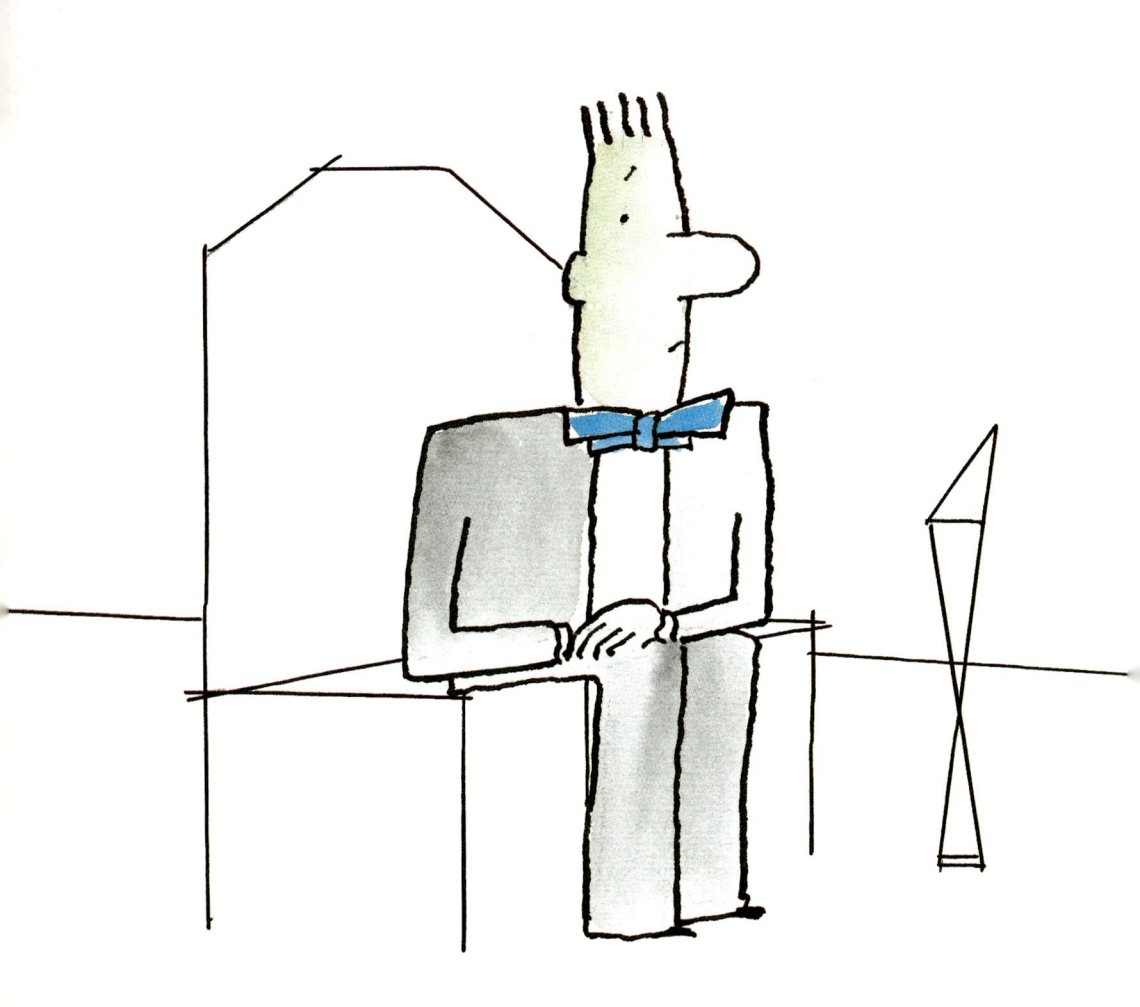

BAUBIOLOGIE

Das Wohlbefinden in der dritten Haut: Wohnung

Das einzig Tröstliche an der Mode: Sie ist meistens so sehr «neben den Schuhen», dass sie in wenigen Monaten geändert werden muss. Auch die Architektur hat ihre Moden. Beispiel: die brutalen, männlichen Betonkuben, vergleichbar mit den Bunkern des Zweiten Weltkrieges. Die Bauwerke sind ein Ebenbild der Gesellschaft, des kollektiven Denkens. Dieses wird am deutlichsten in Landschaftsveränderungen (-verödungen) und in der seelenlosen, der Sachlichkeit verhafteten Brutalarchitektur erkennbar. Die ägypti-

schen Pyramiden, die römischen Kuppeln, die gotischen Kathedralen, die barocken Schlösser und die amerikanischen Wolkenkratzer sind ebenfalls Verkörperungen eines Zeitgeistes.
Den neueren Bauten aus dem Zeitalter der Vorfabrikation und der Kunststoffe, bei denen die elementarsten Erkenntnisse über Sonneneinstrahlung, Beschattung, Windeinflüsse, Isolation und Speicherkapazitäten vergessen worden sind, wird man auch im Rückblick keine guten Noten geben können. Ihnen fehlt es sogar an schrägen Dächern, die das Wasser ablaufen lassen, an Vordächern auch, die Fassaden und Fenster schützen. Das Abreissen ist hier meistens sinnvoller als das Sanieren; die «Lösung mit Dynamit» drängt sich geradezu auf.
Jene Architekten und Ingenieure, die sich vom konventionellen Massivbau mit Natur- und Backsteinen, Naturgips und Holz lösten, sind den neuen Materialien nicht gewachsen. Wahrscheinlich ist der Eisenbeton, welcher die Erdstrahlungen verstärkt und den bekannten «Bunkereffekt» auslöst, für Zwecke des Wohnungsbaus überhaupt unzumutbar: Beton isoliert schlecht, und seine Fähigkeit zur Feuchtigkeitsregulierung ist miserabel. Bei der Plazierung der Gebäude wurde zudem nicht mehr auf Störzonen* geachtet.

Der unübertroffene Kachelofen

«Eine ungünstige Wohnung kann für die Gesundheit so schlecht wie eine falsche Ernährung sein», stellte der Zürcher Baubiologe Pierre Robert Sabady in einem Vortrag zutreffend fest. Er fügte bei: «Ein Wohnklima ist dann

---

* Die Erde sendet in Wechselwirkung mit dem Universum dauernd eine Strahlung aus: Wärme, Radioaktivität, magnetische Strahlung usw. Aus dieser natürlichen Strahlung ergibt sich ein harmonisches Strahlenspektrum, das lebensnotwendig und der Gesundheit zuträglich ist. Durch unterschiedliche geologische Verhältnisse (verschiedenes Gestein, Verwerfungen, Spalten) und Wasserläufe werden elektromagnetische Anomalien ausgelöst, ebenso eine erhöhte elektrische Leitfähigkeit von Boden und Luft sowie eine Intensitätsschwankung von Ultrakurzwellen, Infrarot- und Gammastrahlen. Wo ein disharmonisches Strahlenspektrum vorhanden ist, spricht man von Reiz- oder Störzonen [77]. Diese beeinflussen die empfindlichen Steuerungssysteme aller Organismen. Sogar Wald- und Obstbäume, die auf Reizzonen stehen, leiden häufig an Missbildungen und Wachstumshemmungen; sie haben Frostrisse, Pilzbefall, Spitzendürre und Krebs. Die Ausnahmen, die sich auf Reizzonen wohlfühlen, sind die Heilpflanzen und die folgenden Baumarten: Eiche, Esche, Ahorn, Weide, Holunder und Steinobst. Rindvieh, Pferde, Schafe, Ziegen, Schweine und Hunde weichen der Strahlung aus. Rinder, deren Ställe auf Reizzonen stehen, bekommen Gelenkrheumatismus und können unfruchtbar werden. Die Tiere, die Reizzonen suchen, sind Katzen, Ameisen, Termiten, Bienen, Eulen und Schlangen.
Störfelder können mit technischen Messgeräten, die allerdings meistens nur einen schmalen Bereich des elektromagnetischen Spektrums erfassen, und von strahlenfühligen Menschen mit Ruten und Pendel geortet werden.
Da der Mensch ein Strahlenflüchter ist, sollte kein Haus auf eine Reizzone gestellt werden. Insbesondere sollten Schlafplätze störungsfrei sein. Bemerkenswerterweise lösen Solarkollektoren die gleichen Wirkungen wie Erdstrahlen aus; sie dürfen deshalb keinesfalls über dem Schlafraum montiert werden.

** Bei der Strahlungs- oder Flächenheizung erfolgt die Wärmeabgabe in den Raum durch beheizte umgebende Raumflächen, wobei sich Fussboden- und Deckenheizungen u. a. aus Gründen der Behaglichkeit und des Energieverbrauchs als weniger günstig erwiesen haben. Fussbodenheizungen führen zu Staubbewegungen und fördern wegen der einseitigen Erwärmung von unten die Krampfadernbildung. Dagegen gibt es auch geologische Bedenken, weil viel Metall im Boden ist (Leitungen). Bei den Zentralheizungen mit Radiatoren handelt es sich um Konvektionsheizungen. Die Wärmeabgabe erfolgt durch eine Strömungsbewegung der an den Heizkörpern erwärmten Luft.

*** In den Betonmassivbau eines Einfamilienhauses werden etwa 80 000 Liter Wasser eingebaut, und es dauert mehrere Jahre, bis dieses Wasser ausgetrieben ist. Das Wohnen unter solchen Bedingungen entspricht dem Tragen feuchter Kleider.

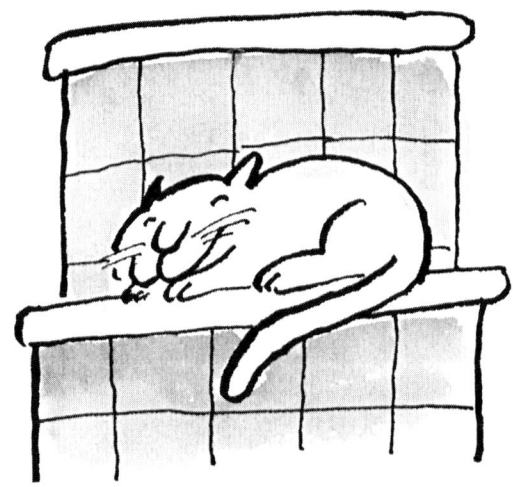

als gesund zu betrachten, wenn die rauminternen Qualitäten ähnlich hoch wie draussen in der freien Natur sind [78].»

Dieses Idealziel lässt sich zwar nie vollständig erreichen, ist jedoch als Leitmotiv zu gebrauchen. Schliesslich erhalten auch jede Pflanze und jedes Tier ihre Identität im Rahmen des Umweltbezuges, den sie laufend unter Kontrolle halten. Dieser Bezug sei am Beispiel der Heizung erläutert. Die angenehmste, in ihren Eigenschaften nicht zu übertreffende Heizung ist neben der Sonne das Feuer. In der strahlenden Sonne oder vor der offenen Flamme fühlt man sich wohl. «Die gesundheitliche Nutzung dieser Strahlungswärme ist Infrarot-, Ultraviolett-, Farb- und Ionentherapie zugleich [79].»

Der gute, alte Kachelofen ist die nahezu ideale Konstruktion einer Strahlungsheizung**. Das Kachelofen-Wohlbehagen bei relativ niedrigen Lufttemperaturen kann durch gemauerte Öfen, Hypokausten (römische Zentralheizungen, bei denen die Rauchgase durch Fussböden und Wände geleitet werden) und durch senkrechte Heizwände einigermassen nachvollzogen werden. Bei Strahlungsheizungen kommt es zu keiner Luft- und Staubzirkulation. Wände, Decke, Fussboden und Einrichtungsgegenstände werden erwärmt und erreichen eine hohe Oberflächenwärme. Sie werden zudem rasch ausgetrocknet, was bei Neubauten wichtig ist, oder aber trocken gehalten.***

Die Strahlungswärme nimmt quadratisch mit der Entfernung ab. Jeder Bewohner kann sich den für ihn angenehmsten Platz im Raum suchen. Physiologisch bedeutsam ist der Umstand, dass Wärmestrahlen viel tiefer in die Haut eindringen und daher wirksamer sind als vorbeiziehende Luft. Daraus ergibt sich eine Möglichkeit zum Energiesparen.

Wie der Magnetismus gestört wird

Das Haus ist eine Abschirmung gegen Umwelteinflüsse wie Niederschläge, Kälte, Hitze und Wind. Doch wird dabei oft über das Ziel hinausgeschossen, indem das Zusammenspiel elektrischer und magnetischer Kräfte, von dem die Natur erfüllt ist, auch dann verändert wird, wenn es harmonisch ist. Meist geschieht dies aus konstruktiven Gründen durch den Einbau von Stahlteilen. Der Magnetismus hat im menschlichen Körper eine fundamentale Bedeutung für die Informationsübertragung und -steuerung, insbesondere über das Nerven- und Enzymsystem. Die natürlichen Verhältnisse sollten deshalb nicht durch Abschirmung des Erdmagnetfeldes durch Stahlteile im Baukörper beeinträchtigt werden. Der Stahlbeton führt ebenso wie alle übrigen Eisenteile (Träger, Rohre, Heizungen) zu ferromagnetischen Verzerrungen. Dazu kommen die künstlich erzeugten Magnetfelder durch die Verwendung von

Elektrizität*, von den Fernseh- und Mikrowellengeräten bis zum Homecomputer.

Wie sich die künstliche Vermehrung der Grundschwingung der Erde auf den Menschen auswirkt, die bei etwa 10 Hertz liegt, ist ungewiss. Elektromagnetische Wechselstromfelder treten natürlicherweise bei sogenannten Schlechtwetterfronten, Föhnlagen usw. auf, was sich bei wetterfühligen Menschen mit Kopfweh und Depressionen bemerkbar macht. Kunststoffe lassen sich gern elektrostatisch aufladen, was das Unbehagen, das sie verbreiten, teilweise erklärt.

Giftatmosphäre im trauten Heim

Vom gesundheitlichen Standpunkt aus gravierender als die elektromagnetische Dauerberieselung sind ohne Zweifel die unüberblickbaren Mengen von Wohngiften. Sie verwandeln die Raumluft immer mehr in einen Risikofaktor. Zu den bekanntesten Wohngiften gehören organische Verbindungen wie Toluol und Xylol, die unter anderem in Klebstoffen, Kitten und Farbanstrichen vorhanden sind, ferner chlorierte Kohlenwasserstoffe wie Pentachlorphenol (PCP) in Holzschutzmitteln und das hinlänglich bekannte Formaldehyd, das auch in Spanplatten und Harnstoffschäumen anzutreffen ist beziehungsweise war. Wenigstens mit den Spritzasbelägen, die in Feinstaubform zur Entwicklung eines bösartigen Tumors des Rippenfells (Plebamesotheliom) führen können, wird jetzt konsequent aufgeräumt.

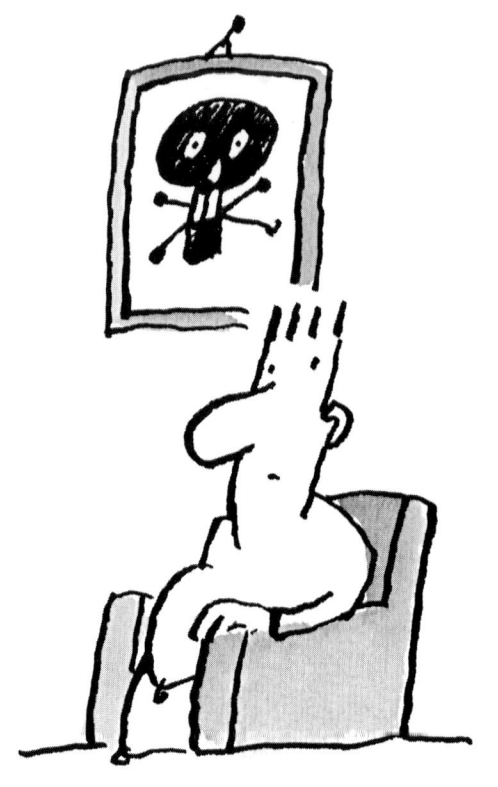

Auch die PCP-haltigen Holzschutzmittel haben dank der aufklärenden Tätigkeit der Medien keine Zukunft mehr. Aber die Wohngifte hocken noch in den Häusern drin: «In vielen Häusern gibt es bis zu 50 Gramm von Dioxingemischen**. Man müsste diese Gebäude abbrechen und unter besonderen Sicherheitsvorkehrungen in Sondermülldeponien einlagern. Aber die Behör-

---

* Elektrische Leitungen sollten bei Neubauten stern- und nicht ringförmig ausgerichtet werden. Es empfiehlt sich, sie durch geerdete Kabel abzuschirmen.

** Bei der Katastrophe von Seveso in der Lombardei vom 10. Juli 1976 sind 1 bis 2 kg 2,3,7,8-Tetrachloridbenzoparadioxin (TCDD, kurz «Dioxin» genannt), ein Vorprodukt für den Bakterientöter Hexachlorophen, in die Umwelt gelangt. 3300 Haustiere verendeten, 193 Personen wurden von Chlorakne befallen, und die Folgekosten beliefen sich auf über 300 Mio. Franken. Die langfristigen Auswirkungen der Katastrophe werden später zu beurteilen sein. Die 50 Missbildungen, von denen gesprochen wird, werden von der chemischen Industrie noch bestritten.

den könnten kaum die Transportbewilligung erteilen.» Dies ist die Ansicht des deutschen Toxikologen Otmar Wassermann. Und weiter: «Der perfiden Suggestion der aggressiven Chemiewerbung sind zahllose Holzliebhaber zum Opfer gefallen [80].» Dabei muss Holz in Innenräumen gar nicht geschützt werden.

Es ist kaum zu fassen, wieviel unnöti-

So bauen und wohnen Sie richtig

Für eine behagliche und gesunde Wohnatmosphäre sollten möglichst viele der folgenden baubiologischen Prinzipien erfüllt werden. Es sind dies Idealziele, die wohl in keinem Fall alle erreicht werden können:

1. Bauplatz geologisch ungestört
2. Wohnhaus abseits von Industriezentren und Hauptverkehrswegen
3. Dezentralisierte, lockere Bauweise in durchgrünten Siedlungen
4. Wohnung und Siedlung individuell, menschenwürdig, familiengerecht und die Bildung von Lebensgemeinschaften fördernd
5. Baustoffe natürlich und unverfälscht
6. Raumflächen atmungsaktiv (diffusionsfähig)
7. Natürliche Regulierung der Raumluftfeuchtigkeit (durch hygroskopische Baumaterialien)
8. Filterung und Neutralisierung von Schadstoffen der Luft (durch Sorptionsfähigkeit der Baumaterialien)
9. Abgewogenes Mass von Wärmespeicherung, Wärmedämmung und Wärmedämpfung
10. Optimale Oberflächen- und Raumlufttemperaturen
11. Strahlungswärme zur Beheizung unter weitgehender Nutzung der Sonnenenergie
12. Geringe und rasch abklingende Neubaufeuchtigkeit
13. Geruchsneutral (bzw. angenehm riechend), ohne Abgabe giftiger Dämpfe
14. Naturgemässe Licht-, Beleuchtungs- und Farbverhältnisse
15. Orientierung des Schall- und Vibrationsschutzes an der menschlichen Empfindlichkeit
16. Baustoffe ohne bedenkliche radioaktive Eigenstrahlung
17. Erhaltung des natürlichen luftelektrischen Feldes und einer physiologisch günstigen Ionisation im Raum
18. Keine Veränderung des natürlichen Magnetfeldes
19. Keine Ausbreitung technischer elektromagnetischer Felder
20. Höchstens minimale Veränderung der lebenswichtigen kosmisch-terrestrischen Einstrahlung
21. Anwendung der physiologischen Erkenntnisse zur Raumgestaltung und Einrichtung
22. Berücksichtigung harmonischer Masse, Proportionen und Formen
23. Keine Umweltprobleme und hohen Energiekosten (bei Entstehung und Abbau) herbeiführend
24. Den Raubbau an wichtigen Rohstoffen nicht fördernd
24. Keine sozialen Folgelasten durch schädliche Nebenwirkungen aller Art verursachend [81].

ges, ja schädliches Zeug Einlass in unsere Wohnungen gefunden hat: Kunststoffabriebe mit einem hohen Anteil an organisch-chemischen Bindern, Gips und Mörtelmischungen mit Abbindeverzögerungszusätzen, Bodenversiegelungslacke, welche die positiven Atmungseigenschaften des Holzes im Keime ersticken und dafür aggressive chemische Bestandteile (Formaldehyd, Isocyanate usw.) einschliessen, Abdichtungsmaterialien, die Weichmacher ausgasen, lösungsmittelhaltige Kunstharz- und Acrylfarben, mit Insektiziden behandelte Textilien usw. Sogar die lackierten und verzierten Kerzen aus Paraffin und Ceresin sind zu Quellen von Smog geworden (die Abgase aus Stearin- und Bienenwachskerzen sind weniger belastend).

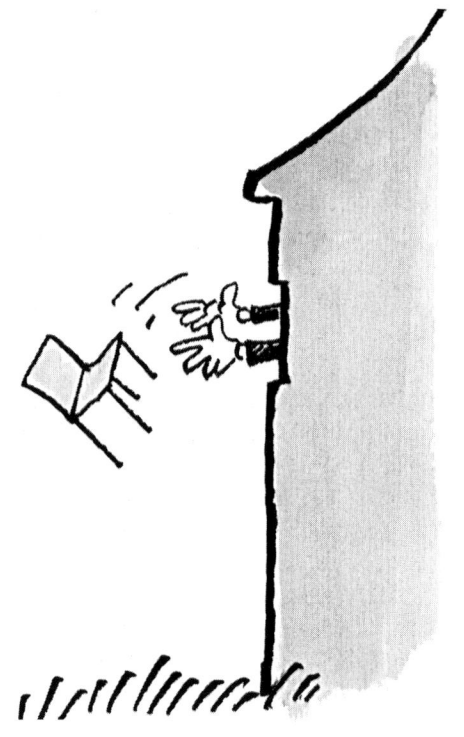

Nach Jahren noch geben viele Materialien kleine Giftmengen mit unbekannten Auswirkungen an die Raumluft ab, so dass die Smogsituation in den Häusern heute gravierender noch als im Freien ist und die aus Energiespargründen erwünschten hermetischen Abdichtungen zum Verhängnis werden. Meistens stellen sich Unpässlichkeiten wie Kopfweh, Schlaflosigkeit, geschwächte Immunabwehr, Allergien, Mattigkeit, Schleimhaut-Reizzustände, Verdauungsstörungen, Gedächtnisschwund und dergleichen ein, wobei die Ursache kaum auszumachen ist. Wissenschaftlich gesicherte Zusammenhänge zwischen dem Wohngift-Cocktail und den daraus entstehenden Krankheitsbildern sind praktisch nicht nachzuweisen.

Bei Kunststoffmöbeln hört die Gemütlichkeit auf

Nichts zur Förderung der Behaglichkeit tragen die Kunststoffe bei: «Wissenschaftliche Untersuchungen ergaben, dass Kunststoffmöbel den Organismus stärker belasten als natürliche Materialien. Beim Sitzen und Liegen auf solchen Möbeln steigt die Pulsfrequenz, die Atmung wird rascher, und die Hautfeuchtigkeit steigt um 5 bis 10%. Durch das Leben in einer Kunststoffwelt wird der Körper dazu gezwungen, andere Regelmechanismen zur Aufrechterhaltung der Körpertemperatur einzusetzen als bei Naturstoffen [75].»
Kunststoffoberflächen können nicht atmen. Ihre diesbezügliche Aktivität beschränkt sich auf das Ausgasen von Schadstoffen*.

---

* Polystyrol altert stetig; es depolymerisiert und gibt dabei laufend Monostyrol an die Umgebung ab. Krebserregend wie dieses und dazu noch erbgutschädigend ist das Vinylchlorid, das dem Polyvinylchlorid (PVC) ständig entströmt [75].

Sie sind mit vielen Chemikalien wie Weichmachern, Antioxidantien, Füllstoffen, Farbstoffen, Gleitmitteln, Antistatika, Bioziden, optischen Aufhellern, Insektiziden, Duftstoffen usw. für den jeweiligen Zweck vollgepfercht. Besonders gefährlich werden sie im Brandfall, ob in der Wohnung oder in der Kehrichtverbrennungsanlage.

Als Baustoffe und Ausstattungsmaterialien werden aus den genannten Gründen vermehrt Holz (Nadelholz ist am vitalsten), Lehm, Backsteine, Ziegel, Kork, Rinde, Stroh, Wolle, Kokosfasern und andere Naturprodukte wiederentdeckt. Aus der Symbiose von Natur und Bauen entsteht automatisch eine neue, stimmungsvolle, von Leben erfüllte Ästhetik.

Bett: Mit Holz, Wolle und Seide schlafen

Es lohnt sich, insbesondere auf ein gesundes Bett zu achten, gibt es doch kein anderes Möbel, mit dem man einen derart häufigen, engen Kontakt hat, Nacht für Nacht. Es sollte aus Holz gefertigt, frei von Metall und höchstens mit natürlichen Stoffen oberflächenbehandelt sein. Daunendecken sind nicht das Ei des Kolumbus, obschon sie vom Geflügel stammen. Sie sind zuwenig hygroskopisch, vermögen also ausdünstendes Wasser nicht genügend aufzunehmen. Atmungsaktive Materialien wie Wolle und Seide sind zweckmässiger.

Wohnen mit Licht und Pflanzen

Zu einem guten Klima in der Wohnung gehört viel Licht. Selbst Pflanzen kümmern an lichtarmen Standorten vor sich hin. Im Freien und in hellen Gewächshäusern gedeihen sie. Diese auf die Architektur übertragene «Erleuchtung» hat den verglasten Veranden, Glasvorbauten und glasüberdachten Grossräumen, die man heute «Wintergärten» nennt, Auftrieb gegeben. Es sind Übergangszonen zwischen Natur und Haus, zwischen Innen- und Aussenwelt, eine Architektur mit der Sonne, die zudem die Energiebilanz verbessert. Das griechische Wort «energeia» bedeutet «wirkende Kraft» oder auch «das Treibende». Wer mit dem Naturbezug zu wohnen das Vergnügen und die Möglichkeit hat, fühlt sich dauernd in Ferienstimmung.

Zu einer humanen Architektur trägt zudem ein üppiger Pflanzenwuchs aussen und im Inneren bei. Die Pflanzen liefern den belebenden Sauerstoff und ihren angenehmen Duft. Schon die alten Ägypter hatten in ihren Häusern für ein Leben wie im Paradies gesorgt und in den Innenräumen Lotos und Papyrus kultiviert.

Frische Luft sowie Temperatur- und Klimareize sind für die Behaglichkeit unerlässlich. Thermostaten wirken degenerativ. Zudem ist in klimatisierten Räumen die Feuchtigkeit infolge der verminderten Luftwechselrate oft überhöht. Auch diese Anwendung von der Natur hat Folgen: Es können sich Schimmelpilze bilden, die neben muffigen Gerüchen auch Hautirritationen hervorrufen.

Die hohe Feuchtigkeit könnte auch ein Grund für das bisher vor allem in den USA und in den skandinavischen Ländern in Erscheinung getretene «Sick-Building-Syndrom» (sick = krank) sein, das insbesondere in klimatisierten Bürogebäuden auftritt. Dieser Erscheinung liegt eine muffige, stickige oder schwüle Raumluft zugrunde. Die bedauernswerten Gebäudeinsassen klagen über Haut-, Augen- und Schleimhautreizungen, Kopfweh, Müdigkeit, Mattigkeit, Schwindel sowie über abnormale Geruchs- und Geschmackswahrnehmungen.

Wie das Leben aus den Küchen entschwunden ist

Eine Quelle für Wohlgerüche, die das unverdorbene Empfindungsvermöchten zu beglücken vermöchten, könnte die Küche sein. Die modernen, von Stylisten durchkonstruierten Einbaufertigküchen im Miniformat sind allerdings nur noch selten eine Quelle individueller Duft- und Geschmacksnoten. Möglicherweise haben diese Kleinsträume mit Kunstharzdekor und Perlfinish in einem ähnlichen Ausmass zum Zerfall der gastronomischen Kultur beigetragen wie die modernen Keller, die nicht mehr feucht und kühl, sondern trocken und warm sind, zum Niedergang der Weinkultur.

Eine Küche müsste ein Arbeits- und Lebensraum nicht nur in zentraler Lage, sondern auch von zentraler Bedeutung sein. Wird eine Küche als eine genormte Ansammlung von Chemikalien ausgasenden Kunststoffschränken unter Einbezug von Schüttstein, Kochherd, Kühlschrank und Mikrowellenofen – in dem Aromen zerstört statt gebildet werden und der ein Häufchen Lebensmittelabfall hinterlässt – verstanden, dann ist sie ein Raum zur Archivierung von unnützen Küchengeräten und zur Aufwärmung von vorgekochter Industriekost. Statt dessen müsste sie eine heimelige Werkstatt sein, in der gerüstet, gehackt, gemahlen, schöpferisch gekocht, geknetet, gebacken und dekoriert werden kann. Zudem sollte die Küche mehreren Köchen Platz bieten. Das Kochen kann auch als Gemeinschaftserlebnis in der Ehe oder Partnerschaft eine wesentliche Bedeutung haben, falls man bei Meinungsdifferenzen nicht gerade mit dem Küchenmesser aufeinander losgeht...

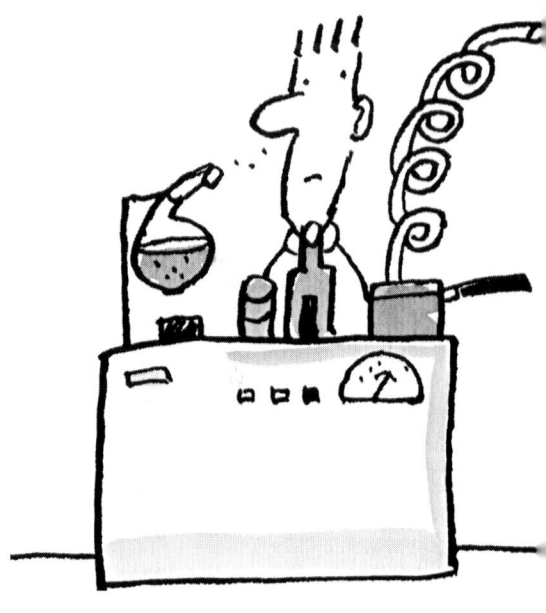

Um solch lustvolle Tätigkeiten wie das Kochen unbeschränkt ausüben zu können, braucht es grosszügig bemessene Arbeits- und Abstellflächen, einen Hackstock aus Holz und ausreichend Gerätschaften, die erreichbar und nicht in tiefen Kästen versteckt sind. Die Ausrede, es fehle in den modernen Häusern an Platz für grössere Küchen, oder aber der Mehrraum wirke verteuernd, kann nicht akzeptiert werden. Meistens hätte man eben diesen Platz ohne weiteres an den Wohnzimmer-Kathedralen einsparen können, wo manch ein verhinderter Kirchenbauer seinen Hang zum Monumentalen ungebremst ausgelebt hat. Es fehlt nur noch der Turm. Mit der ständigen Küchenverkleinerung bis hin zum Küchenvorbild im Eisenbahnspeisewagen gewann man Raum für den Salon. Aus derartigen Missverhältnissen wird deutlich, dass auch Küchenarchitektur durch jene Angehörigen des männlichen Geschlechts geprägt worden ist, die noch nie selber Nudeln von Grund auf zubereitet haben. Die Beziehung zwischen Küche und Essraum ist bestenfalls auf die Durchreiche zusammengeschrumpft.

Allmählich hat sich die Gesellschaft an die «Sterilfrontenküchen» im WC-artigen Kleinstformat gewöhnt, und wenn man bald überall dasselbe sieht, liegt der Trugschluss nahe, die Küche müsse genau so beschaffen sein. In dieser Ausführung hat sie als Laboratorium für das rationelle Aufwärmen von Schnellimbissen den dunkelsten Platz auf der Nordseite des Hauses mehr als verdient. Diese Fehlentwicklung begann mit der in der Küchenarchitekturgeschichte zu einem Markstein gewordenen «Frankfurter Küche» von Greta Lihotzky (1926), als das Gedankengut der Funktionalisten Oberhand gewann. Möglicherweise hat diese Idee auf dem Taylorsystem* beruht; dessen Hauptzielsetzung ist ein möglichst wirtschaftlicher Betriebsablauf. Dieser Rationalisierung wird selbstredend auch die Nahrungsvorfabrikation gerecht. Die Haushaltarbeit mit ihren täglich wiederkehrenden Verrichtungen entsprach in keiner Weise mehr den tayloristischen Arbeitsmethoden und den damaligen Ansichten. Zum Glück gab und gibt es bis heute noch Architekten, die der Küche den verdienten Stellenwert einräumen und das Feld nicht einfach den Designern überlassen. Einer von diesen ist der Innerschweizer Justus Dahinden: «Die Küche ist der Brennpunkt des täglichen Lebens. Dort spielt sich alles ab, und alles drängt dort hin. Man trifft sich dort, man hört und schaut und ist mitten drin. Für mich ist die Küche das Zentrum, das Herz des Hauses.» Das zeigt, dass man den männlichen Architekten Unrecht tut, wenn man sie alle in den gleichen Kücheneimer wirft. Auch viele Küchenbauer haben die neuen Philosophien schon seit einiger Zeit propagiert. Sie hätten nichts dagegen einzuwenden, wenn man ihnen mehr Platz zur Gestaltung zuteilen würde. Und sie sind auch schon ein wenig dabei, sich von den Trostlosigkeiten der rastermässigen Kasten- und Apparatefronten zu trennen, wie ein Blick in ihre von Rustika-Look triefenden Werbebotschaften beweist. Das Diktat der Ergonomie verliert seine Dominanz.

Es ist unerklärlich, weshalb man häufig benützte Gegenstände wie Pfannen, Kochlöffel, Raffeln, Teller, Tassen und Besteck immer hinter Kastentüren oder in Schubladen verstecken muss, um sie von dort wieder hervorzuholen. Das hat schon gar nichts mehr mit Arbeitsrationalisierung, sondern eher mit Schikanen zu tun. Einfache Aufhängevorrichtungen und gewöhnliche, mit Naturölen behandelte Holzbretter als Gestelle genügen vollauf. Je nach Kochart der Bewohner wird sich eine individuelle, belebte Küche herausbilden, ein Raum voller dekorativer Gegenstände, Lebensmittel und Gewürze, welche die Einstellung der Ernährung gegenüber zum Ausdruck bringen, Geschichten erzählen und den Wallfahrts-

---

* Beim Taylorismus handelt es sich um ein vom amerikanischen Ingenieur Frederick W. Taylor entwickeltes Rationalisierungssystem, das Arbeitsvorgänge in einzelne Bewegungsabläufe zerlegt. Damit sollen überflüssige Bewegungen und Pausen beseitigt werden.

ort für Hungrige noch anziehender machen.

Man ist mit solchen Überlegungen wieder bei den Küchen angelangt, wie sie bis ins Biedermeier hinein gang und gäbe waren. Selbst die weissgekalkten Wände und Decken, diese Puffer für die beim Kochen entstehenden Dampfstösse, sind aktuell geblieben. Man kommt ja oft zu denjenigen Lösungen, die in früheren Zeiten als sinnvoll empfunden wurden, wenn man auf der Suche nach mehr Lebens- und Naturnähe die Zeiterscheinungen kritisch hinterfragt und nach Vernünftigerem Ausschau gehalten hat. Das Bekenntnis zu einem vernünftigen Konservatismus bringt Ansehen und Gewinn.

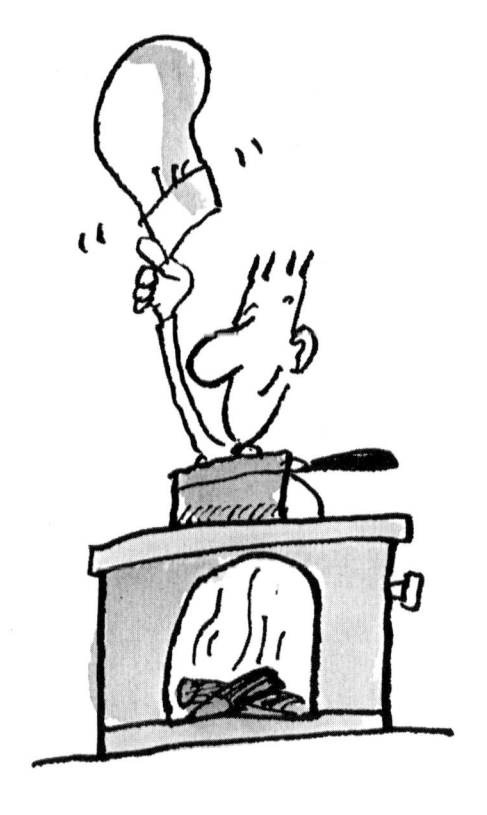

Eine Ehrenrettung und Wiederbelebung hat in diesem Sinne auch die Speisekammer verdient, die zu Unrecht abgeschafft oder meistens vergessen worden ist, seitdem es die unermüdlich energiefressenden Kühlschränke gibt. Die dunkle Speisekammer mit ihren atmungsaktiven Wänden (Holz, Backstein) und Entlüftungslöchern mit Jalousieklappen ist dort eine nützliche Einrichtung, wo man von Grund auf zu kochen gewohnt ist und sich einen Vorrat an Getreide, Hülsenfrüchten, Eingemachtem usw. hält.

Holzfeuer kocht und bäckt am besten

Das wesentliche Ereignis in einer Küche ist der Kochherd, welcher sich seiner Bedeutung entsprechend im Mittelpunkt des Raumes am besten ausnimmt und in dessen Nähe sich auch Quark, Joghurt und der Sauerteig am wohlsten fühlen. Als Energiequelle ist ein Holzherd mit einer ebenen Eisenplatte den Gas- oder Elektrizitätsher-

---

* Mikrowellengeräte, ein Markttrenner, haben ihre besten Seiten beim Auftauen und -wärmen von Tiefgekühltem. In ihnen werden Aromen zerstört statt gebildet. Im Mikrowellengerät verwandelt ein «Magnetron» die zugeführte Energie in elektromagnetische Wellen mit einer Frequenz von 2450 Millionen Schwingungen pro Sekunde um. Die aggressiven Wellen werden über einen Hohlleiter zu einer rotierenden Antenne oder einem sogenannten «Wellenrührer» weitergeleitet, die sie gleichmässig im Garraum des Gerätes verteilen. Bei Undichtigkeiten (z. B. durch Schläge, Materialverbiegung, Schmutzkrusten, spröden Dichtungen usw.) kommt es zu einer gefährlichen Leckstrahlung ausserhalb des Gerätes. Solche irreguläre Streustrahlungen in der Umgebung von Mikrowellengeräten erhöhen die Intensität der Gesamtstrahlung in einer oft nicht vorhersehbaren Weise, wie dazu Paul Brodeur im Buch «Mikrowellen – die verheimlichte Gefahr» (Verlag Udo Pfriemer, Wiesbaden, 1987) schreibt. Ohne weiteres könne eine Hausfrau dadurch, «dass sie Tag für Tag vor einem unsichtbaren Strahlenleck ihres Kochgerätes steht, einen Strahlungsschaden im Unterleib erleiden, und wenn der Ofen in Gesichtshöhe angebracht ist, dann kann sie möglicherweise erblinden». Besonders gefährdet sind die Träger von Herzschrittmachern.

den und schon gar den Mikrowellengeräten* überlegen, wenn auch nicht in bezug auf die Bequemlichkeit. Nahrung, die über einem Holzfeuer zubereitet worden ist, hat eine spürbar höhere Qualität, was wohl jedermann schon gespürt hat. So schmeckt auch ein Brot aus dem Holzbackofen, der mit relativ feuchtem Buchen- oder Eschenholz auf die Betriebstemperatur gebracht worden ist und langsam auskühlt, wesentlich besser als Brot aus dem Elektroofen. Holzofenbrot wird von jedermann als «Hit» empfunden, um wenigstens mit der Sprache eine Konzession an die Moderne zu machen.

In eine lebenserfüllte Küche gehören keine Kunststoffgeräte wie PTFE-, Hostaflon- und Teflonpfannen (aus Polytetrafluorethylen), und auch von dem lebenstötenden Aluminium müsste dringend Abstand genommen werden, auch wenn der Antihafteffekt noch so überzeugend sein sollte. Gusseisen, Chromstahl, verzinntes Kupfer, naturbelassener Ton, Porzellan, Glas und Holz sind günstige Materialien, die für alle möglichen Küchenzwecke bereitwillig zur Verfügung stehen.

Das Kochen und damit die Ernährung sind, wie alles andere auch, in einem steten Wandel begriffen. Die elektronisch gesteuerte Druckknopfküche hat bereits einige Durchbrüche errungen. Doch je häufiger die liebevoll zubereitete Hausmannskost durch eine maschinell fabrizierte, seelenlose Verpflegung ersetzt wird, um so intensiver prägt sich der Wunsch nach Individualität, Atmosphäre und Kultur aus. Wer weiss, dass allein schon durch die Schneidetechnik zum Beispiel beim Gemüse die Aromenbildung beeinflusst wird, erkennt sogleich: Nur eine Küche, die eine handwerkliche Betätigung erfordert und ermöglicht, kann das geeignete Umfeld für die Inszenierung der schönsten leiblichen Genüsse und von Wohlbehagen sein.

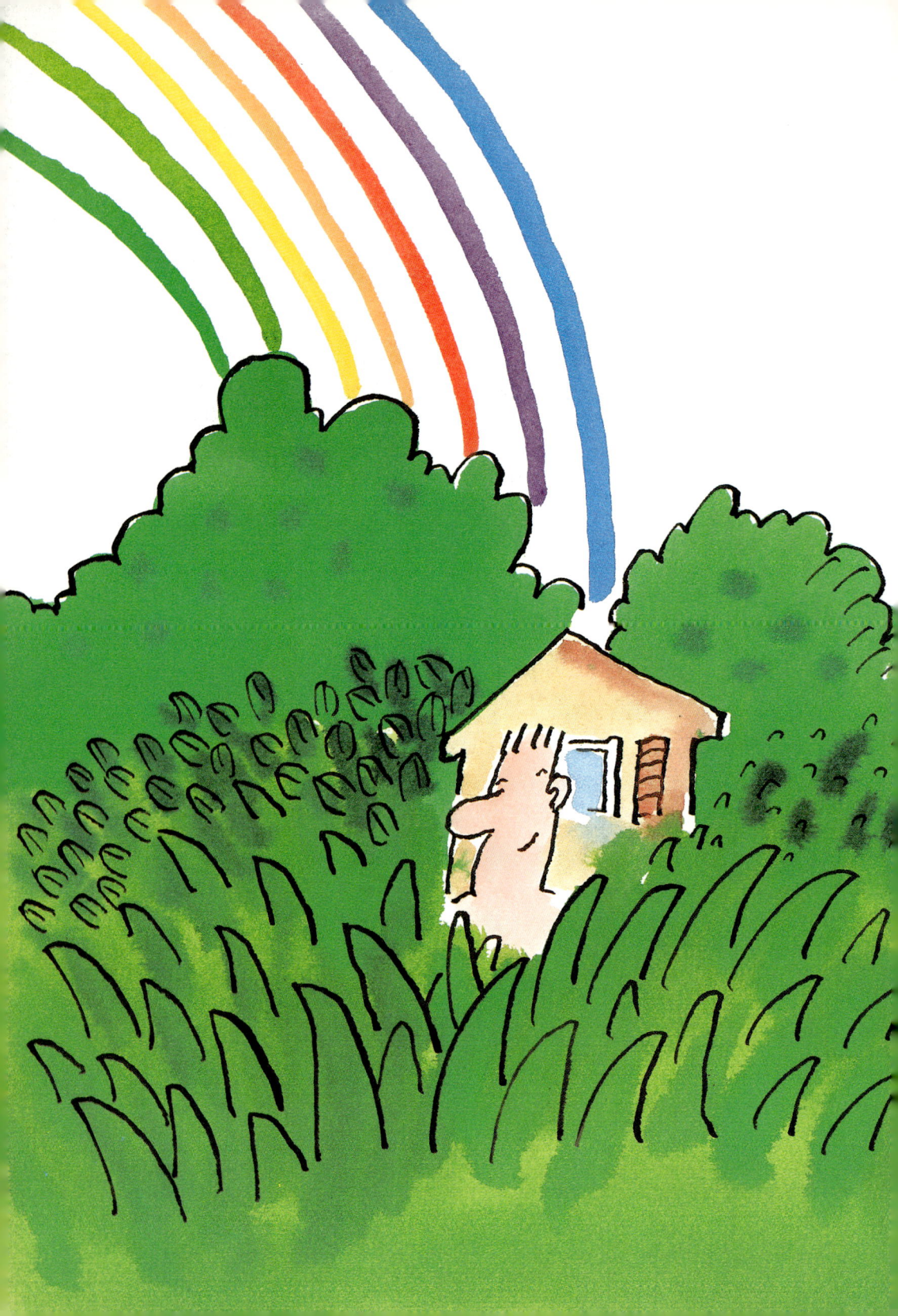

UMWELT UND WOHLBEFINDEN

Gesundheit und Umgebung sind eins

Nicht nur die Küchen- und Kochgerätebauer, auch ein Grossteil der Architekten hatten sich, wie viele andere Berufsgattungen auch, die Maschine, diesen Repräsentanten der unbelebten Materie, zum Vorbild genommen. Sollte da eine nekrophile Lust am Untergang mitgespielt haben?

Die Resultate des flüchtigen Konsumierens von Vorgefertigtem im Reichtumsrausch, was sich als minderwertiger Lebensstil und Kulturzerfall herausstellte, haben die Euphorie des hochtechnisierten Zeitalters abklingen lassen. Der Qualitätsniedergang hat auch gesundheitliche Auswirkungen nach sich gezogen. Solche Erfahrungen mit der Luxuskrise lehrten, dass sich «Gesundheit» und «Umwelt», obschon beide nicht exakt definierbar sind, nicht voneinander trennen lassen: «Im allgemeinen wird unter dem Begriff ‹Gesundheit› die Beschreibung des Befindens eines Organismus und seiner Beziehungen zur Umwelt verstanden. Dabei werden neben den naturwissenschaftlichen auch die sozialen und ökologischen Dimensionen eingeschlossen (...). Die Gesundheit hängt folglich nicht nur vom reibungslosen Funktionieren unserer Körpervorgänge oder von direkten äusseren Einwirkungen durch Viren, Bakterien, Giftstoffe oder Unfälle ab: Sie ist vielmehr in grossem Masse Ausdruck des vielfachen Wechselspiels mit der Umwelt [82].»

Die Hauptbestandteile der Ökosysteme sind Boden, Luft und Wasser, die bedeutsamsten Faktoren, die darauf einwirken, Licht, Strahlung, Temperatur. Ein Durchblick ist nicht möglich, deshalb kann alle «Naturwissenschaft» laut Karl Popper nur «Vermutungswissen» sein. Die Biosphäre ist in wenigen Jahrzehnten und damit, auf den erdgeschichtlichen Zeitmassstab bezogen, blitzartig total verändert worden. Böden, Wasser und Luft sind verseucht: «Der Menschheit steht das Wasser hoch am Hals, und wenn der Geruch nicht täuscht, handelt es sich dabei zunehmend um Abwasser», sagte der deutsche Biologe Hubert Markl. Die Schadstoffanreicherungen führen oft zur Vernichtung ganzer Nahrungsketten. Die Zahl der Lebewesen-Arten nimmt dramatisch ab: Bis zum Jahr 2000 werden zwischen einer halben und 2 Millionen Arten – 15 bis 20 % aller auf der Erde lebenden Arten – ausgestorben sein. «Empfindliche Lebewesen zeigen den Zustand und das Gefährdungsmoment der Umwelt viel früher an als das epidemiologische Ergebnisse bezüglich des Menschen tun können [82].»

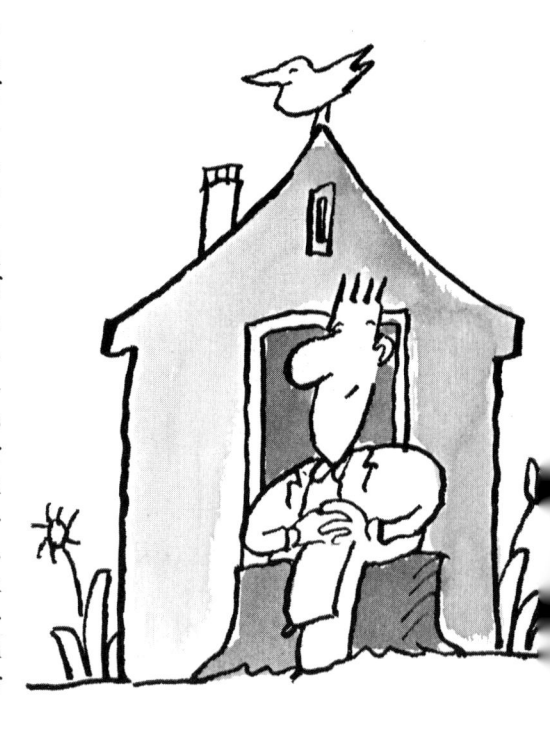

Biologisch gesehen, ist der Mensch innerhalb des Ökologiegefüges eine Art wie jede andere auch. Er untersteht denselben Gesetzmässigkeiten und ist in der Nahrungskette, wie im Kapitel über das Fleisch erwähnt, fast am Ende angesiedelt. Nach ihm kommen nur noch einige Reduzenten, die organische Substanz zersetzen. Er ist dementsprechend, so abwertend es tönen mag, im Gegensatz zu autotrophen (sich ausschliesslich von anorganischen Stoffen ernährenden) Pflanzen, Bodenbakterien, Algen, Wasserflöhen usw., für die Erhaltung des Lebens auf der Erde nicht unbedingt nötig.

Die Lehren aus der Erkenntnis, dass der Mensch wesentlich stärker auf die übrige Natur angewiesen ist als umgekehrt, sind höchstens in schwachen Ansätzen erkennbar. Das Naturgleichgewicht wird weiterhin immer empfindlicher gestört, und damit wird die menschliche Existenz zunehmend gefährdet. Aus dieser ungemütlichen Lage befreien uns kein endloses Warten auf neue Erkenntnisse aus Politik und Wissenschaft und kein vorindustrielles Schwärmertum, sondern nur ein aufklärendes Hineinarbeiten und tatkräftiges Fördern einer ökologisch orientierten Wirtschafts- und Verhaltensweise.

Manches könnte gewonnen werden, wenn Sie, verehrte Leserin und verehrter Leser, im Interesse der zusätzlichen Verbesserung Ihres eigenen Lebensstils und -raumes und der damit einhergehenden Erhöhung Ihres Wohlbefindens bei Ihrem täglichen Verhalten weiterhin lebensfrohmütig Impulse für solche Reifeprozesse geben würden. Ich verspreche, es auch zu tun.

In diesem Fall haben wir Anlass genug, an jene Zukunft zu glauben, in der wir den angenehmen Rest unseres schönen Lebens im Einklang mit der Natur werden verbringen dürfen. Dies kann in Abwandlung eines herzerfrischenden Liedes geschehen: «Freut Euch des Überlebens!»

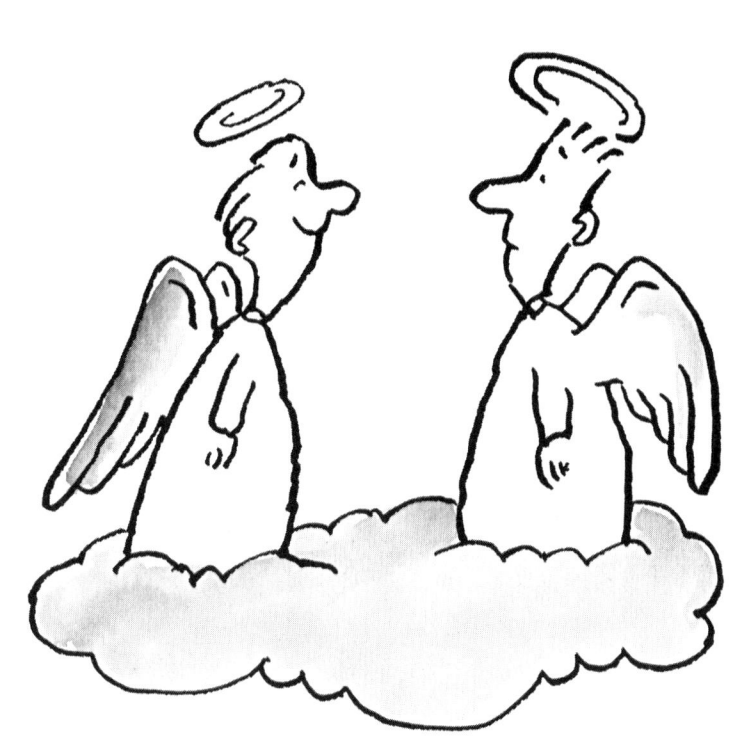

«Hätte ich das verflixte Buch ‹Natürlich leben!› nicht gelesen und befolgt, dann hätte ich diese Herrlichkeit hier oben schon Jahre früher geniessen können.»

Dank

Beim Vorbereiten und Schreiben dieses Buches bin ich von mancher Seite unterstützt worden. Mein erster Dank gilt meiner lieben Frau Eva, die seit über 25 Jahren meine Theorien in die Praxis des Alltages umsetzt, konsequent danach handelt und mich am Ende lehrt, nach meinen eigenen Grundsätzen zu leben... Meinem in Hongkong lebenden Bruder Rolf P. Hess bin ich für die Mithilfe bei der Ausarbeitung des Buch-Konzeptes und die vielen originellen Ideen sehr verbunden. Zu danken habe ich ferner meinen Töchtern Edith und Anita, die tapfer all das Unkonventionelle über sich ergehen liessen und sich dabei (mehr oder weniger) wohl fühlten. Anita besorgte zusammen mit Patrik Chioru die Reinschrift des Manuskriptes; den Computer stellte dazu freundlicherweise Martin Wälti zur Verfügung.

Der Text ist von Peter Gloor und Heinz Knieriemen, mit denen ich auf der «Natürlich»-Redaktion zusammenarbeiten darf, kritisch durchgesehen worden; von dieser Seite kamen mannigfaltige Impulse. Wertvolle fachliche Beratungen liessen mir u.a. Armin Wassmer, Biologe in Aarau, und Hermann Bacher, Zahnarzt in Lauchringen BRD, zuteil werden. Urs Hunziker und Adrian Pabst habe ich für die sehr sorgfältige und einfühlsame Lektoratsarbeit zu danken. Es ist mir ein Anliegen, auch allen Autoren der Zeitschrift «Natürlich», mit denen ich seit Jahren eng zusammenarbeiten darf und die mir durch Gespräche und ihre publizistischen Arbeiten viele prägende Anregungen gegeben haben, meinen aufrichtigen Dank abzustatten.

Walter Hess

Sachregister

Aal	26	Bang-Krankheit	35	Chemikalieneinsatz	70
Aasfresser	24	Barfusslaufen	135	Chips	44
Abführmittel	60	Basilikum	75	Cholesterin	21, 53
Abwehrkräfte	104	Baubiologie	137	Chronische Krankheiten	108
Acetylcholin	47	Bäume	48	Chylomikrone	21
Ähnlichkeitsregel	100	Baumnuss	52	Coca-Cola	89
Aldehyde	34	Baumwolle	131	Coiffeurchemikalien	124
Alfalfa	64	Bauten	138	Colagetränke	89
Alkaloide	83	Beerliwein	97	Cyclamat	84
Alkohol	17, 65, 99, 117	Beifuss	75		
Alkoholkonsum	98, 117	Beindurchblutung	134	Dampfgaren	41
Allergien	100, 132, 133	Bekleidung	129	Darmflora	115
Allergil	124	Beklemmungszustand	99	Darmkatarrh	60
Alterungsprozess	117	Belebung	90	Darmkoliken	42
Aluminium	42	Benzin	12	Darmperistaltik	60
Aluminiumgeschirr	42	Benzoesäure	132	Depression	27
Alzheimer-Krankheit	42	Beruhigung	76, 77, 114	Desinfektionsmittel	123
Amalgam	45	Beruhigungsmittel	40	Desoxyribonukleinsäure	18
Ameisenlöwen	71	Beton	138	DFD-Fleisch	19
Amine, biogene	40	Bewegung	120	Diabetes	76
Aminosäuren	27	Bewegungsorgane	16	Diaminophenol	123
Ammoniumsulfat	117	Bibernell	77	Dickdarmkrebs	22
Ananas	51	Bienenhonig	47	Dietholamin	123
Androstenon	82	Bier	92	Dill	75
Angorakaninchen	131	Bierbrauen	92	Dinkel	57
Angoraziege	131	Biertrinkerherz	93	Dioxan	123
Angst	99	Bio-Organisationen	70	Diphenylamin	51
Anis	75	biologisch	70	Divertikulose	23
Anthocyanogene	93	Biowein	98	DNS	18
Anthozyane	98	Birnen	50	Dolan	134
Anthroposophie	43	Bitter	83	Doping	122
Antibabypille	98	Bitterstoffe	83	Dörren	46
Antibiotika	17, 20, 98, 114, 132	Blähung	75, 76	Dost	76
Antihaftpfannen	42	Blasenleiden	77	Dralon	134
Antioxidantien	116	Blausucht	40, 88	Drüsenfunktionen	104
Apfel	47	Blei	12, 112	Düfte	81
Apfelsaft	49	Blumenaromen	100	Duftstoffe	80, 100
Apfelsäure	100	Blut	77	Düngung	116, 117
Apfelwickler	47	Blutbildung	76	Dünsten	47
Appetitlosigkeit	75, 77, 104	Blutdruck	21	Durst	88
Aprikose	52	Bluthochdruck	76	Dusch-Gels	123
Architektur	137	Blutplasma	21		
Arndt-Schulz-Regel	98	Blutreinigung	75, 77	Ei-Rum-Shampoo	125
Aromatherapie	81	Boden	70	Eier	20
Aromaverstärkung	52	Bodenbedeckung	69	Einkorn	55
Aromen	73, 80, 100	Bodenfruchtbarkeit	68	Einlauf	11
Arteriosklerose	22	Bodenzerstörung	70	Eisenbeton	138
Arthritis	16	Bohnen	62	Eisenmangel	23
Arzneimittel	108	Bohnenkraut	75	Eisenstoffwechsel	112
Ascorbinsäure	112	Borretsch	75	Eisentöpfe	42
Asthma	132	Botrytis	96	Eiweiss	16, 26, 28
Atmung	81, 122	Bourrette	130	Eiweiss, pflanzliches	17, 27
Auge	113	Brechdurchfall	89	Eiweiss, tierisches	16
Ausscheidung	120	Brennesseljauche	73	Ekzeme	132
Auszugsmehl	59	Bronchitis	132	Elektrischer Geschmack	83
Ayurveda	63	Brot	58, 61	Embryotransfer	18
Azerolakirschen	114	Brustkrebs	22, 117, 124	Emmer	56
Azofarbstoffe	132	Bukett	100	Entgiftung	121
		Bunkereffekt	138	Entmineralisierung	99
B-Vitamine	98	Burma	126	Entschlackung	75, 121
Backen	61	Busen	19	Entzündungen	65, 77
Bäckergewerbe	59			Enzyme	16, 34
Backpulver	62	Camu-Camu	114	Erbsen	62
Badekleider	130	Cashewnüsse	53	Erdbeeren	114
Ballaststoffe	21, 22, 60	Chelate	112	Ernährung	12, 45
Banane	52	Chemiefasern	130	Ernährungswissenschaft	13
Bananen	51	Chemikalien	132	Erregbarkeit	27

Erziehung	93	Gewässerschutz	26	Intelligenz	103		
Essen	79	Gewürze	74, 81	Jauche	20		
Ester	100	Gicht	16	Johannisbeeren	114		
Estragon	75	Gifte, pflanzliche	111				
Ethylalkohol	98	Glaubersalz	122	Kachelofen	138		
Euterentzündungen	33	Glutamat	80, 132	Kaffee	89		
Evolution	8	Glutathionperoxidase	117	Kaffee-Ersatz	91		
		Glykoside	83	Kaffeesatz	91		
Falscher Mehltau	96	Grauer Star	113	KAG	25		
Färberkraut	126	Graufäule	96	Kakao	90		
Fasten	121	Grenzflächenpolymerisation	131	Kalium	42, 43, 50		
Fenchel	75	Gründüngung	69	Kalziumascorbat	113		
Fermente	16	Grünkern	58	Kamelhaarwolle	131		
Fett	41	Gülle	20	Kardamom	75, 91		
Fette	16, 40	Gürtel	135	Karotinoide	41		
Fettgewebe	120	Gusspfannen	42	Karotten	69		
Fettsäure	26, 41	Gymnastik	135	Kartoffeln	42, 113		
Fettsäuren	33			Kaschmirziege	131		
Fettstoffwechsel	90	H-Milch	32	Käse	36		
Filzen	131	Haare	116	Kefir	60		
Filzfreiausrüstung	131	Haarfarbe	125	Keimlinge	55, 63		
Fisch	15, 25	Haarfärbemittel	124	Keratin	131		
Fitness	122	Haarfärben	126	Kerbel	75		
Flächenheizung	138	Haarmineralanalyse	116	Kichererbsen	63		
Flachs	56	Haarprobleme	65	Kiwi	51		
Flageoletbohnen	63	Haartönen	124	Klärschlamm	35		
Flavone	98	Hafer	57, 64	Kleber	59		
Fleisch	15, 23	Hagebutte	113	Kleider	129		
Fleischfresser	24	Harnsäure	16	Kleinklima	73		
Fleischkonsum	114	Haselnüsse	53	Kneippen	135		
Fleischproduktion	17	Hausgärten	49, 69	Knoblauch	69, 76		
Fleischqualität	19	Haut	119	Kobalt	57		
Fluor	45	Hautausschlag	132	Kochobst	47		
Folinsäure	32	Hautcreme	125	Koffein	90		
Folsäure	32	Hautunreinheiten	65	Kohle	100		
Formaldehyd	123, 132	Hecken	71	Kohlensäure	89		
Forschung	13	Hefe	62, 92	Kokosnuss	53		
Freude	104	Heilfasten	121	Kola	90		
Frischkost	39, 57	Heilung	100, 108	Kompost	69		
Früchte	47, 51	Hemden	133	Kontaktallergien	132		
Fruchtsäfte	89	Hennastrauch	126	Kopfsalat	113		
Fruchtsäuren	47	Herzkrankheiten	22	Kopfschmerzen	135		
Furazolidon	18	Herzleistung	47	Koriander	76		
Fuselöle	97	Herzschwäche	75	Körperpflege	126		
Fuss	135	Hexachlorophen	123	Kosmetika	123		
Futterprägung	80	Hirse	57	Kragen	135		
		Histamin	97	Krampf	42, 75, 77		
Galle	76	Hochstammbäume	49	Krampfadern	134		
Gallenfluss	75	Hohlräume	71	Krampflösung	99		
Gallensäure	22	Homogenisierung	33	Krankheiten	104, 107		
Gallusgerbsäure	83	Homöopathie	100	Kräuter	73		
Garten	67	Honig	46	Kräutergarten	73		
Gefühle	104	Hopfen	92	Kräutersalate	74		
Gehirn	8	Hormondoping	19	Kräutertee	91		
Gehirndurchblutung	100	Hors-sol-Verfahren	117	Krebs	16, 113, 117, 124, 133		
Geisteskrankheiten	114	Hosen	135	Krebserzeuger	111		
Gemüse	39	Hühnerfleisch	20	Kresse	76		
Gerbverfahren	132	Hülsenfrüchte	55, 62	Küchenkräuter	73		
Gerste	55, 57	Hygieneverhalten	125	Kultur	9		
Geruch	81			Kümmel	76		
Geschlechtstrieb	100, 103, 104	IBR/IPV-Seuche	35	Kunstdünger	35, 40, 69		
Geschmack	81	Ice Tea	89	Kunstseide	134		
Gesundheitserziehung	103	Igel	71	Kunststoffkleider	129, 133		
Gesundheitspflege	103	Immunsystem	20, 35, 37, 117, 132	Kupfer	57		
Gesundheitszustand	114	Impfungen	100, 132				
Getränke	87	Indien	24	Lachs	26		
Getreide	55, 57, 59, 117	Infektionsrisiko	23	Lagergemüse	65		
Getreidekörner	56	Ingwer	75	Lamawolle	131		
Getreidemühle	58	Insekten	50, 96	Landschaftsschutz	73		
Getreidenahrung	39	Instinkt	8	Landwirtschaft	24, 35, 48, 56, 73		

Laub	49	Mode	133	Pflanzenfresser	24
Lavendel	76	Mohairziege	131	Pflanzenheilkunde	111
Lavendelbad	125	Molybdän	57	Pharmaindustrie	115
Lebensmittel	25	Morphin	109	Pharmakodynamik	82
Lebensqualität	9, 105	Müdigkeit	109	PHB-Ester	124
Lebensräume	70	Müesli	57	Phenylketonurie	84
Lebensschutz	4	Mulch	69	Phosphatbelastung	21
Lebensstil	104	Multiple Sklerose	45	Physiotherapie	100
Lebensvorgänge	109	Muskatnuss	76	Phytin	57
Leber	98	Muskelverspannungen	133	Pilze	42
Leberschaden	135	Muttermilch	34, 75, 76	Pilzerkrankungen	133
Leberschutztherapie	37			Pimpinelle	77
Leder	132	Nacktschnecken	72	Pinienkerne	53
Leguminosen	63	Nahrungskette	24	Plankton	24
Leinen	131	Nahrungsmittel	111	Plasmalogen	34
Leinsamen	60	Nase	81	Plastiktunnels	73
Lethargie	42	Natriumchlorid	83	Platanen	48
Lezithine	27	Natriumglutamat	83	Polyacrylfaser	134
Limetten	52	Naturfasern	130	Polyacrylnitril	134
Limonaden	89	Naturkosmetika	124	Polychlorierte Biphenyle	114
Linsen	29, 62	Nebenniere	112	Polyester	134
Lipase	33	Nektar	89	Polyvinyl	134
Lipide	21	Nelken	76	Pommes chips	80
Lipoproteine	21	Nerven	75, 76	Pommes frites	44
Listeria-Bakterien	36	Nervenzusammenbrüche	90	Präventivmedizin	105
Litschi	51	Nervosität	27, 75	Proteine	21
Lorbeer	76	Nesselsucht	132	PSE-Fleisch	19
Lösungsmittel, chlorierte	88	Newtonsches Axiom	109	Puls	122
Luzerne	64	Nickel	132	Purine	16
		Niederstammplantagen	49		
Magenbeschwerden	75	Nierenleiden	77	Qualität	46
Magenbrennen	91	Nigari	27	Quecksilber	26
Magensäure	99	Nitrate	21, 40	Quendel	77
Magenschwäche	77	Nitrit	132	Quitte	51
Magnesium	27, 53	Nitrofurane	18		
Mahlen	58	Nitrosamine	123	Rachitis	42
Mais	21	Notvorrat	63	Radfahren	135
Majoran	76	Nouvelle Cuisine	41	Rasen	68, 70
Make-up	127	Nüsse	29, 52	Rauchen	82, 104
Makrobiotik	43	Nussöle	53	Raucher	114
Makrosmaten	81	Nützlinge	72	Rebbau	96
Malz	92	Nutztiere	17	Rebberge	96
Mandeln	53	Nylon	134	Rebe	96
Mangan	57			Reblaus	96
Mango	51	Obst	39, 44	Regelepidemien	25
Mannit	84	Obstgarten	50	Regenbogenforelle	25
Massensport	122	Obstsorten	47	Regenerat-Zellulose	134
Massentierhaltung	17	Ödeme	65	Reinheitsgebot	92
Massivbau	138	Ökologie	70	Reizüberflutung	80
Maulbeerseide	130	Ökosysteme	70	Reizzonen	138
Medien	4	Öl	41	Rekonvaleszenz	65
Medikamente	105, 107	Öle	40	Resistenz	47
Meerrettich	76	Opium	108	Resorptionsstörungen	98
Mehl	58	Orange	113	Retention	16
Melisse	76	Oregano	76	Rheumatismus	15, 43, 131, 133
Merino-Wollschaf	131	Orlon	134	Riechen	81
Metapflanze	90	Orotsäure	37	Rindfleisch	20
Migräne	90, 132	Orthomulekulare Medizin	114	Risikofettwerte	21
Milch	16, 20, 31	Oxidationsvorgang	116	Roggen	57
Milchprodukte	16			Rohkost	39
Milchproduktion	32	Papaverin	109	Rohmilch	36
Milchqualität	35	Paranüsse	117	Rohmilchgenuss	32
Milchschafe	37	Parfüm	81	Rosmarin	77
Milchvermarktung	37	Pasteurisierung	35	Rotwein	83
Milchwirtschaft	36	Pekannüsse	53	Rückgeruch	82
Mineralienentgleisungen	116	Pektine	50		
Mineralsalze	53	Pestizide	56	Saccharin	84
Mineralwasser	88	Petersilie	76	Salbei	77
Mist	21, 69	Pfefferminze	77	Salz	81, 83
Mode	125, 134, 137	Pfirsiche	52	Salzig	83

Samen	29	Stoffwechselsystem	132	Viskose	132, 134
Sanddornbeere	114	Störzonen	138	Vitamin C	111
Sauer	83	Strahlung	138	Vitamin-C-Bedarf	113
Sauerteigbrot	60	Streichmassagen	135	Vitamin D3	120
Sauerwurm	96	Stress	114	Vitamin E	116, 117
Schädlinge	72	Strümpfe	132	Vitamine	16, 26, 41, 43
Schadstoffe	114	Sucht	93	Vitaminversorgung	114
Schafe	37	Süss	83	Vitaminverwertung	115
Schafmilch	37	Süssstoffe	83	Vogelarten	49
Schafschurwolle	130			Vollgetreide	29
Schalenobst	53	Talgdrüsen	120	Vollwertküche	41
Schappe	130	Tangelo	51		
Schenkelgüsse	135	Tannin	83	Wacholder	77
Schlaf	90	Tastsinn	81	Wachstumsbeschleunigung	20
Schlafstörungen	133	Tee	91	Walnuss	52
Schmecken	81	Tenside	123	Wandern	135
Schneller Puls	27	Testosteron	120	Wärmehaltung	130
Schnittlauch	77	Tetrachlorethylen	88	Wasser	41, 88, 92
Schnüffeln	82	Textilien	133	Wasserlösen	75, 76, 77
Schokolade	90	Thanaka	127	Weichkäse	36
Schönheit	123	Thebain	109	Weidefleisch	24
Schönheitspflege	119	Thein	90	Weiher	71
Schorf	47	Thunfisch	26	Wein	95
Schuhe	134	Thymian	77	Wein-Degustation	85
Schulterschmerzen	135	Tibetziege	131	Weinbau	98
Schutzstoffe	99	Tierarzneimittel	19	Weinbereitung	97
Schweinefleisch	20	Tierfabriken	21	Weinkonsum	98
Schweiss	82	Tierkraftfutter	17	Weizen	55, 57
Schwemmentmistung	21	Tiermast	13, 117	Weizenkeime	29
Schwermetalle	112, 114	Tiermast-Chemikalien	18	Wiese	70
Schwimmen	135	Tierversuche	124	Wilder Haufen	71
Schwitzen	117	Tofu	15, 27	Wildpflanzen	68
Sehen	81	Tomate	113	Wildseide	130
Seide	130	Totholz	71	Wirkstoffe	108
Seidenbast	130	Treibhäuser	73	Wohnklima	138
Selbstvergiftung	120	Treibhaussalat	40	Wohnung	137
Selbstversorgung	67	Tretübungen	135	Wohnungsbau	138
Selbstverwirklichung	9	Trichlorethylen	88	Wolle	130
Selen	116	Triethanolamin	123		
Sellerie	77	Triglyzeride	21	Xanthin-Alkaloide	91
Senf	77	Trinkwasser	21	Xanthinoxydase	34
Sesamsamen	117	Trinkwasserverschmutzung	88	Xylit	84
Sexualhormon	120	Trockenbiotope	71		
Shampoos	123	Trockenfrüchte	46	Ysop	77
Silagefütterung	36	Trocknen	46		
Sinnesfreuden	79	Tropenfrüchte	51	Zahnhygiene	45
Skifahren	122	Turnschuhe	135	Zahnkaries	45
Skorbut	112			Zahnpasten	45
Sojabohne	17, 27, 29	Überdüngung	69	Zahnpflege	50
Solanin	43	Überzüchtungen	36	Zellalterung	113
Solarkollektoren	138	Umgraben	69	Zellen	112
Somatotropin	32	Umweltschutz	4, 72	Zellmembrane	22
Sorbinsäure	132	Umweltverschmutzung	111	Zellteilung	22
Sorbit	84	Unkräuter	68	Ziege	114
Sorgen	104	Unterleibserkrankungen	133	Zimt	77
Spagiriker	91	Urate	16	Zink	117
Spinat	42, 42			Zitronen	52
Spitalkost	105	Vegetarismus	21	Zitrusfrüchte	51, 114
Sport	115, 120, 122	Verdauung	18, 65, 75, 77	Zittern	27
Sportbekleidung	129	Verdauungsbeschwerden	109	Zivilisation	9
Sportler-Nahrung	115	Verdauungsschwäche	99	Zuchtseide	130
Sprossen	64	Verdauungsstörungen	60	Zucker	40, 45, 83
Spurenelemente	16, 116	Verjüngungsbad	125	Zucker-Ersatzstoff	84
Steinpilz	117	Verstimmung	109	Zuckerkrankheit	16
Stiellähme	96	Verstopfung	60	Zunge	84
Stoffwechsel	16, 76, 104, 120	Verwirrung	27	Zwiebel	77

Quellenhinweise

[1] Max-Otto Bruker: «Rheuma – ernährungsbedingte Zivilisationskrankheit». «Natürlich» 1/2-1985. AT Zeitschriftenverlag, 5001 Aarau.

[2] Renate Ganser in «Enzyklopädie Naturwissenschaft und Technik». Verlag Moderne Industrie, München, 1981.

[3] Alfred Vogel: «Die Natur als biologischer Wegweiser». Verlag A. Vogel, Teufen, 1983.

[4] L.S. Deresekey: «Was tun, wenn Rheuma plagt?». Schweizer Verlagshaus AG, Zürich, 1985.

[5] Siegfried Heyden, Duke University, Medical Center, Durham N.C., am Symposium «Herzinfarkt-Prävention» in Rotkreuz, 1. Oktober 1987.

[6] Gerd Assmann, Münster BRD: «Primäre Prävention der Herzkrankheiten, ein europäischer Konsens», am Symposium «Herzinfarkt-Prävention» in Rotkreuz, 1. Oktober 1987.

[7] H. Rottka, Bundesgesundheitsamt Berlin: «Vegetarische Ernährung – pro und contra», nach einem im Mai 1986 in Zürich gehaltenen Referat.

[8] Verena Krieger: «Die Tofu-Küche». Tanner + Staehelin-Verlag, Zürich, 1984.

[9] A. Walter Dänzer: «Soja-Eiweiss – Nahrung der Zukunft». Verlag bewusstes Dasein, Zürich, 1981.

[10] Verena Krieger: «Die kulinarischen Talente des geschmacklosen Nichts». «Natürlich» 2-1987. AT Zeitschriftenverlag, 5001 Aarau.

[11] John A. Scharffenberg, Director Health Education San Joaquin Community Hospital, California: «Problems with Meat», 1979. Französische Ausgabe: «Viande et Santé». Diffusion Soleil.

[12] Prof. Costes, Institut National Agronomique: «Protéines foliaires et alimentation». Gauthier Villars, Paris, 1981.

[13] Milchwirtschaftliche Fachtagung am Schweizerischen Landwirtschaftlichen Technikum Zollikofen, Januar 1986.

[4] B. Blanc, Eidgenössische Forschungsanstalt für Milchwirtschaft, Liebefeld-Bern: «Einfluss der thermischen Behandlung auf die wichtigsten Milchinhaltsstoffe und auf den ernährungsphysiologischen Wert der Milch». «alimenta»-Sonderausgabe 5-25, 1980, 8021 Zürich.

[15] Willi Hauert, Mikrobiologe, Ittigen BE: «Hygieneprobleme bei Milch und Milchprodukten». Vortrag an einer Milchinformationstagung in Wörgl Tirol, 1981.

[16] Urs Niggli und Fritz Blattner: «Milch, Wolle und Schaffleisch, naturnah produziert». «Natürlich» 6-1987. AT Zeitschriftenverlag, 5001 Aarau.

[17] J.C. Somogyi: «Natürlich vorkommende toxische Stoffe in Nahrungsmitteln». Vortrag an der Universität Stuttgart-Hohenheim, 1987.

[18] Petra Kühne: «Welches Kochgeschirr eignet sich zur schonenden Zubereitung von Gemüse und Getreide?». Arbeitskreis für Ernährungsforschung, Bad Liebenzell, Merkblatt K 3.

[19] Meyers Enzyklopädisches Lexikon in 25 Bänden. Bibliographisches Institut, Mannheim, 1981.

[20] Dieter Martinez: «Gifte der Nachtschattengewächse». «Neue Zürcher Zeitung», 26. Januar 1983.

[21] Petra Kühne: «Lebensmittelqualität und bewusste Ernährung». Verlag Freies Geistesleben, Stuttgart, 1985.

[22] J.G. Schnitzer: «Honig, Trockenfrüchte und Zahnkaries». Schnitzer-Verlag, St. Georgien im Schwarzwald.

[23] Hoimar v. Ditfurth: «So lasst uns denn ein Apfelbäumchen pflanzen». Verlag Rasch und Röhring, Hamburg, 1985.

[24] Dieter Wieland, Peter M. Bode, Rüdiger Disko: «Grün kaputt». Raben-Verlag, München, 1985.

[25[Pressedokumentation des Schweizerischen Landeskomitees für Vogelschutz, 8903 Birmensdorf, August 1983.

[26] Josef Brägger und Walter Hess: «Pflanzen Sie einen Nussbaum!». «Natürlich» 4-1986. AT Zeitschriftenverlag, 5001 Aarau.
[27] «American Fruit Grower». 8-1983.
[28] J.R. Harlan: «The early history of wheat: earliest traces to the sack of Rome». In: L.T. Evans & W.J. Peacock: «Wheat science – today and tomorrow». Cambridge University Press, 1981.
[29] «Sortengemische – eine Alternative zum Einsatz von Pestiziden». «Neue Zürcher Zeitung», 25. November 1987.
[30] «Landwirtschaft – der alltägliche Irrsinn». «Der Spiegel», 45-1987, Hamburg.
[31] M. Kassner: «Die Vermahlung des Getreides». Arbeitskreis für Ernährungsforschung, Bad Liebenzell, 1981.
[32] Bruno Vonarburg: «Verstopfung darf nicht sein». «Natürlich» 10-1985. AT Zeitschriftenverlag, 5001 Aarau.
[33] Andreas Klein: «Fort mit dem Rasen!». «Natürlich» 4-1985.
[34] M. Fukuoka: «The One-Straw Revolution». Rodale Press, Emaus, Pa 18049, USA, 1978.
[35] R. Stout und R. Clemence: The Ruth Stout No-Work Garden Book. Rodale Press, Emaus, Pa 18049, USA.
[36] Hermann Benjes: «Feldhecken»: Natur- und Umwelt Verlags-GmbH, München, 1986.
[37] Michael Broadbent: «Weine prüfen, kennen, geniessen». Verlag Raeber, Luzern und Stuttgart, 1976.
[38] G.G. Belz: «Die herzwirksamen Glykoside». München, 1971.
[39] Konsumentinnenforum der deutschen Schweiz: «Mineralwassertest», publiziert in «prüf mit» 5-1986, 8024 Zürich.
[40] Martin Böhme: «Vorsicht Mineralwasser!». «Natur» 3-1987, München.
[41] Max-Otto Bruker: «Gesund durch richtiges Essen». Econ-Verlag, Wien und Düsseldorf, 1979.
[42] Serge Hirt: «Cola & Co.». «Natürlich» 6-1987.
[43] Max-Otto Bruker: «Vom Kaffee und seinen Wirkungen». Bioverlag gesund leben, D-8959 Hopferau-Heimen, 2. Auflage.
[44] Max Zumsteg: «Wie man Heilpflanzen behandelt». «Natürlich» 9-1986.
[45] Ludwig Prokop, Universität Wien: «Wein und Gesundheit». Referat vom 3. November 1983 in Zürich.
[46] Heinz Knieriemen: «Bio-Richtlinien für Rebbau und Weinbereitung». «Natürlich» 10-1987.
[47] Max Léglise: «Eine Anleitung zur Degustation edler Weine». D.I.V.O., Lausanne, 1981.
[48] Manfred Köhnlechner: «Heilkräfte des Weines». Droemersche Verlagsanstalt Th. Knaur Nachf., München/Zürich, 1978.
[49] Heinrich B. Pfenninger: «Brauwissenschaftliche Forschung». «Neue Zürcher Zeitung», 23. Dezember 1987.
[50] Peter Gloor: «Die täglichen Tröster». «Natürlich» 2-1988.
[51] Jean Starobinski, Universität Genf: «Ist Krankheit ein Fehler?». Aufruf zum «Tag der Kranken» in der Schweiz, 6. März 1987.
[52] Otto Wolff: «Natürlich oder synthetisch heilen?». «Natürlich» 1/2-1984.
[53] Fritz Hartmann, Internist an der Medizinischen Hochschule Hannover: «Suche nach der ärztlichen Kunst»; zitiert in der «Frankfurter Allgemeinen Zeitung», 16. Dezember 1987.
[54] Roger Kalbermatten an der Fachpressetagung über Heilmittel in Roggwil TG, September 1987.
[55] Informationsstelle Agrarchemie, Schweizerische Gesellschaft für chemische Industrie: «Die grösste Gefahr droht von der Natur selber!». Pressedienst «agrar», September 1987, Zürich.
[56] Vitamine und Gesundheit 19: «Schädliches Blei». Roche-Nachrichten. 1987-2, Basel.
[57] «Nature», April 1980.
[58] Lothar Burgerstein: «Heilwirkung

von Nährstoffen». Verlag Karl F. Haug, Heidelberg, 1982.

[59] Mollie Starr Shriftman: «Orthomolekulare Psychiatrie im North Nassau Mental Health Center, Inc.» im Buch «Ernährung und Psyche», herausgegeben von Anne Calatin. Verlag C.F. Müller, Karlsruhe, 1984.

[60] Hans A. Pestalozzi: «Die sanfte Verblödung». Hermes-Verlag, Düsseldorf, 1985.

[61] Josef Keul et al., Medizinische Universitätsklinik, Freiburg i. Br.: «Wie wirken Vitamine auf die Leistungs- und Erholungsfähigkeit?». «Naturmedizin heute», 6-1987, München.

[62] Petra Kühne: «Die heutige Situation unserer Umwelt II». «Ernährungs-Rundbrief» 63-1987. Arbeitskreis für Ernährungsforschung, Bad Liebenzell.

[63] Felix Kieffer: «Spurenelemente steuern die Gesundheit». «Neue Zürcher Zeitung», 27. August 1980.

[64] Felix Kieffer: «Selen, ein medizinisch bedeutungsvolles Spurenelement». «Neue Zürcher Zeitung», 17. Juni 1987.

[65] Petra Kühne: «Selen – ein (fast) unbekanntes Spurenelement». «reform-rundschau» 5-1987.

[66] C.C. Pfeiffer: «Zinc and Other Micro-Nutrients». Keats Publishing Inc., New Canaan, Conn, 1978.

[67] A. Flynn et al. in «The Lancet». 14. April 1973; R.I. Henkin in «The New England Journal of Medicine». 26. September 1974; G.L. Floersheim und J.H. Boesch in «Schweizerische Medizinische Wochenschrift» 110-1980.

[68] Maurice Mességué: «Das Mességué-Schönheitskräuter-Lexikon». Verlag Fritz Molden, Wien, München, Zürich, Innsbruck, 1980.

[69] Peter Schmidsberger: «Gesünder leben!». Mosaik-Verlag, München, 1987.

[70] Otto Buchinger: «Das Heilfasten». Hippokrates-Verlag, Stuttgart.

[71] MAK-Wert-Liste 1981. Deutsche Forschungsgemeinschaft, Bonn.

[72] Hanswerner Mackwitz/Barbara Köszegi: «Zeitbombe Chemie». Verlag Orac, Wien, 1983.

[73] Öko-Test-Magazin, 6-1987.

[74] Margrit Haller-Bernhard: «Schönheit aus natürlichen Quellen». «Natürlich» 5-1985, nach Maurice Mességué: «Das Mességué-Schönheitskräuter-Lexikon». Verlag Fritz Molden, Wien, München, Zürich, Innsbruck, und: Waldburga Obermayr: «Kräuterkosmetik für natürliche Schönheit». Verlag Schangrila, Haldenwang.

[75] Dagmar Schabarum: «Kunststoffe – die modernen Krankmacher». Deutscher Verbraucher-Schutzverband e.V., D-6200 Wiesbaden, 1985.

[76] Margrit Haller-Bernhard: «Ist unsere Kleidung noch menschengerecht?». «Natürlich» 1/2-1986.

[77] Bruno Aeschbach: «Radiästhesie: Der Mensch im Strahlenfeld». In: «Physiognomie und Charakter», Januar – April 1987.

[78] Pierre Robert Sabady, Architekt und Baubiologe, Stäfa ZH: «Die Wohnung als Krankheitsherd und Gesundheitsquelle». Vortrag in Zürich, November 1987.

[79] Anton Schneider: «Gesünder wohnen durch biologisches Bauen». Institut für Baubiologie, D-8200 Rosenheim.

[80] Otmar Wassermann, Toxikologe an der Universität Kiel: «Wohnen mit Giften?». Tagung an der ETH Zürich, 29. September 1986.

[81] Anton Schneider: «Einführung in die Baubiologie». Institut für Baubiologie, D-8200 Rosenheim.

[82] Hans Peter Müller, Chef der Abteilung Umweltschutz des Kantons Aargau: «Gesundheit und Umwelt – Schäden an der Umwelt». Vortrag an einer aargauischen Fortbildungstagung, 18. September 1987, Lenzburg.

Adresse des Autors: Walter Hess, Rebweg 12, CH-5023 Biberstein